당신의 노화시계가
천천히 가면 좋겠습니다

당신의 노화시계가
천천히 가면 좋겠습니다

서울아산병원 교수들의
슬로우 에이징 프로젝트

안중호 최창민 이은재 정석훈 안지현 김원경 안지용 강신숙 윤상남
오태석 우수현 원종현 안지수 김재용 채희동 송상훈 구영모 지음

클라우드나인

추천사

노화를 당연하다고 받아들이지 말자

– 이영수, 서울아산병원 노년내과 명예교수

노화는 당연한 것일까요? 나이듦에 따라 늙어가는 것은 어쩔 수 없는 자연의 섭리라고 합니다. 그래서 노화를 나이듦에 따른 점진적 신체 능력의 저하로만 이해하는 경우가 대부분이지요. 그러나 세계보건기구WHO는 노화에 질병코드를 부여했습니다. 즉 노화는 예방과 치료를 할 수 있는 질병이라는 것입니다.

노화를 막는, 즉 안티에이징이란 여러 가지의 정의가 존재합니다. 그중에 보편적인 정의는 노화 진행 지연, 노화에 의한 신체 기관 변화를 최소화하고 질병 없는 건강한 노화와 노년의 삶의 질을 향상시키는 것입니다. 그렇게 하기 위해서 사람들은 다양한 안티에이징 요법을 시도합니다.

안티에이징 요법이란 단순히 영양제나 보약을 먹는 것만이 아니라 체질에 따른 맞춤식 식단치료, 비타민과 무기질 처방, 호르몬 보충 요법, 세포의 유독 물질을 제거하는 항산화제 처방, 뇌 기능 개선제 처방, 스트레스 해소법, 운동요법, 건강 위험 인자의 제거, 면역기능의 강화, 만성질환의 예방과 관리 등이 있습니다. 그리고 초기 퇴행성 변화에 돌입한 50대에게 자극을 주어 활력을 되찾아주고, 60대에게 부족한 생기를 넣어줄 수 있는 다각적인 접근법으로 적절한 조화된 요법을 통하여 젊음을 유지할 수 있게 도와주고, 70대에게는 퇴화해 가는 근육과 뼈대를 굳건하게 유지해 주어 80~90대까지 젊음을 유지하게 하여 질병 없는 성공적인 노화를 돕는 궁극적인 예방의학입니다.

2021년 통계청 발표에 의하면 50세 이상의 인구 비중이 전체의 50%를 넘어섰다고 합니다. 그만큼 노화에 대한 사람들의 관심도 증대했다고 볼 수 있습니다. 많은 사람이 중년 이후의 기능 저하와 신체의 변화에 따른 여러 가지 질문과 지식의 필요성을 느끼는 중이죠. 실제로 신체의 기능저하와 변화를 느끼고 어떻게 대처해야 할지 묻고 고민합니다.

고령화 사회로 접어든 우리 사회에서 노화와 슬로우 에이징에 관한 관심은 자연스러운 욕구입니다. 이와 관련한 바른 지식과 대응 방법에 대한 지침서의 필요성도 갈수록 증가하고 있습니다. 이에 따라 아산병원 의료진과 타 의료기관의 여러 전문 분야 교수님들이 함께했습니다. 중년 이후의 건강하고 활력적인 신체와 정신을 유지하고 70세 이후에도 활동적인 삶을 추구할 수 있는 지식과 습관을 만드는 데 도움이 되는 구체적인 안티에이징과 리버스 에이징 해설과 예방법을 다루고 있습니다.

그리고 노화와 더불어 관심받고 있는 장수 의학의 현재 위치는 저칼로리 식이요법이 동물에서 수명을 늘린다는 것이 증명되었고, 인간에게도 마찬가지로 수명을 늘리는 것으로 보입니다. 그러나 아직은 언제 어떻게 실행해야 하는지 결정되지 않았습니다. 하지만 관련 연구는 꾸준히 성과를 내는 중입니다. 가령 유전자 변형으로 노화 유전자를 조작하는 방법은 과실파리, 선충, 그리고 생쥐의 수명을 상당히 연장시키는 성과를 얻었고 인간 게놈프로젝트에 의해 알려진 염색체의 정보를 이용해 더욱더 많은 노화에 관계되는 새로운 염색체의 정보를 알아냈습니다. 노화를 어느 정도 막을 수 있을 것이라는 기대가 차츰 커지고 있습니다. 그뿐만 아닙니다. 100세 노인의 유전자가 일반인과 다른 점에 대하여 정밀 조사 연구를 했더니 'Sir2'라는 유전자의 발현이 증가하면 효모의 수명을 늘린다는 것을 발견했습니다. 이와 같은 기전이 다른 생명체에서도 공유될 수 있을 것으로 생각하여 응용연구를 지속하고 있습니다.

또한 수명연장이 증명된 칼로리 제한에 착안하여 인간이 충분한 칼로리를 섭취해도 마치 칼로리 제한을 받고 있다고 착각을 일으키게 하는 물질도 연구개발 중입니다. 그리고 노화된 인간의 피부세포를 텔로머레이스Telomerase로 활성화시켜서 면역 억제된 생쥐에 이식시켰더니 다시 젊은 세포처럼 행동하는 것을 관찰했다는 발표도 있었습니다. 이와 관련해 연구결과를 응용해서 수명을 늘리는 연구도 진행 중입니다.

지난 1990년 초부터 성인병 예방과 노년 환자 진료를 통하여 우리나라 의료의 새로운 변화의 장을 쓸 기회가 있었습니다. 그 경험 덕분에 이 책을 감수하게 됐습니다. 다양한 분야의 의료와 노화 관련 전문가가 모여 만든 원고 하나하나가 시의적절한 정보를 제공하고 있다는 것을 새삼 확인할 수 있었습니다.

이 책은 나이가 들어가는 일반인 여러분들에게 하나의 참고 서적이자 안티에이징에서 리버스 에이징의 지침서가 될 것입니다. 그리고 마지막으로 두 개의 격언을 소개하면서 이 책을 선보인 취지를 함께 나누고자 합니다.

첫 번째는 조지 버나드 쇼가 한 말입니다.

"육신을 벗는 순간까지 당신의 건강을 이용하라. 그것이 당신의 건강이 존재하는 이유다. 당신이 가지고 있는 모든 것을 죽기 전에 소비할 것이며, 당신이 살아야 할 그 이상으로 살지 마라. 영원히 살려고 하지 마라. 당신은 성공하지 못할 것이다."

두 번째는 의사의 딜레마입니다.

"모든 의학의 존재에도 불구하고 우리는 태어나서 늙고 허약해지고 병이 들 것이다……. 우리는 우리가 피할 수 없는 것들을 견뎌야 한다는 것을 배워야 한다."

추천사

슬로우 에이징의 지혜를 배우고 실천해보자

– 박성욱, 아산의료원 의료원장(심장내과)

우리나라의 인구 고령화 속도는 세계 제일입니다. 65세 이상을 노인으로 정의할 때 노인이 전 인구의 7% 이상인 '고령화 사회'에 진입한 것이 2000년이고 14% 이상인 '고령사회'에 접어든 것이 2017년입니다. 20% 이상인 '초고령사회'는 2025년에 접어든다고 하니 정말 빠른 속도로 고령화가 진행되고 있습니다. 시골에 가면 60대가 가장 젊은 사람인 마을도 제법 많다고 합니다. 노인 인구가 많아지면서 노인의 좋은 삶을 가능하도록 하는 것이 가장 중요한 국가적 관심사의 하나가 되었습니다.

노인에게 좋은 삶이란 어떤 것인가에 대한 다양한 의견이 있습니다. 독립적으로 생활할 수 있을 만큼의 경제적 능력, 마음을 터놓고 얘기할 수 있는 친한 사람의 존재, 몰두할 수 있는 일이나 취미 생활, 봉사하는 삶, 마음의 평화를 얻을 수 있는 영성 활동, 그리고 건강한 신체 등이 중요하다는 데 다들 공감하실 듯합니다. 노인이 된다는 것은 누구나 겪게 되는 자연스러운 일이지만 신체의 노화가 동반되어 여러 질병에 걸릴 가능성이 커지고 자칫하면 건강을 잃게 되는 가능성이 커지게 됩니다. 건강을 잃으면 모든 것을 다 잃는다는 말은 노인에게 더욱더 실감이 가는 얘기입니다.

이 책은 서울아산병원을 비롯한 여러 병원에서 다양한 경험을 가진 전문가들이 건강한 노년 생활을 위한 자신들의 노하우와 최신 지식을 아낌없이 제공하고 있습니다. 노화와 함께 나타나는 여러 기능 이상에 대해 전문가들이 독자들에게 드리는 충고가 풍성합니다. 이런 이상 기능과 질환들을 미리 예방하기 위해서 영양 관리, 피부 관리, 운동 방법, 관절 질환 예방하기, 잠을 잘 잘 수 있게 하는 조언, 암을 조기에 발견하여 치료하는 법 등 다양한 분야에서 귀한 안내자의 역할을 하고 있어서 일상생활에서 실질적인 도움을 줄 수 있을 것입니다. 여러분들도 이 조언을 잘 실천하여 더욱더 건강한 내일을 맞이하시기 바랍니다.

역노화(안티에이징)와 관련하여 한두 가지 더 말씀드리고자 합니다. 일반적으로 노인 환자들은 약을 많이 먹습니다. 경우에 따라서는 종일 10여 가지의 약을 먹기도 하는데요. 모든 약은 부작용이 다 있게 마련입니다. "천연재료로 만든 물질이어서 부작용이 없다."라는 말을 간혹 듣는데 옳은 얘기가 아닙니다. 복용한 약은 대부분 간이나 신장을 통해서 대사과정을 거쳐 배출되므로 잠재적으로 간이나 신장에 부담을 줄 수 있습니다. 그리고 약들은 상호 작용을 하여 다른 약의 효능을 증가시키기도 하고 약효를 떨어뜨리기도 합니다. 안티에이징에 효과가 있다고 선전하는 물질 중에는 임상적 효과가 검증된 것도 있고 그렇지 않고 건강 기능식품으로 분류되거나 아예 효과가 없는 것들도 혼재되어 있습니다. 반드시 전문가와 상의하여 효과가 검증

되었고 꼭 필요한 것만 복용하도록 합시다. 가장 안전한 방법은 꼭 필요한 것 외에는 일절 복용하지 않는 것입니다. 가능하면 복용하는 약제의 수를 줄이는 것이 현명합니다.

노인들은 자신의 건강을 돌봐주는 의사에게 잘 얘기하는 방법을 배우는 것이 필요합니다. 물론 의사들도 경청하고 소통하기 위해서 노력해야 하겠지만 나의 증상과 문제점을 잘 정리하고 메모하여 의사들이 중요한 문제를 놓치지 않도록 해야 합니다. 나의 얘기를 잘 듣고 공감해 주는 의사를 선택하는 것도 중요합니다.

마지막으로 늙어가는 것에 대하여 너무 부정적인 시각을 갖지 맙시다. 노화와 함께 신체 능력이 떨어지는 것은 자연스러운 것으로 받아들이는 마음 자세가 필요합니다. 다만 지나치게 신체 능력이 저하되지 않도록 예방하는 역노화의 지혜를 배우고 실천하시기 바랍니다. 능력에 맞는 운동을 해서 스트레스를 줄이고 성취감도 가지고 마음의 평화를 유지하는 행복한 노년을 보내시길 바랍니다.

오래 사는 것보다 건강하게 잘사는 것이 중요하다

– 박승일, 서울아산병원 병원장(흉부외과)

서울아산병원 교수님들이 중심이 되어 집필한 『당신의 노화 시계가 천천히 가면 좋겠습니다』의 출간을 진심으로 축하드립니다.

의사의 소명은 뭐니 뭐니 해도 병들고 아픈 환자를 치료하고 일상으로 회복시키는 데 있습니다. 그렇지만 서울아산병원 교수님들은 병을 고치는 의사인 소의小醫와 사람을 고치는 중의中醫를 넘어서 사회를 고치는 의사인 대의大醫를 지향하면서 오늘도 새로운 의술의 개발과 연구에 노력을 다하고 있습니다. 그리고 그 결실의 하나로 이번 책이 나오게 됐다고 생각합니다.

노화의 정의는 '나이가 들어가면서 신체의 구조와 기능이 점진적으로 퇴화되는 것'입니다. 인간을 포함한 모든 생물이 시간이 흐르면 늙고 언젠가는 죽는다는 것은 예로부터 당연한 상식으로 받아들여져 왔습니다. 2023년 경제협력개발기구OECD 기준으로 우리나라의 기대수명은 83.6년으로 상당히 높은 편에 속합니다. 그러나 이제는 단순히 오래 사는 것을 넘어서 얼마나 건강하게 잘 사는지가 중요합니다.

현대 의학은 노화의 원인을 크게 9가지로 구분합니다. 신호전달 오류, 유전자 불안정, 텔로미어 길이 감소, 후천적 유전자 변형, 단백질 안정성 감소, 불규칙한 영양소 인식, 미토콘드리아 기능 저하, 세포 노화, 그리고 줄기세포 고갈 등이라고 합니다. 전 세계의 연구자들은 이러한 노화의 원인을 치료하고 극복하기 위해서 많은 연구를 하고 있지만 안타깝게도 아직 그중 한 가지도 완벽하게 정복되지 못했습니다. 그렇지만 '우린 답을 찾을 것이다. 늘 그랬듯이We will find a way. We always have'란 영화의 캐치프레이즈처럼 인류가 언젠가는 노화를 극복하고 단순히 오래 사는 것을 넘어서 아프지 않고 건강하게 살 수 있는 날이 올 것으로 기대합니다.

저자들은 오랜 기간 다양한 환자들을 진료하면서 얻은 경험, 논문 분석, 연구 등을 통해 복잡하고 고가의 비용이 드는 약물, 수술, 의료 서비스가 아닌, 일상생활에서 손쉽게 적용하고 실천할 수 있는 건강을 위한 습관, 인식 개선, 적절한 운동과 식사에 관해 이 책에서 쉽게 이해할 수 있도록 기술하고 있습니다. 이 책이 신체 나이를 늦추고 건강하게 살아가시는 분들께 현실적인 조언을 드리고 직접적인 도움이 되길 바랍니다.

다시 한번 출간을 축하드리며 책을 읽는 모든 분의 노화 시계가 천천히 가길 바랍니다.

프롤로그

150세 시대 건강하게 젊음을 유지하자

　인간은 누구나 건강하게 오래오래 살기를 바랍니다. 중국에는 사람의 수명이 적혀 있는 명부를 조작해서 삼천갑자를 산 동방삭의 설화가 있습니다. 또한 고대 메소포타미아 수메르 왕조 초기의 전설적인 왕 길가메시가 절친한 벗인 엔키두의 죽음을 목격하고 죽음 앞에서는 자신도 예외일 수 없다는 사실에 영원히 죽지 않는 생명의 식물을 얻기 위해 먼 여정을 떠나는 서사시가 있습니다. 결론은요? 두 인물 모두 불로불사不老不死의 꿈을 이루지 못하고 세상과 작별하게 되었죠.

　우리 모두 삶은 유한하고 언젠가는 끝난다는 것을 잘 알고 있음에도 불구하고 어떻게 해서라도 오래 살고 싶은 욕망이 있습니다. 물론 우리들의 수명은 의학 기술의 발달과 과학의 발달과 환경위생 개선 등으로 인해 불과 수백 년 전과 비교할 수 없이 늘어났습니다. 우리나라 역시 1970년 남자 58.7세, 여자 65.8세에서 2021년 남자 80.6세, 여자 86.6세로 기대 수명이 많이 늘어난 것만 봐도

알 수 있죠. 단순히 기대 수명만 증가한 것이 아닙니다. 노령 인구가 전체 인구에서 차지하는 비율 역시 증가하고 있습니다. 우리나라의 2008년과 2023년 연령별 인구통계를 보면 차이는 명확해집니다. 2008년 연령별 인구통계에서는 30~39세 연령대가 가장 큰 비중을 차지했지만 2023년 2월 기준으로 50~59세가 가장 큰 비중을 차지합니다. 한마디로 현재 대한민국은 늙어가고 있습니다. 평균 수명이 늘어남에 따라 시간이 지날수록 고연령대가 차지하는 비중이 점점 더 늘어날 수밖에 없습니다.

단순히 오래 산다는 것만으로 행복하고 인간다운 삶을 산다고 할 수 있을까요? 매일매일 아무런 목적 없이 무력하게 침대에 누워 여생을 보내는 것이 노년의 삶이라면 결코 아무도 그런 삶을 바라지 않을 것입니다. 그렇다면 오랫동안 건강하게 젊음을 유지하고 활동적일 수 있는 방법은 있을까요? 현재도 전 세계의 많은 연구자가 노화의 메커니즘을 규명하고 예방하거나 되돌리려는 목적으로 쉼 없는 연구를 하고 있습니다. 이들 중 한 명인 『노화의 종말』의 저자 데이비드 A. 싱클레어 하버드 의대 교수는 "노화는 질병이고 치료할 수 있다."라고 주장하며 장수 유전자의 발견, 항노화제, 노화 예방 백신, 맞춤 장기 생산 등 최신 의료기술, 식생활 개선, 운동 등 라이프스타일 개선 등을 통한 여러 가지 장수의 비법들을 제시하기도 했습니다.

세계보건기구WHO는 건강하게 나이 들기 위해서 삶의 요소를 다면적으로 관리해야 한다고 하며 '내재 역량my inner capacity'의 중요성을 강조하고 있습니다. 내재 역량은 질병 유무, 혈압, 운동 시간 등 가시적인 건강지표뿐 아니라 적절한 휴식, 마음 챙김, 인생 목표,

자기효능감 등 눈에 보이지 않는 요소를 모두 고려한 개념이죠. 미국노인병학회와 미국병원협회는 이러한 내재 역량을 관리하기 위해 4M 건강법을 강조하고 있습니다. 삶의 4개 축인 이동성mobility, 마음 건강mentation, 건강과 질병medical issues, 나에게 중요한 것what matters 등을 관리하는 건강법입니다.

4M 건강법의 세부적인 내용을 살펴보면 다음과 같습니다. 첫째, 인간의 몸은 끊임없이 움직이도록 설계되어 있는데 그러지 않으면 노화를 촉진하게 됩니다. 그래서 중년 이후 우리는 되도록 많이 움직이고 적절한 운동 습관이 필요합니다. 둘째, 『백년을 살아보니』의 저자인 104세 김형석 교수는 건강한 삶의 조건으로 마음과 정신이 건강하면 늙은 신체도 끌고 갈 수 있다고 했는데요. 건강한 마음을 유지하는 것은 스트레스를 잘 관리하고 면역력을 높이는 데 도움을 주고 긍정적인 사고 역시 뇌 건강에 좋습니다. 셋째, 질병을 미리 예방하고 진단하여 건강을 유지하는 것이 당연히 필요하고 질병에 자주 걸리지 않도록 자연치유력과 면역력을 높여주는 생활 습관 역시 중요합니다. 넷째, 내 인생에서 중요한 것이 무엇이고 제2의 인생을 어떻게 살 것인지를 정하고 행하는 것이 중요합니다. 자신의 가치를 완성하는 삶을 추구할 것을 권유하고 있습니다.

이 책의 저자들은 기대 수명이 늘고 고령화로 접어드는 사회를 보면서 똑같은 고민을 하고 있었습니다. 단순히 늘어난 수명뿐만 아니라 어떻게 하면 건강하게 오랫동안 살아갈지에 대한 사회적 요구가 커지는 상황에서 의사로서 어떻게 대답할지 많은 생각을 했습니다. 저자들은 임상에서 다양한 환자들을 만나면서 이미 발생한 병을 치료하는 단계에서 한 걸음 더 나아가 노화와 관련하여 병원을 방문할 정도의 질환 예방 방법에 대해 고민하게 되었습니다. 그리고 각자의 경험과 최신 의학 지식과 경향을 바탕으로 책을 집필하게 되었습니다.

이 책은 크게 1부 2부 2개의 부로 나뉘어 있습니다. 1부 노화 역설계: 노화 과정을 탐구하고 지연한다에서는 암, 뇌, 정신, 운동, 입안, 소화 기관, 식단, 변비라는 키워드를 통해서 노화의 여러 증상과 예방을 정리했습니다. 2부 노화 재설계: 노화 과정을 측정하고 재설계한다에서는 얼굴, 피부관리, 눈, 귀, 무릎, 갱년기, 전립선이라는 키워드를 통해서 나이듦에 따른 몸의 건강과 젊게 사는 방법들을 소개합니다. 부록 안티에이징 의료 서비스에서는 여러 가지 안티에이징 의료서비스에 대한 윤리적·도덕적 평가를 알기 쉽게 설명했습니다. 이 책은 전반적인 건강 지식을 위해 처음부터 가벼운 마음으로 읽어 보셔도 좋고 관심 있는 분야의 주제를 골라서 읽으셔도 좋습니다.

로버트 저메키스 감독의 1992년 영화 「죽어야 사는 여자」에서 주연을 맡은 메릴 스트립과 골디 혼은 영원한 젊음과 영생을 주는 불로불사의 약을 마시게 됩니다. 그러나 그 약은 단순히 죽지 않게 해줄 뿐이고 다친 몸을 재생해 주진 않았습니다. 그 후 둘은 사고로 인해 몸이 망가지고 팔다리가 부러졌어도 죽지 않고 살아 있는 이상한 상태가 되어버립니다. 이 영화는 영원한 젊음에 대한 탐욕이 부른 엽기적 비극을 다룬 블랙 코미디로 '얼마나 사느냐보다 어떻게 사느냐가 중요하다.'라는 메시지를 남겨줍니다.

단순하게 오래 사는 것보다 노화를 늦추고 건강하고 활기차게 살기 위해서 우리의 일상생활을 어떻게 변화시켜야 할까요? 이 책에서 소중한 해답을 찾으시길 바랍니다.

2023년 11월 저자들을 대표하여

안중호

차례

추천사 노화를 당연하다고 받아들이지 말자 · **4**

_이영수, 서울아산병원 노년내과 명예교수

슬로우 에이징의 지혜를 배우고 실천해보자 · **8**

_박성욱, 아산의료원 의료원장(심장내과)

오래 사는 것보다 건강하게 잘사는 것이 중요하다 · **11**

_박승일, 서울아산병원 병원장(흉부외과)

프롤로그 150세 시대 건강하게 젊음을 유지하자 · **13**

1부 노화 역설계
: 노화 과정을 탐구하고 지연한다 · 23

1장 암: 암만 예방하면 장수한다 · **25**

가속노화가 암 스위치를 켠다 · 29

암을 일으키는 복병은 곳곳에 숨어 있다 · 31

암을 빨리 찾아내려면 어떻게 해야 하는가 · 33

암은 걸리지 않는 것이 중요하다 · 36

2장 뇌: 뇌가 늙으면 맞이하는 변화들 · **39**

뇌 노화의 특징 · 42

노화에 따른 뇌 구조의 변화 · 43

노화에 따른 뇌 기능의 변화 · 47

나이가 들면 잘 생기는 뇌 질환 · 52

뇌 노화를 악화시키는 원인들 · 54

3장   정신: 수면장애를 극복하자 • 57
왜 나이 들면 수면장애가 생길까 • 60
불면증에는 어떤 것들이 있는가 • 61
수면제 없이 치료해보자 • 64
수면제를 제대로 사용하자 • 71

4장   운동: 근육은 단련할 수 있다 • 79
스쿼트로 젊음을 유지하자 • 84
등척성 운동으로 근력을 유지하자 • 88
초보는 닫힌 사슬 운동으로 시작하자 • 91
스트레칭은 부상 방지와 통증 조절에 필수다 • 92

5장   입 안: 구강노쇠가 전신노쇠로 이어진다 • 99
나이 들면 입 안도 변한다 • 103
임플란트도 제대로 알고 하자 • 112
입 안이 건강해야 노화를 막는다 • 115

6장   소화 기관: 잘 먹을 수 있어야 한다 • 119
식도의 중요성이 커지고 있다 • 123
한국인은 위암 발생률이 높다 • 126
영양 유지에 중요한 소장도 검사하자 • 132

7장   식단: 식단만 바꾸어도 젊어진다 • 135
영양 관리로 젊음을 유지하자 • 138
건강한 노화를 위해 식생활을 관리하자 • 143

8장   변비: 화장실이 편해야 사는 게 편하다 • 150
노화와 변비는 어떤 관계인가 • 156
변비 증상들은 무엇이 있는가 • 160
변비를 오래 방치하면 위험하다 • 170
변비의 약물 요법에는 무엇이 있을까 • 172

2부 노화 재설계
: 노화 과정을 측정하고 재설계한다 • 175

9장 얼굴: 나이는 얼굴로 판단한다 • **177**
　　　얼굴 노화는 어떻게 진행될까 • 180
　　　젊은 얼굴을 유지할 수 있다 • 185
　　　젊은 얼굴로 돌아갈 수 있다 • 187

10장 피부관리: 젊은 피부를 유지하자 • **191**
　　　피부 노화는 어떻게 진행될까 • 193
　　　노화가 피부암의 모든 원인이다 • 195
　　　햇빛을 막고 피부에 좋은 음식을 먹자 • 200
　　　젊고 건강한 피부로 돌아갈 수 있다 • 201

11장 눈: 눈빛이 살아 있어야 한다 • **205**
　　　눈 노화는 어떻게 진행될까 • 208
　　　비수술적인 치료 방법은 무엇이 있을까 • 210
　　　수술적인 치료 방법은 무엇이 있을까 • 215

12장 귀: 듣고 균형감각을 잡는다 • **219**
　　　귀의 구조와 기능은 무엇일까 • 222
　　　난청과 균형감각 저하가 삶의 질을 떨어뜨린다 • 225
　　　건강한 청력을 유지하기 위해 어떻게 해야 할까 • 229
　　　어지럽지 않고 균형 잡힌 삶을 살 수 있다 • 235

13장 무릎: 삶의 질을 좌우한다 • **243**
　　　무릎 노화는 어떻게 진행될까 • 246
　　　수술적 치료는 무엇이 있을까 • 249
　　　운동 치료는 무엇이 있을까 • 264

14장 갱년기: 여성 건강의 전환점이다 • **267**

여성의 몸은 폐경으로 어떻게 바뀔까 • 271

폐경에 따른 질환은 무엇이 있을까 • 274

폐경을 방치하지 말고 치료하자 • 278

호르몬 치료를 제대로 알고 하자 • 286

15장 전립선: 정신적 스트레스를 준다 • **289**

왜 전립선비대증이 생기는가 • 292

발기부전은 전반적인 건강 상태와 관련 있다 • 304

부록 슬로우 에이징 의료서비스에 대한
윤리적 평가 • **309**

생명의료적 증강은 무엇인가 • 314

새로운 치료법은 부자들의 전유물인가 • 317

우리가 가지고 있는 것에 대해 감사하자 • 318

100세까지 건강한 삶은 가능한가 • 320

에필로그 노화 속도는 달라질 수 있다 • **323**

참고문헌 • **327**

미주 • **329**

1부

노화 역설계

: 노화 과정을 탐구하고 지연한다

1장

암: 암만 예방하면 장수한다

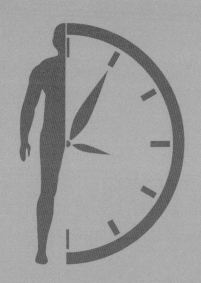

최창민

서울아산병원 호흡기내과·종양내과 교수

서울대학교 의과대학을 졸업했고 현재 서울아산병원 호흡기내과·종양내과 교수로 근무하고 있다. 주로 폐암 진단 및 기관지내시경, 폐암 항암치료를 담당하고 있다. 대한결핵및호흡기학회, 대한폐암학회에서 활동하고 있다. 의료기기 및 신약개발 관련 임상시험을 하는 ㈜프로큐라티오의 대표이기도 하다. 2007년 한미수필문학상 수상했고 2013년과 2015년 한미사진전에서 수상했다. 주요 저서로는 『꽃보다 군인』(2014)이 있다.

국내 사망원인 1위가 무엇일까요? 예전에는 노년기에 심근경색이나 협심증과 같은 심장질환 또는 중풍과 같은 뇌혈관 질환이 가장 큰 문제였습니다. 하지만 지금은 다릅니다. 국내 사망원인 중 1위를 차지하는 것은 암입니다. 암은 우리에게 아무 경고도 없이 찾아옵니다. 건강한 노년기를 보내기 위해서 아프지 않아야 하지만 가장 중요한 것은 죽지 않아야 합니다.

2020년 자료를 보면 우리나라 국민이 기대 수명인 83세까지 생존할 때 암에 걸릴 확률은 36.9%였습니다. 남자(기대 수명 80.5세)는 5명 중 2명, 여자(86.5세)는 3명 중 1명에서 암이 발생할 것으로 추정됐습니다. 암은 나이가 들면서 발생률이 급격하게 늘어납니다. 특히 65세 이상의 암 발생률은 10만 명당 1,483.6명에 달하며 고령이 될수록 급격하게 증가합니다. 65세 이하에서는 남자는 위암, 여자는 유방암이 많이 발생하지만 65세 이상에서는 남자는 폐암, 전립선암 순, 여자는 대장암, 폐암 순으로 많이 발생합니다.

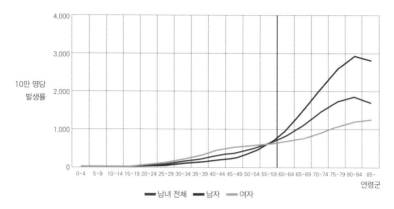

암의 연령군별 발생률

(조발생률, 단위: 명/10만 명)

성별	0~14세	15~34세	35~64세	65세 이상
전체	15.1	77.6	478.5	1,483.6
남자	15.6	50.2	425.2	2,120.0
여자	14.6	107.6	532.7	999.2

(출처: 국가암정보센터)

　고령에서 걸리는 암은 아직도 발견이 늦고 치료가 어려워 생존율이 높지 않습니다. 폐암은 국내 암 사망원인 1위를 차지하고 있습니다. 갑자기 찾아오는 폐암은 노화와 환경적인 요인이 큽니다. 폐를 공기청정기에 비유해 보면 아무리 필터가 좋더라도 노후되고 미세먼지와 대기오염이 높은 환경에서는 오래 버틸 재간이 없습니다. 결국 고장이 나게 돼 있습니다. 우리 몸도 마찬가지입니다. 노화 과정을 잘 이해하지 못하고 젊을 때만 생각하고 관리하지 못하면 암에 걸리게 됩니다.

가속노화가 암 스위치를 켠다

"평상시에 담배도 안 피우고 운동도 열심히 했는데 왜 폐암에 걸렸나요? 우리 가족 중엔 아무도 암이 없어요. 아무 증상도 없는데 폐암 4기라니⋯⋯."

폐암에 걸린 환자들이 제게 하는 질문입니다.

우리는 흔히 담배를 자주 피우면 폐암, 술을 많이 마시면 식도암이나 간암, 육류를 많이 먹으면 대장암이 생기는 것으로 알고 있습니다. 담배와 술과 같이 암을 발생시키는 원인으로 확실한 것도 있지만 암이 생기는 원인은 아주 다양합니다. 대대적인 금연, 금주, 예방 검진을 하고 있지만 여전히 암은 증가하고 있습니다. 가장 큰 이유는 고령화입니다. 결국 나이 들면서 세포가 노화되면 정상으로의 회복 능력이 떨어지고 대기오염이나 환경호르몬 등에 의해 암이 쉽게 발생합니다. 그러니 우리가 숨을 쉬는 폐암이 나이가 들수록 점차 많아지게 됩니다.

암은 어떻게 생기는 걸까요? 우리 몸이 유지되기 위해서는 몸을 구성하는 세포가 끊임없이 분열하며 성장해야 합니다. 음식을 먹으면 위와 장에서 소화가 되는데 위와 장의 표면을 덮고 있는 세포가 늙거나 손상을 받으면 세포가 분열을 통해 재생되게 돼 있습니다. 피부에 상처가 생기면 새살이 돋아나오는 것도 세포의 재생 능력 때문에 가능합니다. 세포의 재생은 기존 세포가 두 개로 분열해서 이루어지고 세포 속에 있는 유전자 신호로 조절됩니다. 그런데 확률적으로 잘못된 유전자 신호가 만들어지는 돌연변이가 생길 수 있습니다. 무수히 많은 돌연변이가 생기고 문제가 있는 세포가 만들어

암세포의 특성

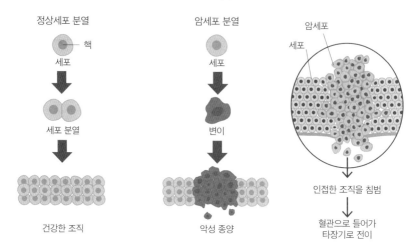

지지만 대부분은 세포가 스스로 죽도록 프로그램돼 있습니다. 그런데 이 중 일부 세포가 죽지 않고 무한 증식을 하는 능력을 갖게 될 때가 있습니다. 이 세포가 바로 암세포입니다. 암세포는 대표적으로 다음 여섯 가지 특성을 가지고 있습니다.

첫째, 암세포는 우리 몸의 면역 세포에 의해 죽지 않습니다. 유전자 돌연변이에 의해 암세포가 생기면 대부분은 몸의 면역 세포에 의해 제거되지만 면역 세포를 피해 살아남은 암세포가 생깁니다.

둘째, 암세포가 생기면 우리 몸에서는 성장하지 말라는 신호를 보내지만 암세포는 듣지 않게 됩니다.

셋째, 암세포는 스스로 성장하는 신호를 만들어내면서 분열을 시작합니다.

넷째, 보통 세포분열을 하면 정상세포는 분열을 멈추게 됩니다. 하지만 암세포는 끝없이 분열할 수 있는 능력을 갖추게 됩니다.

다섯째, 암세포가 커지면 영양분 공급이 필요하게 돼 혈관을 만들어내는 능력을 갖추게 됩니다.

여섯째, 이후 암세포는 주변 조직에 침투하고 혈액이나 림프액을 통해 다른 곳으로 옮겨가는 전이 능력이 생깁니다.

암을 일으키는 복병은 곳곳에 숨어 있다

우리가 암에 걸리지 않으려면 암세포가 발생하지 않게 하는 것이 가장 중요합니다. 앞에서 설명한 것처럼 암은 유전자 돌연변이에 의해 생깁니다. 그렇다면 돌연변이는 어떤 경우에 생길까요? 돌연변이를 일으키는 물질이나 조건이 있습니다. 가장 잘 알려진 것은 담배입니다.

담배를 피울 경우 폐암의 발병 확률이 피지 않을 경우보다 10배 이상 높아집니다. 그럼 담배를 피우지 않는다고 폐암에 걸리지 않을까요? 그렇지 않습니다. 담배를 피우지도 않고 주변에 담배 피우는 사람이 없는데도 폐암은 점차 증가하고 있습니다. 이는 우리 주변 환경에 예전에 비해 각종 발암물질이 증가하고 있기 때문입니다. 가장 대표적인 원인은 미세먼지를 비롯한 대기오염입니다. 미세먼지에는 각종 중금속이나 다양한 발암물질이 포함돼 있고 크기가 작아 폐 속 깊은 곳까지 도달해서 돌연변이를 일으킬 수 있습니다. 아무리 건강한 폐를 가졌다고 하더라도 지속적으로 미세먼지에 노출이 된다면 폐암이 발병할 확률이 높아질 수밖에 없겠지요.

이외에도 배기가스, 라돈, 환경호르몬 등 다양한 발암물질이 있지만 정확히 알기는 어렵습니다. 가습기를 깨끗하게 관리하려는 세정제가 사람의 폐를 그렇게 망가뜨릴지 아무도 예상하지 못했듯이 암을 일으키는 복병은 어디에나 숨어 있습니다. 그러니 우리 주변에는 이미 다양한 발암물질이 있다고 생각하고 조심하며 지내는 것이 가장 좋습니다. 술이나 담배를 피하고 적절한 체중조절과 운동과 함께 정신적으로 건강한 삶을 살면서 우리 몸이 노화되지 않도록 잘 관리하는 것이 중요합니다. 국민 암 예방 수칙을 소개해 드립니다.

국민 암 예방 수칙
① 담배를 피우지 말고 남이 피우는 담배 연기도 피하기
② 채소와 과일을 충분하게 먹고 다채로운 식단으로 균형 잡힌 식사하기
③ 음식을 짜게 먹지 않고 탄 음식을 먹지 않기
④ 암 예방을 위해 하루 한두 잔의 소량 음주도 피하기
⑤ 주 5회 이상, 하루 30분 이상 땀이 날 정도로 걷거나 운동하기
⑥ 자신의 체격에 맞는 건강 체중 유지하기
⑦ 예방접종 지침에 따라 B형 간염과 자궁경부암 예방접종 받기
⑧ 성 매개 감염병에 걸리지 않도록 안전한 성생활 하기
⑨ 발암성 물질에 노출되지 않도록 작업장에서 안전 보건 수칙 지키기
⑩ 암 조기 검진 지침에 따라 검진을 빠짐없이 받기

암을 빨리 찾아내려면 어떻게 해야 하는가

　세계보건기구WHO에서는 '암 발생의 3분의 1은 예방 활동 실천으로 예방할 수 있고, 3분의 1은 조기 진단과 치료로 완치할 수 있고, 나머지 3분의 1의 암 환자도 적절한 치료를 하면 완화가 가능하다.'라는 뜻에서 '3-2-1'을 상징하는 3월 21일을 기념일로 지정했습니다. 앞에서 남자는 5명 중 2명, 여자는 3명 중 1명이 암에 걸린다고 했습니다. 나이가 들면 아무리 노력해도 암은 걸릴 가능성이 여전히 큽니다. 그렇다면 암을 어떻게 조기에 찾아낼 수 있을까요?

　국내 발표 자료를 보면 남녀 전체에서 35세에서 64세까지는 갑상선암이, 65세 이상에서는 폐암이 많이 발생했습니다. 남녀별로 보면 65세 이상에서는 남자는 폐암, 전립선암 순서이고 여자는 대장암, 폐암 순으로 많이 발생했습니다. 사망률이 가장 높은 암은 폐암(전체 암 사망자의 27.2%)이고 간암(15.4%), 대장암(10.0%), 위암(9.5%)의 순이었습니다. 그래서 우리나라에서는 암 조기 검진 프로그램이 운영되고 있습니다.

　그런데 이 조기 검진 프로그램에 따라 검사를 받으면 암이 예방되는 걸까요? 절대로 그렇지 않습니다. 국가에서 운영하는 조기 검진 프로그램은 예산이라는 큰 제약이 있습니다. 예를 들어 대장내시경 검사는 용종이 없을 때는 5년에 한 번 정도 하는 것을 권하고 있지만 국가 검진에는 분변잠혈검사에서 대변에 피가 섞여 나왔다고 했을 때만 검사할 수 있습니다. 그런데 왜 모든 대상자에게 대장내시경을 하지 않는 걸까요? 한정된 예산으로 인해 대장암을 발견

국가암검진사업

• 암종별 대상자 연령기준 및 검진주기

암의 종류	검진 대상	검진 주기
위 암	40세 이상의 남 · 여	2년
간 암	40세 이상의 남 · 여 中 간암 발생 고위험군*	6개월
폐 암	54세 이상 74세 이하의 남 · 여 中 폐암 발생 고위험군**	2년
대 장 암	50세 이상의 남 · 여	1년
유 방 암	40세 이상의 여성	2년
자궁경부암	20세 이상의 여성	2년

* 간경변증, B형 간염항원 양성, C형 간염항체 양성, B형 또는 C형 간염 바이러스에 의한 만성 간질환 환자

** '폐암 발생 고위험군'이란 30갑년[하루 평균 담배소비량(갑) x 흡연기간(년)] 이상의 흡연력(吸煙歷)을 가진 현재 흡연자와 폐암 검진의 필요성이 높아 보건복지부장관이 정하여 고시하는 사람을 말한다.

• 위암
- 기본검사 : 위내시경검사를 검진방법으로 합니다. (단, 위내시경검사를 실시하기 어려운 경우 위장조영검사를 선택적으로 시행합니다.)
- 추가검사 : 위장조영검사 결과 위암이 의심되는 경우에 위내시경검사를 실시하고, 위내시경검사 과정 중 필요한 경우에 조직진단을 실시하고 비용의 전액 또는 일부를 국민건강보험공단에서 부담합니다..
(단, 위내시경 검사에서 수면내시경 또는 헬리코박터 검사를 실시했을 경우 추가로 발생하는 비용은 대상자가 부담합니다.)

• 간암
- 기본검사 : 간암 검진방법은 간초음파검사와 혈청알파태아단백검사(정성법 또는 정량법)를 병행합니다.

• 폐암
- 기본검사 : 저선량 흉부 CT 검사를 검진방법으로 합니다(검진결과에 대한 사후 결과상담과 금연 상담이 제공됩니다.)

• 대장암
- 기본검사 : 분변잠혈검사(fecal occult blood test, FOBT)를 검진방법으로 합니다.
- 추가검사 : 분변잠혈검사에서 '잠혈반응 있음(대변에 피가 섞여 나옴)'으로 판정 받은 경우, 결과에 따라 대장내시경검사를 받을 수 있습니다. 대장내시경검사 과정 중 필요한 경우에 조직진단을 실시하고 비용의 전액 또는 일부를 국민건강보험공단에서 부담합니다.

• 유방암
- 기본검사 : 유방촬영(Mammography)을 검진방법으로 합니다.

• 자궁경부암
- 기본검사 : 자궁경부세포검사(Pap smear test)를 검진방법으로 합니다.

(출처: 국가암정보센터)

할 가장 적절한 방법을 선택했기 때문입니다.

폐암도 마찬가지입니다. 폐암은 4기가 돼도 절반 정도가 증상이 없기 때문에 다른 검사를 하다가 우연히 발견되는 경우가 많습니다. 폐암이 암 사망원인 1위이기 때문에 검진 프로그램이 있기는 합니다. 앞에 대장암과 마찬가지로 폐암 검진 프로그램은 고위험군

만 국가에서 지원해줍니다. 고위험군은 하루 담배를 평균 한 갑씩 30년 이상을 핀 55세 이상을 의미합니다. 담배가 아직도 폐암의 강력한 원인이지만 노화가 되면서 생기는 폐암은 담배가 원인이 아닌 경우가 많습니다. 담배를 피우지 않았는데 운이 나빠서 폐암에 걸린 거라 어쩔 수 없는 걸까요? 운명이라 받아들여야 할지요?

이미 국내 폐암 환자 중 비흡연자가 폐암이 발병하는 확률은 계속 증가하고 있고 담배와 관련 없을 가능성이 큰 선암(폐암의 일부 조직 형태)의 비중이 늘어나고 있습니다. 비흡연자의 폐암도 건강검진에서 저선량흉부 CT를 촬영해 보면 조기 진단이 가능합니다. 폐암 중 선암은 다행히 속도가 빠르지 않아 조기에 발견됐을 수도 있습니다. 전립선암이나 대장암과 같은 다른 암도 마찬가지입니다. 아직 국가 검진 프로그램으로 만들어지지 않았지만 조기 검진을 할 수 있는 검사법들이 있습니다. 개개인에게는 도움이 돼 권고는 하지만 국가 전체 검진으로는 비용의 적절한 효과를 고려해야 하니 권하지 않습니다.

이런 상황을 악용해 혈액을 통해 암을 진단할 수 있다거나 고가의 불필요한 검사를 권유하는 경우도 많습니다. 따라서 믿을 만한 검진 기관에서 전문의와 상의 후 본인에게 알맞은 검진 프로그램을 받으시는 것이 가장 좋습니다. 나이가 들면 장기가 노화가 되면서 계속 문제가 발생합니다. 그중에 제일 대표적인 질환이 암이기 때문에 뭔가 평소와 다른 증상이 있을 때는 빠르게 진료를 받아보는 게 좋습니다.

암은 걸리지 않는 것이 중요하다

62세 남자 환자가 결혼을 앞둔 딸과 함께 종양내과 외래에 왔습니다. 최근에 목이 아파 목디스크라고 생각하고 물리치료를 했으나 호전이 없어 MRI를 했는데 폐에 덩어리가 보여서 큰 병원에 가보라고 해서 왔습니다. 여러 검사 결과 암이 이미 뼈까지 전이된 상태로 폐암 4기로 진단됐습니다. 환자는 그동안 담배도 안 피우고 자식들을 위해 살아오다가 이제야 딸 결혼 후 평안한 노후를 보내려고 하는데 청천벽력 같은 폐암 판정을 받게 됐습니다. 환자는 제게 딸 결혼식까지 살 수 있는지 물어봤습니다. 환자는 뼈까지 전이된 폐암 4기라는 진단에 낙담했습니다. 그동안 세웠던 노후 계획은 물론이고 딸아이의 결혼식도 손자 손녀도 볼 수 없다는 절망감에 사로잡혀 있습니다.

암에 걸리면 가장 좋은 치료 방법은 수술입니다. 암에 따라 림프종과 같이 항암치료와 방사선치료로도 완치가 가능하지만 대부분의 암은 수술이 기본입니다. 하지만 최근에는 4기로 진단됐다고 하더라도 절망적이지는 않습니다. 이 환자는 유전자 검사에서 ALK 돌연변이가 나왔고 먹는 항암제를 복용하면서 암이 눈에 띄게 줄어들고 통증도 사라졌습니다. 폐암 4기에서 모든 환자에게 해당하지는 않지만 최근 의학의 발전으로 맞춤치료나 면역항암제로 인해 오랜 기간 암이 조절되는 경우가 많습니다. 이 환자처럼 ALK가 양성인 경우에는 평균적으로 5년 이상 생존하고 일부는 장기간 먹는 항암제로 조절이 잘 됩니다. 따라서 암에 걸리더라도 적절한 치료와 관리를 받으면 잘 지낼 수 있습니다.

환자는 경구용 표적치료제를 복용하면서 외래에 3개월에 한 번씩 옵니다. 딸의 결혼식을 보고 손녀의 돌도 보면서 그동안 꿈꾸었던 해외여행을 다니며 계획된 노후 생활을 잘 보내고 계십니다. 물론 언제 다시 폐암이 진행할지 모른다는 두려움이 있지만 주어진 시간을 낭비하지 않고 감사하며 잘 지내고 있습니다.

암은 걸리지 않는 것이 가장 중요합니다. 암 예방 수칙을 잘 지키고 규칙적인 운동을 해야 하지만 암은 갑자기 찾아올 수 있으니 조기 진단을 위한 적절한 검진을 받는 것이 중요합니다. 확률적으로는 암으로 죽지 않는다면 우리가 원하는 나이까지 살 수 있습니다. 언제 죽을지 모른다는 두려움보다는 언제 죽어도 여한이 없게 노후 생활을 행복하게 잘 지내면 좋겠습니다.

2장

뇌

: 뇌가 늙으면 맞이하는 변화들

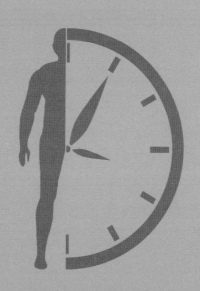

이은재

서울아산병원 신경과학교실 부교수

울산대학교 의과대학 졸업 후 서울아산병원 전공의 과정을 마치고
KAIST에서 박사학위를 받았다. 현재 울산대학교 의과대학 서울아산병
원 신경과학교실 부교수로 재직하면서 주로 신경면역질환을 담당하고
있다. KAIST 의과학대학원 겸직교수를 같이 맡고 있다.

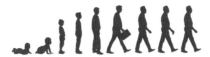

　뇌는 인간에게 가장 중요한 장기입니다. 우리는 뇌를 통해 다양한 선택을 하고, 기쁨과 슬픔, 노여움과 즐거움을 느낍니다. 건강하고 행복한 삶을 유지하기 위해서는 뇌 기능이 원활하게 유지되어야 합니다. 현대의학과 사회경제적 발전으로 수명이 길어지면서 역설적으로 우리는 노화에 따른 변화를 더 많이 경험하게 됩니다. 뇌도 예외는 아닙니다.

　뇌 노화는 인지기능 손실을 초래합니다. 기억력, 사고능력, 의사소통 등 여러 인지기능에 영향을 미칩니다. 심한 경우에는 일상생활 수행에 어려움을 겪게 됩니다. 뇌 노화는 때로 운동장애를 동반합니다. 예를 들어 파킨슨병은 행동을 느리게 하고 몸을 굳게 만들 수 있습니다. 인지기능 저하와 운동장애는 환자뿐만 아니라 가족들에게도 부담을 줄 수 있습니다. 돌봄이 필요한 경우 대개 환자의 가족들이 도우미 역할을 맡기 때문입니다. 사회경제적 부담 역시 늘어날 수 있습니다. 뇌 노화를 적극적으로 예방해야 하는 이유입니다.

뇌는 실제 신체 나이와 다르게 늙어갑니다. 삶을 어떻게 살아가느냐에 따라 뇌의 노화 속도가 다를 수 있습니다. 건강한 식습관과 꾸준한 운동과 같은 생활방식은 뇌 노화 과정을 늦추고 신체에 비해 젊은 뇌 나이를 유지하는 데 도움이 됩니다.

이 챕터에서는 뇌가 늙으면 맞이하는 변화와 뇌졸중과 치매와 같은 노인에서 흔한 뇌 질환에 대해 살펴보겠습니다. 그리고 뇌 노화의 위험인자들과 뇌 건강을 유지하기 위한 예방 조치에 대해 알아보겠습니다.

뇌 노화의 특징

뇌 노화는 몇 가지 중요한 특징을 가지고 있습니다.

첫째, 뇌는 노화 스트레스에 취약합니다. 비록 뇌의 무게는 몸무게의 2% 정도이지만 전체 에너지의 약 20%를 소비합니다. 높은 에너지 소비는 산화 스트레스oxidative stress와 염증inflammation을 유발할 수 있으며 이는 뇌 손상과 노화를 가속화시킬 수 있습니다.

둘째, 뇌는 기억력, 주의력, 의사 결정 등과 같은 복잡한 기능을 담당합니다. 그래서 뇌가 조금만 손상을 입어도 뇌 기능이 크게 저하될 수 있습니다. 예를 들어 뇌의 전체 부분 중 10%에 불과한 손상이 언어를 담당하는 부분에 발생하면 환자는 말을 할 수 없게 됩니다. 이것은 다른 기관과는 다르게 매우 민감한 뇌의 특징입니다.

셋째, 뇌 세포는 한 번 손상되면 재생되지 않습니다. 이로 인해 노화와 관련된 손상에 뇌가 더 취약합니다. 만약 치매, 파킨슨병, 뇌졸중과 같은 질병으로 뇌 세포가 손상을 입으면 뇌 기능을 회복하기가 어려워집니다.

노화에 따른 뇌 구조의 변화

크기 감소

뇌가 늙으면 크기가 감소합니다. 정상 성인의 뇌 무게는 1.4~1.6킬로그램이고, 부피는 대략 1,350cc 정도입니다. 이 안에는 1,000억 개 이상의 신경세포가 존재합니다. 그러나 40세 이후로 뇌의 부피와 무게는 점점 줄어들며, 약 10년 동안 약 15% 정도의 감소를 경험합니다. 70세 이후에는 이 감소 속도가 더 빨라집니다. 이러한 변화는 CT나 MRI와 같은 뇌 영상을 통해 확인할 수 있으며 뇌의 주름sulcus이 넓어지고 뇌실ventricle이 커지는 것으로 나타납니다.

뇌 크기가 노화에 따라 줄어드는 이유는 뇌 세포의 숫자가 감소하는 것뿐만 아니라 부피도 줄어들기 때문입니다. 특히 뇌 세포는 다른 뇌 세포와 연결되는 시냅스synapse를 통해 신호를 전달하는데 이 연결은 신경가지dendritic arbor와 돌기spine를 통해 이루어집니다. 나이가 들면 신경가지와 돌기의 숫자도 줄어들고 이에 따라 시냅스의 숫자가 감소되면 뇌 기능의 저하가 유발될 수 있습니다.

노폐물 침착

세포는 살아가면서 노폐물(쓰레기)을 만들어 내며, 노화 과정에

젊은 신경세포와 노화된 신경세포

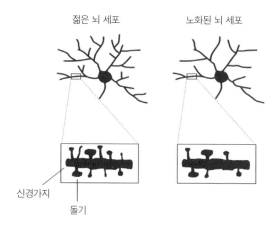

젊은 뇌 세포　　　　　　노화된 뇌 세포

신경가지
돌기

서 이 노폐물이 뇌에 축적됩니다. 이러한 독성 노폐물로는 아밀로이드, 시누클레인, 타우 단백질 등이 있습니다. 뇌의 원활한 기능을 유지하기 위해서는 뇌 세포 안에서 이러한 노폐물을 적절히 제거해야 합니다. 뇌 세포는 다른 세포와 마찬가지로 라이소좀lysosome이라는 세포 소기관을 활용하여 노폐물을 처리합니다. 그러나 대부분의 뇌 세포는 한 번 생성된 라이소좀을 평생 사용하며 세포 분열과 재생을 하지 않습니다. 따라서 나이가 들면 뇌 세포의 라이소좀 기능은 점차 감소할 수 있습니다. 그런데 뇌 세포는 다른 세포와 달리 노폐물을 처리하는 다른 방법인 세포 분열과 세포고사apoptosis를 사용하지 않습니다. 뇌 세포가 노화에 따른 노폐물 침착에 더 취약한 이유입니다.

　한편 뇌 세포 안에서 처리되지 못한 독성 노폐물은 세포 밖으로 방출되어 이웃 뇌 세포의 기능을 떨어뜨립니다. 그리고 이들은 뇌 내에서 아밀로이드 반Amyloid plaque이나 루이소체Lewy body 등의

뇌 노폐물과 신경퇴행질환

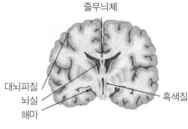

알츠하이머 병
(아밀로이드 반)

줄무늬체

파킨슨 병
(루이소체)

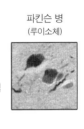

대뇌피질
뇌실
해마

흑색질

쓰레기 더미 형태로 쌓일 수 있습니다. 아밀로이드 반과 루이소체
는 각각 알츠하이머병 환자와 파킨슨병 환자의 뇌에서 가장 특징적
으로 나타나는 병리학적 소견입니다. 뇌 내에서 노폐물 처리가 제
대로 이루어지지 않으면 뇌 노화뿐만 아니라 신경퇴행성 질환도 나
타날 수 있습니다.

뇌혈관 변화

뇌는 많은 양의 에너지를 필요로 하기 때문에 뇌에 혈액과 산소
를 올바르게 공급하기 위해서 뇌 혈관의 건강이 매우 중요합니다.
뇌 혈관은 대동맥에서 시작해 뇌 조직까지 이어지는 긴 경로를 가
지고 있습니다. 뇌의 혈관은 머리 껍데기 쪽으로 향하는 대뇌동맥
(전대뇌동맥, 중대뇌동맥 등)과 뇌 조직을 직접 공급하는 관통동맥으로
나눌 수 있습니다. 관통동맥은 뇌 조직을 수직으로 통과해 작은 혈
관을 통해 혈액을 공급하는 역할을 합니다.

나이가 들면 뇌혈관도 변화합니다. 다른 혈관과 마찬가지로 뇌
혈관에도 죽상경화증(동맥경화증, atherosclerosis)이 발생할 수 있
습니다. 죽상경화증은 혈관의 내막endothelium에 콜레스테롤이 쌓

뇌혈관

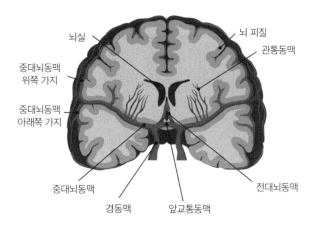

이고 염증이 발생하는 과정으로 혈관 벽이 두꺼워져서 죽상경화판 atherosclerotic plaque이 형성됩니다. 죽상경화증이 나타나면 혈관이 좁아지며, 뇌로 향하는 혈류가 감소합니다. 또한 죽상경화증이 생긴 혈관 벽은 약해져서 쉽게 찢어질 수 있는데 이러한 찢어진 부분에서 혈전thrombus이 형성될 수 있습니다. 이 혈전은 뇌경색(뇌혈관 폐쇄로 인한 뇌 조직 손상)의 원인이 될 수 있습니다. 죽상경화증의 주요 위험 요소에는 노화, 고혈압, 당뇨병 외에도 복부비만, 중성지방 증가, 고밀도지단백질 감소 등이 있습니다. 이러한 요소들은 혈관 내막에 손상을 입히고 염증을 유발해 죽상경화증의 발생 위험을 높일 수 있습니다.

뇌의 관통동맥은 노화에 따라 지방유리질증lipohyalinosis 변화를 나타냅니다. 이 유리질증 변성hyalinosis은 조직 염색 시 혈관벽이 반질반질한 유리와 비슷하게 보이는 모습 때문에 그 이름이 붙여졌습니다. 이런 변화로 혈관벽은 실제로 약화되는데 관통동맥이 막히면 뇌경색이 발생하고, 혈관 벽이 약해서 파열하면 뇌출혈이 발생할 수 있습니다. 지방유리질증의 중요한 위험 요인으로는 노화와 고혈압입니다.

나이가 들면 뇌의 혈관-뇌장벽**blood-brain barrier**의 기능도 점차 약화될 수 있습니다. 혈관-뇌장벽은 뇌를 보호하는 중요한 방어장치로, 뇌 세포가 필요한 영양소를 선택적으로 받아들이고 독성 물질을 제한하는 역할을 합니다. 또한 안정적인 뇌 환경을 유지하는 역할도 합니다. 노화로 혈관-뇌장벽이 약화되면 독성 물질이 뇌로 침입해 뇌 세포와 조직에 손상을 입히고 악화시킬 수 있습니다. 현재로서는 혈관-뇌장벽 손상을 치료하는 특별한 방법은 없어서 많은 과학자들이 그 방법을 찾아내기 위해 노력하고 있습니다.

노화에 따른 뇌 기능의 변화

뇌의 영역

뇌는 마치 사과에 포크를 꽂아놓은 것과 같은 구조를 가지고 있습니다. 사과에 해당하는 부분을 대뇌라고 하고, 포크 부분을 뇌줄기라고 합니다. 그리고 뇌줄기 뒤로 보이는 주름 많은 구조물은 소뇌라고 합니다. 대뇌는 각 위치에 따라 이마엽, 관자엽, 마루엽, 뒤통수엽 등으로 나눌 수 있으며 각 영역은 서로 다른 기능을 담당합니다. 뇌 노화에 의한 증상은 그 침범 부위에 따라 다양하게 나타납니다.

뇌의 구조

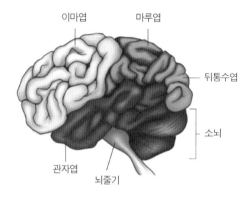

이마엽   마루엽

뒤통수엽

소뇌

관자엽   뇌줄기

이마엽

이마엽frontal lobe은 뇌에서 가장 앞에 있는 부위로, 우리 뇌에서 가장 발달한 영역 중 하나입니다. 이곳은 인간다운 삶을 가능하게 하는 데 중요한 역할을 합니다. 뇌의 다양한 기능인 운동, 인지, 감정 등을 조율하며, 부적절한 충동이나 감정을 억제하고, 의지와 실행력을 관리합니다. 또한 여기에는 일차운동피질도 있어서 운동 정보를 처리하고 척수로 전달하여 근육을 움직이게 합니다. 이마엽의 기능이 저하하면 주의 집중력이 떨어지고, 계획 및 실행 능력이 감소하며, 언어 능력도 저하할 수 있습니다. 때로는 충동적인 행동이나 감정 조절이 어려울 수 있으며, 성욕과 식욕을 제어하지 못하는 상황도 발생할 수 있습니다. 또한 일차운동피질이 손상되면 운동 능력이 제한될 수 있습니다.

관자엽

관자엽temporal lobe은 뇌의 옆쪽에 위치하며, 언어 이해, 시각 정보 처리, 학습과 기억, 감정 조절과 관련된 중요한 기능을 담당합니다. 이곳에는 해마라는 부분이 있어 학습과 기억을 조절합니다. 또한 '감정의 뇌'로 불리는 변연계도 관자엽 안에 위치합니다. 알츠하이머 치매와 같은 질병이 발병할 때 가장 먼저 영향을 받고 손상되는 부분은 해마를 포함한 관자엽 영역입니다. 이로 인해 기억력과 학습 능력이 저하될 수 있습니다.

마루엽

마루엽parietal lobe은 전두엽 뒤에 위치하며, 여러 가지 감각 정보를 종합하는 역할을 합니다. 이곳에는 일차감각피질이 있어 몸의 기본적인 감각을 조절하는 역할을 하며 물체의 촉감, 크기, 모양 등을 종합하여 물체를 인식하는 능력과 두 가지 이상의 자극을 구분하는 능력도 담당합니다. 또한 마루엽은 자신의 몸에 대한 감각과 정보를 처리하여 자신의 몸을 이해하는 역할도 합니다. 예를 들어 마루엽이 손상되면 반신마비가 발생한 환자가 자신의 마비를 심각하게 인식하지 않는 현상인 질병실인증anosognosia이 나타날 수 있습니다.

뒤통수엽

뒤통수엽occipital lobe은 시각 기능을 주로 담당하는 부분입니다. 눈을 통해 받아들인 시각 정보가 이곳에서 처리되며 뇌에 도달합니다. 뒤통수엽의 기능이 감소하면 시각 정보를 인식하는 능력이 저하됩니다. 뇌졸중 등으로 인한 뒤통수엽 손상은 주로 양측 눈에서 일부 영역이 보이지 않는 시야장애를 일으킬 수 있습니다. 이 외에도 다양한 시각적 증상이 나타날 수 있는데, 이는 보이는 물체를 인식하지 못하는 시각실인증visual agnosia, 글씨는 보지만 읽지 못하는 실독증alexia, 또는 사람의 얼굴을 인식하지 못하는 얼굴실인증prosopagnosia 등이 있습니다.

바닥핵

바닥핵basal ganglia은 뇌 바닥 부분에 위치한 신경세포 집합체입니다. 효율적인 운동을 위해서는 해당 운동을 조절하는 작용근agonist을 활성화하고 그에 상반되는 근육인 대항근antagonist을 억제해야 합니다. 이렇게 하면 움직임이 부드럽게 이루어집니다. 바닥핵은 이런 작용근과 대항근을 조절하는 역할을 합니다. 특히 이 과정에서 도파민dopamine이라는 신경물질이 관여합니다. 도파민이 부족하면 근육이 뻣뻣해지고 움직임이 둔해지는 증상이 나타날 수 있습니다. 도파민 부족으로 인한 운동 증상을 파킨슨 증상이라고 부르며, 이는 바닥핵의 기능 이상으로 인해 발생합니다.

소뇌

소뇌cerebellum는 몸의 움직임을 조절하고 균형을 유지하는 역할을 하는 부분입니다. 몸을 움직일 때 여러 근육이 함께 협력해서 움직입니다. 이때 소뇌는 감각 정보를 분석하여 정확한 운동을 가능하게 합니다. 소뇌의 기능이 감소되면 운동이 매끄럽지 못하고 아둔하게 되어 마치 술 취한 사람처럼 비틀거리게 됩니다. 이로 인해 걷는 것이 어려워질 수 있고, 움직임이 불규칙해질 수 있습니다.

뇌줄기

뇌줄기branstem는 중간뇌, 다리뇌, 숨뇌로 구성되며 중요한 생명 유지 기능을 담당합니다. 뇌 신경 중 12개 중 10개가 뇌줄기를 통과하고, 이는 대뇌, 척수, 소뇌를 연결하는 중요한 신경 경로입니다. 뇌줄기는 눈 운동을 조절하고, 심폐 기능과 자율신경계를 관리합니다. 뇌줄기 손상은 부위에 따라 다양한 증상을 나타낼 수 있습니다.

뇌 기능 변화

뇌 노화로 인해 흔하게 나타나는 증상 중 하나는 인지 기능의 변화입니다. 일반적으로 이마엽과 해마의 노화가 다른 뇌 부위에 비해 먼저 발생하는 경향이 있습니다. 이로 인해 주의력, 집중력, 기억력 등이 감소합니다. 예를 들어 시계 그리기와 같은 과제 수행 능력에 문제가 생길 수 있습니다. 언어 장애도 흔하게 나타납니다. 특히 물건의 이름을 말하는 데 어려움을 겪거나 자발적인 언어 능력이 감소할 수 있습니다. 인지 측면에서는 축적된 지식과 경험을 활용하는 고정지능crystallized intelligence은 유지되거나 향상될 수 있지만 새로운 문제를 해결하는 데 필요한 유동지능fluid intelligence은 감소하는 경향이 있습니다. 또한 시력 약화, 청력 감퇴, 미각과 후각 감소 등의 감각 기능 변화도 흔하며, 운동 기능에 영향을 미치는 도파민 등의 신경세포 수 감소로 인해 움직임이 느려지고 표정이 무표정해질 수 있습니다.

그러나 이러한 변화는 개인마다 다르며 뇌의 특정 부위에 따라 다르게 나타날 수 있습니다. 따라서 정확한 평가를 위해서는 전문 의료진의 진단과 평가가 필요합니다.

나이가 들면 잘 생기는 뇌 질환

노화로 인해 뇌와 뇌혈관이 변화하면 뇌 질환의 위험이 높아집니다. 특히, 노인에서 흔하게 나타나는 질환은 뇌졸중과 치매입니다.

빠른 조치가 중요한 뇌졸중

뇌졸중은 뇌혈관 문제로 인한 뇌 질환입니다. 뇌혈관에 문제가 생기면 뇌 영역이 손상되어 다양한 신경학적 증상이 나타납니다. 뇌졸중은 뇌경색과 뇌출혈로 나눌 수 있는데, 한국에서는 뇌경색이 뇌출혈보다 훨씬 흔합니다.

뇌졸중이 발생하면 응급치료를 포함한 급성기 치료가 매우 중요합니다. 뇌세포는 한 번 죽으면 다시 회복되지 않기 때문입니다. 특히 뇌경색 발생 시 뇌신경세포가 죽기 전에 빨리 막힌 뇌혈관을 다시 뚫어주는 것이 중요합니다. 그렇다고 막힌 혈관을 뚫어주는 것이 좋은 것만은 아닙니다. 혈관의 재개통이 너무 늦으면 자칫 약해진 뇌혈관이 터져 뇌출혈이 유발될 수 있기 때문입니다.

현재 가이드라인에서 이런 치료를 받을 수 있는 골든아워는 뇌경색 발생 시점으로부터 4시간 30분까지입니다. 치료 시점은 빠르면 빠를수록 좋습니다. 따라서 뇌졸중 증상이 발생하게 되면 빨리 병원으로 가는 것이 중요합니다. 이를 위해서는 뇌졸중 증상을 평소 잘 알아두는 것이 필요합니다. 응급실에 가야 하는 뇌졸중의 대표적인 증상은 다음과 같습니다.

1. 얼굴마비: 얼굴 일부가 마비되거나 기울어질 때

2. 언어장애: 말을 하기 어렵거나 발음이 이상할 때

3. 팔다리 마비: 한 쪽 팔다리의 힘이 빠지거나 감각이 이상할 때

4. 시야이상: 갑작스러운 시야 장애

이외에도 일상생활을 못 할 정도의 심한 두통이 나타날 경우(벼락 두통) 뇌출혈을 시사할 수 있습니다. 이들 증상이 갑자기 나타날 경우 가능한 빨리 병원을 방문해서 전문적인 진단과 치료를 받는 것이 좋습니다.

급성기 치료 이후에는 약물치료와 위험인자 관리가 필요합니다. 의사의 관리 하에 혈전을 방지하기 위한 약물을 복용하고 고혈압, 고지혈증, 당뇨 등의 혈관 위험인자를 관리해야 합니다. 이런 조치를 통해 뇌졸중의 재발 위험을 줄일 수 있습니다.

일상을 무너뜨리는 치매

치매는 여러 인지기능에 문제가 생겨 기억력 등이 저하되어 일상생활을 하기 어려운 상태를 나타내는 질환입니다. 알츠하이머병, 혈관성 치매, 파킨슨 치매 등 다양한 종류가 있으며 알츠하이머병이 가장 흔합니다.

알츠하이머 치매는 뇌세포의 퇴화로 기억력과 다른 인지능력이 서서히 감소하는 만성 뇌 질환입니다. 특징적인 뇌병리 소견으로는 베타아밀로이드 단백질 침착인 노인반senile plaque과 타우 단백질의 이상 침착인 신경섬유다발neurofibrillary tangle이 있습니다.

혈관성 치매는 뇌혈관 장애로 발생하는 치매를 말합니다. 원인 뇌혈관 질환의 종류, 크기, 위치에 따라 다양한 증상과 진행을 보일

수 있습니다. 큰 혈관이 막혀서 생긴 경우 심각한 인지장애가 갑자기 나타날 수 있고, 미세한 혈관들이 하나씩 막히면서 발생할 경우 천천히 조금씩 진행할 수도 있습니다.

파킨슨 치매는 특징적으로 손의 떨림과 행동이 느려지고 뻣뻣한 움직임을 보이는 파킨슨 증상이 나타납니다. 이런 증상만으로도 환자의 일상생활에 큰 장애를 나타내는데 여기에 더해 치매가 발생하게 되면 환자의 삶의 질은 크게 떨어지게 됩니다.

치매는 원인을 찾아 치료하는 것이 중요합니다. 혈관성 치매 같은 경우 혈압, 당뇨, 흡연 등 위험 요인을 관리하는 것이 도움이 됩니다. 약물 치료로는 인지 기능 활성제와 항우울제, 항정신병 약물 등이 사용될 수 있습니다.

또한 치매 환자를 돌봐주는 가족과 친구들의 지원이 매우 중요합니다. 환자의 안전을 위한 조치와 치매 관련 교육, 일상생활 도움, 환경 조성 등을 통해 환자의 삶의 질을 높일 수 있습니다. 치매는 스스로 일상생활을 수행할 수 있는 능력을 점차 상실하게 되는 만큼 모두가 함께 노력해야 환자의 삶의 질을 높일 수 있습니다.

뇌 노화를 악화시키는 원인들

뇌 노화를 악화시킬 수 있는 요인들은 다음과 같습니다.

만성 스트레스
계속된 스트레스는 뇌를 손상시키고 노화와 관련된 인지기능 저하에 영향을 미칠 수 있습니다. 지속적인 스트레스는 스트레스 호르몬인 코르티솔과 아드레날린의 증가를 유발하며 이로써 염증과 산화 스트레스를 증가시키고 뇌 세포를 손상시킬 수 있습니다.

앉아 있는 생활 방식sedentary lifestyle

주로 앉아 있는 생활방식은 기억과 인지기능을 담당하는 뇌 영역의 부피 감소를 초래할 수 있습니다. 운동 부족은 비만, 당뇨병, 고혈압과 같은 만성 질환을 유발하여 뇌에 더 큰 손상을 입힐 수 있습니다.

불량한 식습관poor diet

가공 식품, 포화 지방, 고당도의 식습관은 염증과 산화 스트레스를 유발하여 뇌를 손상시키고 뇌 노화를 가속화시킬 수 있습니다. 높은 알코올과 담배 소비도 뇌 손상에 기여할 수 있습니다.

수면 부족sleep deprivation

만성적인 수면 부족은 인지 능력, 기억력, 뇌 노화를 가속화시킬 수 있습니다. 수면 중에 뇌는 독소를 제거하고 기억을 고정시키므로 충분한 품질의 수면을 받지 못하면 시간이 지남에 따라 인지 능력이 감소할 수 있습니다.

환경 독소environmental toxins

공기 오염, 미세먼지, 농약, 중금속과 같은 환경 독소에 노출되면 염증, 산화 스트레스, 뇌 세포 손상을 유발하여 뇌 노화를 가속화시킬 수 있습니다.

만성 건강 상태chronic health conditions

고혈압, 당뇨병, 비만과 같은 만성 건강 상태는 염증, 산화 스트레스 증가 및 혈관 손상으로 인해 뇌 노화에 기여할 수 있습니다. 이러한 상황은 뇌를 더욱 손상시킬 수 있는 다른 질환의 발생으로 이어질 수 있습니다. 따라서 뇌 노화를 줄이기 위해서는 스트레스를 줄이고, 규칙적인 운동을 하며, 건강한 식습관을 유지하고, 충분한 수면과 휴식을 취하고, 환경 독소를 피하고, 만성 질환을 관리해야 합니다.

뇌는 우리 몸에서 가장 중요한 역할을 하는 장기이지만 노화 스트레스에 민감합니다. 뇌는 신체 나이와는 별개로 노화 과정을 겪는데 우리의 생활 방식이 뇌 건강에 큰 영향을 나타냅니다. 특히 뇌는 한 번 손상되면 회복이 어렵기 때문에 뇌 노화를 방지하고 관리하기 위한 건강한 생활습관을 갖는 것이 중요합니다. 나이가 들어 흔하게 발생하는 뇌 질환은 뇌졸중과 치매입니다. 뇌졸중은 발생 시 빠르게 대처해야 하는 질환으로 평소 뇌졸중 증상을 잘 숙지해 두어야 합니다. 치매는 큰 장애를 나타내면서도 현재 근본적인 치료가 없는 만큼 가족과 친구들의 관심과 도움이 필요합니다.

뇌가 노화에 취약하지만 충분한 관리를 통해 예방할 수 있으니, 평소에 관심을 가지고 적극적으로 뇌 건강을 유지해 나가기를 바랍니다.

3장

정신
: 수면장애를 극복하자

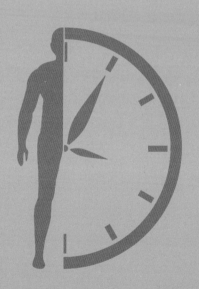

정석훈

서울아산병원 정신건강의학과 교수

울산대학교 의과대학을 졸업했고 분당서울대학교병원과 미시간대학교
수면장애센터에서 수면의학을 연구했다. 수면장애 중에서 불면증을 주
전문분야로 다루고 있다. 특히 암환자의 불면증 증상을 치료하기 위해
노력하고 있다. 울산대학교 올해의 교수상을 수상했다. 현재 대한수면
학회 부회장, 한국정신종약학회 이사로 활동하고 있다.

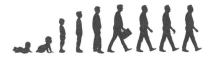

　나이가 들면 잠이 없어진다고 합니다. 이는 맞는 말입니다. 나이가 들수록 활동량이 줄어들기 때문에 잠을 자야 할 이유가 줄어듭니다. 그뿐만 아니라 나이가 들수록 잠을 자는 기능이 떨어집니다. 즉 나이가 들수록 활동량이 줄어들고 잠자는 능력이 떨어져 쉽게 불면증이 생길 수 있습니다. 잠을 잘 자지 못하면 낮 동안 생활하는 것이 매우 힘듭니다. 또한 잠을 잘 자지 못했을 때 신체적으로나 정신적으로 건강에 해로운 영향을 미칩니다.

　그렇다면 잠을 잘 자기 위해서는 어떻게 해야 할까요? 우선 규칙적인 수면 습관을 들여야 합니다. 역설적으로 잠을 잘 자야 한다는 집착을 버려야 합니다. 그리고 꼭 필요한 경우 수면제를 적절히 잘 활용하면 됩니다. 이 세 가지만 잘 지키면 잠을 잘 잘 수 있습니다. 규칙적인 수면 습관을 지킨다는 것이 정확하게 어떤 것인지를 다들 잘 알지 못합니다. 또한 잠을 잘 자야 한다는 집착을 버리는 것은 어떻게 하는 것인지를 잘 모르고 있습니다. 우리의 건강한 삶을 위해

이 두 가지 방법에 대해 자세히 알아보도록 하겠습니다.

왜 나이 들면 수면장애가 생길까

불면증은 매우 흔하면서도 그 중요성이 간과되는 증상입니다. 보통 7시간의 수면을 적절한 수면시간이라고 보고 있습니다. 하루 24시간의 3분의 1을 차지할 만큼 잠은 우리의 일상에서 매우 중요한 요소임이 틀림없습니다. 잠을 잘 잔다는 것은 면역력과 기억력을 강화시키고 신체를 회복시키는 역할을 제대로 한다는 뜻입니다. 따라서 충분한 잠을 취하지 못하면 신체적 기능이 저하되리라는 것은 쉽게 예측할 수 있습니다. 잠이 부족해지면 고혈압, 당뇨, 비만 등의 문제를 일으킬 수도 있습니다. 그뿐만 아니라 각종 질환의 유병률이나 그로 인한 사망률을 높일 수도 있다고 알려졌습니다. 또한 집중력이나 기억력이 떨어지고, 일을 처리하는 능력이 저하되고, 우울과 불안이나 자살 등의 정신질환에 걸릴 위험도 매우 큰 것으로 알려져 있습니다.

불면증은 보통 일시적으로 발생하고 호전되기도 하지만 잠들기 어렵거나 자다가 자주 깨거나 아침에 일찍 깨는 등의 증상이 3개월 이상 지속되는 만성 불면 장애로 발전하기도 합니다. 일시적인 불면증이 만성 불면 장애로 가지 않도록 하기 위해서는 잠을 못 자게 하는 원인을 파악해 제거하고 불면증의 원인이 되는 수면장애를 감별진단하는 것이 중요합니다. 만약 이를 고려하지 않고 무턱대고 수면제만 복용하다 보면 수면제의 효과가 줄어들고 양은 늘어나게 되는 악순환이 발생합니다.

불면증의 원인에는 여러 가지가 있습니다. 그중 가장 대표적인 것이 스트레스, 불안, 우울감 등 정신과적 증상입니다. 집안의 여러 가지 일들, 주변 사람들과의 갈등, 회사 내의 스트레스 등이 가장 흔한 이유가 됩니다. 특히 우울증에서도 불면증이 흔한데요. 우울증에서 흔히 보이는 불면과 관련된 증상은 네 가지입니다. 첫째, 잠이 늦게까지 잘 안 든다. 둘째, 중간에 자주 깬다. 셋째, 꿈이 많아진다. 넷째, 깊은 잠을 잘 자지 못한다.

우울증에서 불면증은 하나의 부가적인 증상으로 보기보다는 핵심 증상으로 볼 필요가 있습니다. 단순히 수면제만 사용하기보다는 적절한 평가를 통해 우울증 자체를 같이 치료하는 것이 필요합니다. 이를 위해 항우울제와 항불안제를 같이 처방받는 경우도 흔합니다. 또한 신체질환으로 인해 일상 활동을 제대로 못 하게 되는 상황도 불면증의 원인이 됩니다. 신체를 잘 움직이지 못하는 질환이나 통증과 같은 증상들 또한 불면증을 일으킵니다.

불면증에는 어떤 것들이 있는가

불면증을 일으키는 수면장애들이 있습니다. 대표적으로 일주기 리듬 수면 각성 장애라는 다소 어려운 명칭의 수면장애입니다. 쉽게 설명하면 낮과 밤이 바뀌어 있는 것을 말합니다. 예를 들면 우울증 환자는 잠이 늦게 들고 기상도 늦어지게 마련입니다. 그러다 보면 수면-각성 주기가 지연되어(뒤처진 수면위상형) 잠을 잘 들지 못한다고 생각하게 됩니다. 반대로 어르신들의 경우 일찍 잠자리에 누워서 잠을 청하면 새벽에 잠이 일찍 깬 수면-각성 주기가 앞으로 당겨지게 됩니다(앞당겨진 수면위상형). 이를 새벽에 일찍 깨는 불면증으로 오인합니다. 이 상황을 단순 불면증으로 오인하면 수면제를 복용해도 효과가 잘 나타나지 않습니다. 광치료나 멜라토닌을 이용하여 수면-각성 주기를 당겨주거나 늦춰주는 것이 더 효과적입니다.

폐쇄성 수면무호흡증은 잠을 자는 동안 호흡이 멈추거나 얕아지거나 코골이하는 등을 주 증상으로 하는 질환입니다. 잠은 쉽게 들지만 중간에 자주 깨고 낮에 졸리는 것이 특징입니다. 잠을 자는 동안 기도가 폐쇄되면서 산소포화도가 저하되고 쉽게 각성되어 자주 깨다 보니 숙면하지 못하고 낮에 졸린 증상이 발생하여 사고 위험성이 높아지기도 합니다. 진단을 위해서는 수면다원검사가 필수이며 무호흡이나 저호흡이 시간당 몇 회 있었는지에 따라 수술적 요법도 필요합니다. 그리고 구강 내 장치, 지속적 상기도 양압기CPAP 등으로 치료합니다. 폐쇄성 수면무호흡증은 잠은 일찍 들지만 중간에 자주 깨기 때문에 불면증으로 오인되는 경우가 흔합니다. 벤조디아제핀 계열 수면제는 호흡근의 긴장을 약화시켜 무호흡이 더 악화될 수 있습니다. 따라서 수면제를 사용할 때 꼭 주의해야 합니다.

하지불안증후군은 다리의 불편하고 불쾌한 느낌으로 다리를 움직이고 싶은 충동이 생겨 잠을 잘 이루지 못하는 질환입니다. 주로 밤에 나타나며 낮 동안에도 누워 있거나 쉴 경우에 발생할 수 있습니다. 주기성 사지운동장애는 자는 동안 다리를 툭 터는 행동이 반복되는 질환으로 자다가 자주 깨는 증상이 특징입니다. 두 질환은 유전적 요인, 철분 대사 과정 이상, 도파민 기능이상 등이 원인으로 알려졌습니다. 도파민 농도를 저하시킬 수 있는 항정신병약물이나 항우울제, 철분 결핍을 일으킬 수 있는 빈혈, 출혈, 임신, 출산, 만성 신부전 등도 원인이 될 수 있습니다. 파킨슨병에 사용하는 약물인 도파민 효현제를 사용할 경우 증상이 호전되며, 철 결핍이 원인일 때는 철분을 보충해주면 증상이 나아지기도 합니다. 하지불안증후군은 잠이 잘 들지 못하는 경우가 흔합니다. 수면제 사용만으로 다리 불편감이 사라지지 않는 경우도 많아 수면제 용량이 늘어나는 요인이 되기도 합니다. 적절한 진단과 평가를 시행하는 것이 좋습니다.

램수면 행동 장애는 싸우거나 쫓기거나 공격당하는 등 꿈을 꾸면서 하는 행동을 그대로 하는 것입니다. 그러다가 침대에서 떨어지거나 벽을 치면서 다치게 되는 질환입니다. 램수면에는 근육 긴장도가 소실되어 움직이지 않는 것이 정상입니다. 그런데 램수면 행동 장애는 램수면 동안 소실돼야 할 근육 긴장도가 유지되면서 꿈 내용과 관련된 행동을 그대로 하는 것입니다. 파킨슨병이나 루이소체 치매와 같은 질환과 동반될 수 있어 수면다원검사를 통해 질환을 확인하는 것이 중요합니다.

기면병은 낮 동안의 졸린 증상을 주로 호소하며 병원을 찾습니다. 웃거나 울다가 힘이 빠지는 증상인 탈력발작, 가위눌림. 밤에 잠을 잘 자지 못하는 증상이 부가적으로 발생할 수 있습니다. 수면다원검사와 함께 주간에 수면잠복기반복검사를 시행해 진단합니다. 낮 동안 졸리는 증상은 각성제를 사용하고 탈력발작은 항우울제로 조절합니다. 무엇보다 가장 중요한 것은 틈틈이 휴식을 취해주는 것입니다.

수면제 없이 치료해보자

불면증 치료를 위해서는 인지행동치료를 가장 우선으로 하는 것이 좋습니다. 인지행동치료는 수면과 관련된 잘못된 믿음이나 생각 그리고 규칙적인 수면 습관을 망치는 행동 등을 교정하는 치료입니다. 일반적으로 정상 수면과 수면위생에 대한 교육, 자극 조절법, 수면 제한법, 이완 요법, 인지치료cognitive therapy 등으로 구성되어 있습니다.

수면위생 교육

건강한 수면 습관을 만들기 위해 시행하는 치료입니다. 수면위생의 십계명이라는 명칭으로 널리 활용되고 있습니다. 다만 불면증으로 고생하는 많은 분이 이미 이 지침들을 접하고 실제 생활에 적용해보고 있지만 생각만큼 효과가 그리 크다고 느끼지는 못합니다. 또한 강박적으로 수면위생을 지키려고 하다가 되레 과도한 불안과 각성이 발생하면서 불면 증상이 악화되는 경우도 있습니다.

① 다음날 피곤하지 않을 정도만 주무십시오. 잠자리에 누워 있는 시간을 줄이면 수면의 질이 높아질 수 있으나 잠자리에 누워 있는 시간이 너무 길면 잠이 얕아지고 자주 깨게 됩니다.
② 아침에 규칙적인 시간에 일어나는 것이 중요합니다. 이는 밤에 잠드는 시간을 규칙적으로 만드는 데 매우 중요합니다.
③ 매일 적당량의 운동을 지속하는 것은 잠을 잘 자는 데 도움이 됩니다. 그러나 어쩌다 한 번 운동을 열심히 했다고 해서 잠을

자는 데 도움이 되지는 않습니다.

④ 자는 동안 심한 소음은 잠을 방해하기 때문에 조용한 환경을 만드는 것이 좋습니다.

⑤ 침실이 너무 더우면 잠을 방해합니다. 너무 추운 경우에도 마찬가지입니다. 침실이 덥거나 춥지 않도록 온도를 유지하십시오.

⑥ 배가 고프면 잠에 방해가 됩니다. 우유나 스낵과 같은 간단한 음식을 드시는 것이 도움이 됩니다.

⑦ 일시적인 수면제는 도움이 되지만 장기적인 수면제 사용은 피하는 것이 좋습니다.

⑧ 저녁에 카페인이 들어간 음료를 마시는 것은 잠을 방해합니다.

⑨ 술은 잠을 빠르게 들게는 하지만 중간에 자주 깨도록 만듭니다.

⑩ 잠에 들기 위해 너무 애쓰지 마십시오. 잠이 오지 않고 긴장이 되고 힘들 때는 차라리 너무 환하지 않게 불을 켜고 독서를 하거나 음악을 듣는 것이 수면에 도움이 됩니다.

수면제한법

수면효율은 누워 있는 시간 대비 실제 잔 시간을 말합니다. 수면효율을 높이기 위해서는 누워 있는 시간을 줄이면 됩니다. 수면효율이 높아지면 잠을 잘 자는 것으로 인식하게 되는데 이러한 원리를 이용한 치료법입니다. 누워 있는 시간 대비 실제 잔 시간의 비율이 85%가 될 때까지 밤에 누워 있는 시간을 15분 또는 30분씩 줄여나가며 수면 효율이 증가함에 따라 환자의 주관적인 증상이 개선되는지를 본인이 확인하도록 돕습니다.

① 자신이 원하는 기상 시간을 정하십시오.

② 몇 시간 정도 자면 만족할지를 생각해 보십시오.

③ 이를 바탕으로 취침 시간을 정하십시오.

④ 수면 효율이 85% 이하라면 잠자리에 누워 있는 시간을 15분씩 줄이십시오.

⑤ 수면 효율이 90% 이상에 도달하면 잠자리에 누워 있는 시간을 15분씩 늘리십시오.

자극조절법

잠자리는 잠을 자는 공간으로 활용하고 수면을 방해하는 여타 활동들은 잠자리 이외의 공간에서 함으로써 잠자리와 수면을 연결시키는 것을 목표로 하는 치료법입니다.

① 졸릴 때만 잠자리에 누우십시오.

② 잠이 오지 않으면 10분 내지는 15분 정도 후에 다시 일어나십시오.

③ 거실에 앉아서 스탠드만 켜 놓고 책을 읽거나 TV를 보거나 음악을 듣거나 하십시오.

④ 졸리면 다시 잠자리로 들어가서 잠을 청하십시오.

⑤ ②-④의 과정을 반복하십시오.

⑥ 기상 시간을 일정하게 유지하십시오.

⑦ 잠자리는 잠을 자는 용도로만 사용하십시오.

⑧ 낮잠은 피하는 것이 좋습니다. 정 졸린다면 30분 이내로만 주무십시오.

이완요법

복식호흡, 점진적 근육이완법 등 신체의 근육을 이완시키면서 잠을 잘 잘 수 있는 상태를 만들어주는 치료법입니다. 불면증이 지속된 긴장 상태를 유발하기 때문에 이완훈련을 통해서 긴장을 낮춰주는 것이 치료의 핵심입니다. 복식호흡은 다음의 지침을 활용합니다.

① 편안한 자세로 눕거나 앉아서 두 눈을 감으십시오.
② 왼쪽 손은 배 위에, 오른쪽 손은 가슴에 올려놓으십시오.
③ 약 5초간 코로 천천히 가능한 한 깊게 숨을 들이쉬면서 배를 최대한 내미십시오.
④ 배가 부풀어 오르는 것을 느끼면서 숨을 들이마시되 가슴이 움직이지 않도록 하십시오.
⑤ 숨을 최대한 들이마신 상태에서 1초 정도 숨을 멈춥니다.
⑥ 약 5초간 천천히 숨을 끝까지 내쉽니다.
⑦ 한 번 시행 시 5분간 하루 중에 자주 시행하시기 바랍니다.

인지치료

잠에 대한 잘못된 믿음이 심할수록 잠을 잘 자지 못하는 것에 대해 걱정하고 불안하게 만들기 때문에 잘못된 믿음의 자동화 사고를 점검하고 교정하는 치료입니다. 잠에 대해 강박적으로 집착하고 몰두할수록 잠을 잘 잘 확률은 낮아집니다. 수면에 대한 역기능적인 사고의 예는 다음과 같습니다.

① 하루에 8시간은 자야 한다.

② 부족한 잠은 어떻게든 보충해야 한다.

③ 잠을 잘 자지 못하면 건강을 해칠까 걱정된다.

④ 잠을 잘 자지 못하면 이튿날 생활을 망치게 될 것이다.

⑤ 잠을 영영 통제하지 못하게 될 것이다.

부정적인 정서 반응과 부적응적인 수면 습관은 다음과 같습니다.

① 수면에 대해 지나치게 걱정하고 집착한다.

② 잘 시간이거나 침대에 누우면 오히려 각성이 된다.

③ 잠이 오지 않는데도 미리 누워서 자려고 애쓴다.

이러한 인지행동치료를 두 문구로 정리한다면 규칙적인 수면 습관을 지녀야 한다는 것과 잠에 집착하지 말 것으로 설명할 수 있습니다. 먼저 규칙적인 수면 습관이란 것이 무엇일까요? 첫째, 아침에 정해진 시간에 맞춰 기상해야 합니다. 우리 몸속에는 신체리듬을 조절하는 시계가 있습니다. 잠을 자고 일어나고 배가 고파지고 체온이 오르고 떨어지는 것 모두 이 시계가 조절합니다. 그런데 이 시계는 24시간이 아니라 24.2~24.4시간으로 맞춰져 있습니다. 다시 말해 아침에 규칙적으로 일어나지 않는다면 아침 기상 시간이 계속 밀려서 점점 더 늦게 일어나게 된다는 뜻입니다. 그러다 보면 늦게 일어나서 한낮에 아침을 먹고 저녁에 점심을 먹게 되며, 자연스럽게 야간에 저녁을 먹게 되면서 야식증후군이 발생합니다.

야식증후군은 하루의 대부분 칼로리를 야간에 채우는 증후군으로 체중이 급격히 늘고 심장병, 고혈압, 당뇨병 등의 위험이 증가합니다. 따라서 아침 기상 시간을 정해서 항상 그 시간에는 일어나도록 해야 수면각성 주기가 밀리지 않아 규칙적인 수면 습관을 갖는 첫 번째 조건이 갖춰집니다.

둘째, 일어나는 시간을 기준으로 7시간 전에 잠자리에 드는 것입니다. 성인 하루 평균 수면 시간은 7시간이 적절합니다. 하루 24시간 중 7시간을 잔다고 하면 나머지 17시간의 시간이 남습니다. 17시간의 활동을 해야 7시간의 잠을 잘 수 있게 됩니다. 잠이 에너지 충전의 기능을 한다고 하면 낮 동안 17시간의 활동을 충분히 하고 7시간의 충전을 하는 것입니다. 즉 17시간의 활동이 충분하지 않으면 잠을 잘 잘 수 없다는 의미이기도 합니다. 매일 아침 6시 기상한다면 저녁 11시 정도에 잠들면 됩니다.

셋째, 운동과 식사를 제때 하는 것입니다. 자기 전 격렬한 운동은 수면을 방해하므로 가급적 오전이나 이른 오후 시간에 운동하는 게 좋습니다. 식사를 일정하게 챙기는 것도 생활 습관을 규칙적으로 하기 위해 중요한 일입니다. 부족한 잠을 낮잠으로 보충하는 건 어떨까요? 낮잠을 자는 것은 어제 못 잔 잠을 보충하는 것이기도 하지만 오늘 저녁에 내가 잘 잠을 미리 가불하는 것이기도 합니다. 어제 저녁을 못 먹었다고 해서 오늘 점심을 두 번 먹지는 않습니다. 과도한 보충은 오늘 저녁에 잠을 못 자게 하는 원인이기도 합니다. 따라서 30분 이내로만 낮잠을 자는 게 좋습니다.

'나는 낮에 잠을 안 자고 누워만 있었는데? 그래도 잠을 잔 것인가?'라고 의문이 들 수 있습니다. 식사 전에 군것질을 많이 하면 밥맛이 떨어집니다. 라면을 끓여 먹어도 밥을 먹었다고 표현하는데요. 사실은 밥을 먹은 것이 아니라 라면으로 때운 것에 가깝습니다.

우리는 쉬기 위해서 잠을 자는 것인데 계속 누워 있었다면 몸이 쉬긴 한 것입니다. 따라서 잠이 오지 않을 때 누워 있는 것은 잠을 자는 것과 비슷하기 때문에 가급적 낮 동안에는 누워 있지 않는 것이 좋습니다. 좀 더 정확하게는 17시간 동안 활동을 해야 7시간의 잠을 잘 수 있습니다. 비유하자면 우리는 돈을 받고 일하는 게 아니라 일을 하고 돈을 받습니다. 7시간의 잠이 17시간의 활동을 보증해주지는 않지만 17시간의 활동은 7시간의 잠을 보증해줄 확률이 좀 더 높습니다. 특히 누워 있는 시간이 많으면 생각이 많아집니다. 그럴 때는 되려 일어나서 움직이는 것이 낫습니다. 심한 스트레스를 겪고 기분이 우울할 때도 머릿속에는 온갖 생각이 떠오릅니다. '머릿속 TV'를 꺼야 합니다. 공포영화는 무섭지만 재미있으니까 자꾸 봅니다. 머릿속에 상영되는 나만의 영화가 부정적임에도 불구하고 내가 견딜 수 있는 수준이니까 자꾸 틀어놓고 보는 것입니다. 부정적인 내용의 머릿속 TV부터 꺼야 합니다. 그리고 복식호흡을 통해 머릿속 생각보다는 호흡에 집중하는 것도 하나의 방법입니다. 숨을 천천히 5초간 들이쉬고 5초간 내쉬면서 호흡을 고르고 호흡에 집중하는 것이 좋습니다.

잠에 집착하지 않는 것 역시 불면증을 해결하는 데 매우 중요합니다. 잠은 우리 건강을 지키기 위해 매우 중요한 요소입니다. 그런데 잠은 정말 우리 인생에 중요한 것일까요? 잠이 정말로 중요하다면 직장 동료들과 새벽까지 회식하는 것은 절대 금지해야 할 것입니다. 잠이 정말로 중요하다면 새벽의 갑작스러운 친척의 부고에도 장례식장으로 뛰어가는 일이 없어야 하며 다음 날 해야 할 프레젠테이션 준비가 덜 됐어도 야간작업을 하면 안 됩니다. 잠을 무조건 잘 자야 한다면 고등학생들이 잠을 줄여가며 공부하는 것을 무조건 말려야 합니다. 일종의 역설이죠.

잠을 잘 자는 것도 중요하지만 우리 인생에는 더 중요한 일들도 많이 있습니다. 인생의 더 중요한 일을 위해 잠을 살짝 뒤로 미뤄두기도 하는 것입니다. 수험생에게 무조건 1등 해야 한다고 닦달하면 극심한 부담감 때문에 오히려 시험을 망칠 수도 있고, 운동선수에게 무조건 금메달 따야 한다고 강요하면 오히려 경기를 망치게 될 것입니다. 잠에 집착하면 잠을 못 잔다는 불안감에 더 잠을 이루기 어렵게 됩니다. 암 환자는 잠을 잘 자지 못하면 면역기능이 저하돼 병이 악화될 수 있다는 믿음을 갖고 있습니다. 그래서 내가 잠을 잘 자지 못하면 병이 악화될까 봐 걱정돼 되레 더 잠을 못 자게 됩니다. 설령 그게 맞는 말이라 하더라도 잠을 안 자도 전혀 문제 될 것이 없다고 생각해서 부담감이 줄어들어 잠을 잘 잘 수 있게 된다면 그게 더 좋은 일이지 않을까요? 이 또한 일종의 역설입니다. 잠에 집착하는 것은 불면증을 악화시킵니다.

수면제를 제대로 사용하자

수면제는 잠을 잘 자게 하기 위해 만들어진 약입니다. 수면제와 수면유도제를 구분하는 경우도 있는데요. 사실 이 둘을 구분하는 것은 크게 의미가 없습니다. 오히려 '수면제' 혹은 '수면유도제'로 분류하는 방식이 제각기 다르기 때문에 이 두 용어를 사용해 정보를 교환하면 혼란만 가중됩니다. 단지 수면제로 활용되는 여러 가지 기전의 약들이 있을 뿐입니다.

수면제로 활용되는 약물은 일반적으로 벤조디아제핀, Z-수면제, 항히스타민 기전 수면제, 멜라토닌 수면제 등으로 크게 나눌 수 있습니다. 각 약물의 사용법은 전문가와의 상의가 필요하지만 일반적으로 벤조디아제핀과 Z-수면제는 잠이 잘 들지 않는 경우에 좀 더 자주 사용됩니다. 항히스타민 기전 수면제와 멜라토닌 수면제는 중간에 자주 깰 때 좀 더 자주 사용됩니다.

많은 사람이 수면제에 대해 부정적인 생각을 가지고 있습니다. 그런데 모든 약은 만들어진 이유가 있습니다. 혈압약이 혈압 조절을 위해서 개발된 것처럼 수면제는 잠을 잘 자게 하기 위해 개발된 약입니다. 수면제는 위험한 것일까요? 모든 약은 제대로 사용하면 안전하고 제대로 사용하지 않으면 위험합니다. 혈압약이나 두통약 역시 제대로 사용해야 안전한 약이지 제대로 사용하지 않으면 치명적인 결과를 가져올 수 있는 약들입니다. 즉 수면제가 안전하냐 아니냐의 논의 이전에 수면제를 제대로 사용했느냐가 더 중요한 문제입니다.

그렇다면 수면제는 어떻게 사용해야 할까요? 수면제를 제대로 사용하는 방법은 네 가지입니다. 첫째, 수면제가 필요한지 상황인지 아닌지를 아는 것입니다. 앞서 이야기한 규칙적인 수면 습관을 갖추고 낮 동안에도 열심히 활동했음에도 불구하고 잠이 잘 안 들거나 중간에 자주 깬다면 이는 수면제가 필요한 상황일 가능성이 큽니다.

둘째, 잠들기가 어려울 때와 중간에 자주 깰 때를 구분하는 것입니다. 많은 환자가 병원에 가서 잠들기가 어렵거나 중간에 자주 깨는 것을 구분하지 않고 그냥 "잠을 잘 자지 못합니다."라고 얘기를 합니다. 수면제로 사용되는 약들에는 입면을 도와주는 약이 있고 유지를 도와주는 약이 있습니다. 즉 증상에 따라서 약을 구분해서 사용할 필요가 있습니다. 이를 위해서는 환자 스스로도 증상을 파악해 두는 것이 좋습니다.

셋째, 수면제를 복용하는 시간을 정확하게 아는 것입니다. 수면제는 자고 싶은 시간에 먹는 약이 아닙니다. 잠이 올 무렵에 먹어야 하는 약입니다. 많은 사람이 수면제는 잠들기 30분 전에 복용하는 것으로 알고 있습니다. 하지만 신체 리듬상 17시간의 활동을 하고 7시간의 잠을 잔다고 하면 수면제는 내가 자고 싶은 시간이 아니라 아침에 일어나기 7시간 전 잠이 올 무렵에 복용해야 하는 것입니다. 내가 9시부터 자고 싶다고 9시에 약을 먹는다고 하더라도 17시간의 활동이 이뤄지지 않았다면 아직 잠이 올 시간이 아닌 때에 약을 먹게 되는 것입니다. 수면제 먹고 3시간 걸린다고 표현하는데 수면제를 3시간 전에 먹는 게 되는 것입니다. 수면제는 '자기 30분 전'보다는 '아침 기상 시간 7시간 전'에 복용하는 것이 좋습니다.

수면제는 일찍 먹으면 안 될까요? 수면제를 일찍 먹고 일찍 자려면 이미 그전에 일찍 일어나는 습관이 있어야 합니다. 7시간짜리 도토리묵이 있다고 해볼까요? 7시간짜리 도토리묵을 9시부터 7시까지 10시간에 걸쳐 먹는다고 해서 도토리묵의 양이 늘어나지 않습니다. 오히려 찔끔찔끔 먹어야 하죠. 즉 수월하게 일찍 자려면 이미 일찍 일어나는 것이 일상화되어 있어야 합니다. 그렇지 않은 상태에서 갑자기 일찍 자려고 하면 잠이 되려 들지 않습니다. 수면제를 먹고도 2~3시간 걸리는 것이 아니라 수면제를 2~3시간 일찍 먹은 게 되는 것입니다. 그러니까 수면제 먹고 효과가 한참 걸리는 것이 아니라 잠이 올 때가 아직 안 되었는데 수면제를 복용한 것입니다.

마지막으로 '잠에 대한 집착을 버리는 것'입니다. 수면제를 쓰는 이유는 잠을 자기 위해서입니다. 즉 잠을 자려는 욕심을 줄인다면 수면제를 쓰는 빈도도 줄일 수 있다는 뜻입니다. 수면제를 안 먹는 가장 좋은 방법은 잠을 자지 않는 것입니다. 잠을 자지 않으면 수면제가 필요하지 않습니다. 그런데 내가 밤새도록 누워서 잠을 자지 않았다면 누워 있었기 때문에 어느 정도 휴식은 취한 것입니다. 밤새도록 깨서 움직였다면 그다음 날 잠을 잘 잘 가능성은 훨씬 커집니다. 수면제를 줄이기 위해서는 잠에 대한 집착을 버려야 합니다. 잠은 내 인생의 구원자도 아니고 내 질병의 치료제는 더더욱 아닙니다. 잠은 중요하지만 잠은 잠일 뿐입니다.

수면제를 사용할 때는 그 부작용들에 대해 잘 알고 주의해야 합니다. 가장 주의해야 할 점은 섬망과 낙상입니다. 수면제는 기본적으로 잠을 유도하는 약이기 때문에 그 용량이 과하거나 약이 잘 맞지 않는 경우에는 섬망이 발생할 수 있고 낙상으로 이어지기도 합니다. 특히 약의 용량이 늘어날수록 더 잘 발생합니다. 용량이 늘지 않도록 하기 위해서는 앞서 설명한 수면제를 잘 사용하는 법을 잘 숙지해야 합니다. 졸피뎀으로 대표되는 Z-수면제는 용량이 늘어나면 야간에 자다가 일어나서 무언가를 먹고 다시 자는데도 밤 동안의 일이 기억이 나질 않는 수면 관련 식이장애 현상이 발생할 수 있습니다. 따라서 수면제를 사용하는 동안에는 야간의 이상 행동이 발생하지 않는지를 확인할 필요가 있습니다.

또한 주의해야 할 점은 수면제에 대한 중독, 의존, 내성 등입니다. 수면제에 대한 인식이 좋지 않은 이유가 이것 때문입니다. 다만 중독, 의존, 내성 등의 용어를 정확하게 구분할 필요가 있습니다. 중독은 보통 과다한 용량이 투여될 경우에 사용되는 용어이며 의존은 해당 약물을 끊었을 때 초조, 불안 등 금단증상이 발생할 때 사용합니다. 내성은 약물 용량을 늘려도 효과가 늘어나지 않는 경우입니다. 이 의미를 되짚어본다면 수면제를 한 번에 과도하게 사용하는 것은 수면제 중독이라 할 수 있습니다. 따라서 한 번에 과도한 양을 사용하지 않아야 합니다.

수면제를 사용하다가 수면제를 중단했을 때 마치 마약을 끊었을 때처럼 벌벌 떨고 불안감이나 초조감이 나타난다면 의존에 해당합니다. 그러나 실제로 이런 의존 현상은 그렇게 흔하지는 않습니다. 일반적으로 '수면제를 사용하면 잠을 자는데 수면제를 중단하면 잠을 못 잔다.'라는 것을 의존이라는 용어로 표현합니다. 그렇다면 '혈압약을 사용하면 혈압이 조절되는데, 혈압약을 중단하면 혈압 조절이 안 되는 것'도 혈압약 의존이라 표현해야 합니다. 따라서 수면제를 사용해야 잠을 잘 수 있는 질병으로서의 상태와 수면제를 중단했을 때 불안, 초조감 등 금단증상이 발생하는 의존상태를 명확하게 구분해야 합니다.

수면제를 계속 복용하면 내성이 생기지 않느냐는 질문도 많이 받습니다. 맛있는 고기도 매일 먹으면 지겹고 좋아하는 사람도 매일매일 보면 흥미가 떨어집니다. 내성은 우리 신체에 기본적으로 내재된 현상입니다. 다만 일부 환자의 경우 불안장애나 우울감을 잠을 통해 해결하려는 모습을 보이는 경우가 있습니다. 수면제는 항불안제나 항우울제가 아니기 때문에 수면제를 남용하는 현상이 발생하여 내성이 생길 수 있습니다. 따라서 기저에 깔린 감정 상태에 대해 전문가와 상의하는 것이 필요합니다.

기억력 저하와 관련된 부작용도 주의해야 합니다. 수면제 자체가 기억력을 떨어뜨리는 것은 일정 부분 맞는 말입니다. 잠을 자고 싶은 욕심이 커지면 수면제 용량이 늘어나고 그러면 기억력 저하 문제는 더욱 커집니다. 수면제의 기억력 저하 부작용을 줄이기 위해서는 용량을 줄여야 하고 용량을 줄이기 위해서는 잠에 대한 욕심을 줄여야 합니다.

수면제가 치매를 유발하는가 하는 문제도 관심 있는 주제입니다. 사실 이 주제는 아직 명확하게 결론이 나지는 않았으나 득과 실을 따져야 할 문제에 가깝습니다. 지금까지의 연구결과는 잠을 잘 자지 못하는 것도 치매의 위험인자로 알려져 있고 수면제를 사용하는 것도 치매를 유발할 수 있다고 합니다. 일부에서는 잠을 많이 자는 것도 치매를 유발한다는 보고까지 있습니다. 수면제를 쓰지 않고 잠을 못 자는 것이 나은가, 수면제를 쓰더라도 잘 자는 것이 나은가, 즉 득실을 따질 문제입니다.

수면제는 꼭 수면 전문가에게서 처방받아야 하는 것일까요? 꼭 그런 것은 아닙니다. 쉽게 조절되는 대다수의 환자들은 1차 진료 현장에서 충분히 도움받을 수 있습니다. 다만 쉽게 해결되지 않는 심한 불면증 환자들은 좀 더 전문적인 치료를 받아야 합니다. 수면 전문가의 적절한 평가, 치료, 그리고 정신건강의학과 전문의의 우울증과 불안증을 포함한 정신과적 질환에 대한 평가와 대처가 필요합니다.

에디슨이 전구를 발명한 이래로 우리의 수면시간은 계속 줄어들었습니다. 우리는 잠을 덜 자는 대신 일하고 공부하고 사람들과 함께하는 시간을 더 늘려왔습니다. 어쩌면 잠은 세상의 발전을 위해 희생된 부분이 있습니다. 또한 나이가 들면서 수면시간이 줄어들고 불면증이 생기는 것도 일종의 자연스러운 생리적 현상일 수 있습니다.

결국 불면증은 매우 불편한 증상이기는 하나 사회의 발전과 노화가 진행됨에 따라 어쩔 수 없는 부분일지도 모릅니다. 정말 잠을 못자는 것 때문에 불편하고 고통스럽다면 적절한 진단과 치료를 받고 경우에 따라서는 수면제 복용도 필요합니다. 절대적인 수면시간이 부족한가 아닌가에 얽매이기보다는 그 수면을 희생하는 대신 어떤 도움이 있었는지를 같이 따져볼 필요도 있습니다. 또한 수면제가 약인가 독인가를 따지기보다 정말 수면제가 필요한 상황인지를 전문가의 도움을 얻어 평가하고 꼭 필요한 상황이라면 적절하게 잘사용하는 것이 더 중요한 문제일 것입니다. 결국 우리는 잠을 잘 자는 것이 목표이고 달성할 수 있을 것이기 때문입니다.

4장

운동

: 근육은 단련할 수 있다

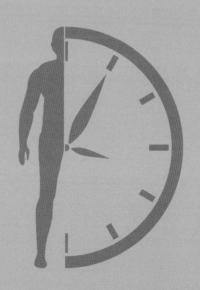

안지현

강북삼성병원 정형외과 교수

서울대학교 의과대학을 졸업했다. 현재 성균관대학교 강북삼성병원 정형외과 교수로 근무하고 있다. 주로 무릎 질환을 담당하고 있으며 골관절염에 대한 인공관절 치환술 등의 수술적 치료와 스포츠 손상에 대한 전방십자인대 재건술 등의 관절경 수술을 하고 있다. 또한 무릎 관절 손상에 대한 사체연구 등의 기초연구도 주력하는 활동 분야이다. 관련 학회로는 대한정형외과학회, 대한슬관절학회, 대한정형외과스포츠학회, 관절경학회 등에서 주로 활동하고 있다.

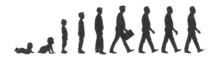

몸의 노화는 불가피한 현실입니다. 그러나 우리는 나이를 먹어도 좋아질 수 있는 두 가지 선물을 받았습니다. 바로 뇌의 가속성과 근력입니다. 우리는 이 두 가지를 효과적으로 관리하면서 노화를 예방할 수 있습니다.

특히 근력 운동은 면역력을 높이고 젊음을 유지하는 데 매우 효과적입니다. 근육은 우리 몸의 대표적인 면역기관 중 하나입니다. 근육이 강해지면 면역세포의 활동이 증가해 면역력을 높일 수 있습니다. 또한 근육은 노화로 인해 줄어들기 쉬운 대사율의 주요 원인 중 하나이기도 합니다. 따라서 근력 운동은 근육을 저금하고 건강한 노년을 위한 중요한 투자라고 할 수 있습니다.

그러나 우리는 편하게 살고자 하는 경향이 있습니다. 우리가 무의식적으로 선택하는 행동들은 가속 노화를 촉진할 수 있습니다. 예를 들어 계단 대신 엘리베이터를 타거나 걷는 대신 자동차를 타는 등의 행동들은 당장 편안하지만 신체와 근육을 갉아 먹는 것으로 알려져 있습니다. 안락함을 추구하는 자세는 노화를 가속화시키는 것입니다. 약간의 불편을 감수한다면 노년의 삶을 더 편안하게 만들 수 있습니다.

우리는 근육을 중요한 자산으로 여기고 근력 운동을 통해 건강한 노년을 위한 투자를 해야 합니다. 또한 근력 운동을 할 때는 적절한 장비와 방법을 사용해 부상을 예방해야 합니다. 그리고 일상생활에서 불편을 감수하면서 더욱 활발하게 움직이는 습관을 만들어야 합니다.

근력 운동만으로 노화를 예방할 수 있는 것은 아닙니다. 노화는 우리 몸의 여러 부분에 영향을 미칩니다. 노화로 인해 우리 몸의 유연성이 저하되고 뼈 밀도가 감소하고 근육량이 감소합니다. 따라서 우리는 이러한 측면에서도 노화를 예방하는 데 중점을 둬야 합니다.

유연성을 유지하기 위해서는 스트레칭이 필수적입니다. 일상생활에서 스트레칭을 하거나 요가를 하면서 유연성을 유지할 수 있습니다. 뼈 밀도를 유지하기 위해서는 칼슘과 비타민 D를 충분히 섭취하고 유산소 운동을 하는 것이 좋습니다. 유산소 운동은 뼈 밀도를 유지하는 데 매우 효과적입니다. 또한 근육량을 유지하기 위해서는 단백질 섭취와 근력 운동이 필요합니다.

마지막으로 노화를 예방하기 위해서는 건강한 식습관과 충분한 수면이 필요합니다. 노화는 우리 몸의 대사 속도를 떨어뜨립니다. 이러한 상황에서 건강하지 않은 식습관을 유지하면 더욱 빨리 노화가 진행될 수 있습니다. 따라서 적절한 식습관과 수면 패턴을 유지하는 것이 중요합니다.

50대를 지나 60대 이후의 노령기에 들어서면 청년기와 비교해 여러 방면에서 신체·운동능력의 감소를 실감하게 됩니다. 복부, 옆구리, 등 근육 등의 코어 근육을 포함해 상하지 근력이 감소하게 되고 순발력과 지구력도 동시에 떨어져서 젊은 시절에 큰 무리 없이 가능했던 운동이 힘들어지고 아예 운동 시도도 피하게 됩니다. 특히 근력 감소는 폐경기를 거치게 되는 여성 노년층에서 더욱 빠르고 심하게 나타납니다. 특히 노년층의 뼈는 여성에서 폐경기를 거치며 무기질 함량이 줄어들면서 약해지기 쉽고 근력과 순발력이 떨어지며 넘어지는 등 사고 노출 위험도는 증가하여 일상생활 중에 고관절, 척추, 손목 등의 골절 위험성도 증가하게 됩니다.

누구나 30대 이후에는 노령화가 진행됩니다. 근골격계도 이러한 노화 현상을 피할 수 없습니다. 특히 쉽게 외부에 노출되는 부위다 보니 근골격계의 노화 현상은 쉽게 인지할 수 있습니다. 근육 내 지방층은 증가하고 근육 횡단 면적은 줄어드는 현상에 의해 나타나는 근육량 감소는 관절을 움직이는 근력 저하와 큰 힘을 순간적으로 사용하는 능력인 순발력의 감소로 나타나게 됩니다. 이를 근감소증 sarcopenia이란 질병군이라고 합니다.

전반적인 근력의 감소는 필연적으로 순발력의 저하로 이어지며 일상적인 생활인 달리기, 점프하기, 무거운 물건 들기, 계단 오르내리기 등의 행동을 제한하게 됩니다. 이러한 일상생활에서 어려움을 느끼다 보면 점점 순발력이 필요한 활동 참여를 꺼리게 되고 해당 근육의 사용 빈도가 감소하게 되면 근력은 더 감소하는 악순환에 빠지게 됩니다. 하지만 50~60대 이후에도 평소 꾸준한 근력 강화 운동을 위해 규칙적으로 노력한다면 과연 어떤 변화가 올 수 있을까요? 외래에서도 평소 규칙적인 근력 운동을 하는 환자들이 관절염이 발생하더라도 느끼는 통증의 강도가 약하고 회복 속도도 빠르다는 것을 쉽게 확인할 수 있습니다.

노년기에 젊음을 유지하고 되찾기 위한 운동 방법은 20~30대 청년기에 시행하는 운동법과는 분명 차이가 있습니다. 청년기보다는 근력과 순발력이 떨어진다는 점은 싫지만 인정할 수밖에 없는 현실입니다. 그러다 보니 20~30대와 같은 강도와 횟수로 운동을 시행한다면 근육통 등으로 쉽게 운동을 포기할 수도 있습니다. 따라서 50~60대 이후에는 근력 운동 전 부상 방지를 위한 스트레칭을 더욱 철저히 시행해야 하며 근력 강화 운동도 관절 주위 힘줄 등에 부하가 심하지 않은 운동법이 적용돼야 합니다.

노화는 불가피한 현실입니다. 그러나 우리는 근력 운동을 비롯한 적절한 운동, 스트레칭, 영양소 섭취, 충분한 수면, 건강한 식습관 등을 통해 노화를 예방할 수 있습니다. 이러한 습관을 평생 유지하면서 노년의 삶을 건강하고 활발하게 보낼 수 있습니다.

스쿼트로 젊음을 유지하자

노년기에도 청년기 부럽지 않은 젊은 신체 활동을 유지하기 위한 운동법에는 어떤 방법이 있을까요? 올해 환갑을 맞은 신지연 씨는 한 달 전부터 아파트 피트니스 센터에서 근력 강화 운동을 시작했다가 무릎 통증으로 고생하고 있습니다. 약 7년 전에 폐경기를 겪었고 1년 전에 했던 골다공증 검사에서 약물 치료를 시작할 정도로 뼈가 약하지는 않지만 근력 운동을 하라는 의사의 충고를 들었습니다. 그래서 피트니스 센터에서 유튜브 등에서 추천하는 하체 근력 운동을 매일 빠짐없이 시행했습니다.

처음 2주일은 기분도 상쾌하고 근육 피로감은 느껴졌지만 묘한 성취감을 느끼며 왠지 젊음을 되찾을 것 같은 행복한 상상에 빠져 있다가 운동 3주 차부터 무릎에 갑작스러운 통증이 발생했습니다. 처음에는 좀 쉬다 보면 곧 좋아질 것으로 생각하고 지켜봤는데 통증이 점점 심해지더니 급기야 일상생활도 힘들어졌습니다. 특히 계단을 오르내리거나 오래 앉아 있다가 일어날 때는 무릎 앞쪽에 시큰한 통증이 찾아오면서 다리에 힘이 빠지고 주저앉을 듯한 불안감을 느끼게 되었습니다. 이대로 그냥 보고만 있다가는 큰 병으로 악화될까 봐 덜컥 겁이 나서 결국 병원을 찾게 되었습니다.

환자를 진료하다 보면 신지연 씨와 같은 사례를 흔히 접하게 됩니다. 대부분 무릎 관절에 큰 치료가 필요한 질환이 있는 경우는 없습니다. 근력이 약한 상태에서 갑자기 무리하게 시작한 하체 근력 운동에 의한 무릎 주위 힘줄, 근육 통증을 주로 겪습니다. 그렇다면 신지연 씨의 운동법은 무엇이 문제였을까요? 보통 피트니스 센터에서 이루어지는 개인 지도, 이른바 퍼스널 트레이닝PT, personal training이나 유튜브에서 접할 수 있는 하체 근력 운동은 건강하고 젊은 사람들을 대상으로 합니다. 예를 들어 하체 운동의 가장 기본이라고 할 수 있는 스쿼트 운동을 살펴보겠습니다.

이상적인 스쿼트 자세로 좌·우측 발을 어깨너비로 11자로 똑바로 하고 무릎을 구부리고 내려갈 때는 무릎이 앞으로 나오지 않게 주의하라고 알려져 있습니다. 이러한 자세는 동일 시간 동일 횟수의 스쿼트를 시행할 때 그 목적인 대퇴 근력의 강화에 가장 효과적

스쿼트 자세

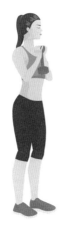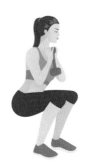

인 방법을 추가해 형성된 것입니다. 분명 이러한 자세가 가장 효율적인 방법이긴 하지만 50~60대 이상에서, 특히 평소 근력 운동을 하지 않거나 무릎 관절염 등이 있는 사람에게는 오히려 무릎 앞쪽으로 심한 통증을 유발할 수 있습니다.

스쿼트는 하체 근력 운동의 가장 기본이며 50~60대 이상에서도 필요하고 가능한 운동입니다. 다만 젊고 근력이 풍부한 사람들을 기준으로 정립된 스쿼트 기본자세를 고집할 필요는 없습니다. 일반적인 스쿼트 자세로 운동 시 무릎 통증이 발생하는 경우에 대안으로 양발을 넓게 벌리고 무릎을 구부리고 내려오는 동작에서 무릎 사이의 거리도 가능한 한 넓게 벌리는 와이드 스쿼트 운동이 좋습니다.

와이드 스쿼트 운동에서는 무릎이 앞으로 나오지 않게 주의하지 않아도 됩니다. 무릎이 나오는 것을 허용하더라도 무릎 사이를 벌리는 것에 집중해서 스쿼트를 시행하면 됩니다. 이 자세의 장점은

와이드 스쿼트 자세

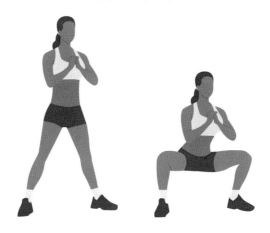

대퇴 사두근 중 가장 크고 강력한 내측 광근을 주로 이용해 스쿼트를 할 수 있어서 기존 스쿼트에서 무릎 통증의 원인이 되었던 대퇴 사두근 중 대퇴 직근에 오는 하중을 줄일 수 있다는 점입니다.

스쿼트 운동으로 무릎 통증을 느끼는 환자들이나 스쿼트를 하고 싶은데 무릎 불편감으로 포기하고 있던 환자들이 찾아올 때가 있습니다. 그들에게 와이드 스쿼트 운동을 소개하고 너무 자세에 집중하기보다는 편한 자세로 횟수를 늘리는 방법으로 교육하면 대부분 하루 100개 이상의 스쿼트를 꾸준히 할 수 있다고 즐거워하는 모습을 쉽게 볼 수 있습니다.

와이드 스쿼트를 할 때도 무릎 앞쪽 통증이 여전히 발생한다면 책상을 양손으로 짚으면서 체중 부하의 일부를 상체 근력에 부담시키는 방법으로 해볼 수 있습니다. 평소에도 무릎 앞쪽 통증이 있는 경우에는 책상에 손을 짚고 와이드 스쿼트를 하면서 내려가는 동작에서는 하체에 하중을 싣고 올라오는 동작에서는 상체의 힘으로 올라오는 방법을 사용할 수 있습니다. 이는 대퇴 사두근에 신장성 수축 운동만 시행하는 방법입니다.

근육 강화를 위해서는 해당 근육에 하중을 주고 수축 운동을 반복시켜야 합니다. 일반적으로는 단축성 수축 운동에 집중합니다. 이는 스쿼트를 할 때 일어나는 동작, 아령을 이용한 이두박근 운동 시 팔꿈치를 굽히며 아령을 들어 올리는 동작입니다. 단축성 수축에서는 해당 근육의 길이가 줄어들면서 근육이 수축하는 주된 근력 형성 방법입니다. 반대로 신장성 수축 운동은 스쿼트 시 내려오는 동작이나 아령 운동 시 팔꿈치를 펴면서 천천히 아령을 내리는 동작입니다. 이 경우 해당 근육은 수축하지만 근육의 길이는 늘어나게 됩니다. 하중을 버티는 동작으로 천천히 시행할수록 근육이 감당한 저항에 높아져 근력 형성에 도움이 됩니다. 이러한 신장성 수축에 집중하여 스쿼트를 시행하면, 즉 내려갈 때는 하체 힘으로, 올라올 때는 상체 힘으로 스쿼트를 시행하면 무릎 통증을 최소화하면서도 대퇴 근력의 향상을 기대할 수 있습니다. 스쿼트 동작이 여전히 부담스럽다면 의자에 앉았다가 일어나는 동작을 반복하는 것도 대퇴부 근력 향상을 위한 좋은 운동법입니다. 이때 내려갈 때는 가능한 한 천천히, 일어설 때는 좀 더 빨리 시행하는 것이 효과적입니다.

등척성 운동으로 근력을 유지하자

운동의 종류를 여러 방법으로 분류할 수 있지만 등척성 운동, 등장성 운동, 등속성 운동 등 세 가지로 분류할 수 있습니다. 이 중 등척성 운동은 근육의 길이가 변하지 않는 상태에서 근력 형성을 기대할 수 있는 운동입니다. 이 운동의 장점은 누구나 쉽고 편하게 할 수 있으며 골절 환자에게도 수술 전부터 시행하는 운동 방법입니다. 50~60대 이상에서 특히 텔레비전을 보거나 독서를 하면서도 할 수 있는 운동법으로 해당 근육 주위에 통증 등의 부담이 거의 없이 할 수 있다는 장점이 있습니다. 물론 근육 길이를 변화시키면서 일정한 부하를 유지하는 등장성 운동에 비해서는 큰 근력 형성을 기대하기는 힘들지만 관절염 등의 기존 질환이 있는 경우나 운동 시작 초기에 큰 도움이 됩니다. 대표적인 운동법으로는 하지 직거상 운동이나 무릎 강화 운동Q-set, Quadriceps setting exercise 등이 있습니다.

하지 직거상 운동은 눕거나 앉은 자세에서 무릎을 완전히 편 채로 다리 전체를 약 30~45도 각도로 들어 올린 채 약 10~15초 정도 정지 상태로 유지하는 운동법입니다. 앉은 자세에 시행하는 하지 직거상 운동이 더 힘들지만 효과는 더 큽니다. Q-set 운동은 역시 눕거나 앉은 자세에서 발목 아래에 수건을 접어서 받혀 놓고 무릎을 완전히 편 상태로 대퇴 근육에 힘을 주어 발목 아래 수건을 아래로 눌러서 10~15초간 유지하는 운동입니다.

하지 직거상 운동과 Q-set 운동은 근력 향상을 기대하기보다는 근 위축을 예방하는 방법으로 많이 이용되고 있으며 무릎을 다치거나 수술을 받은 경우에도 언제라도 시행할 수 있습니다. 실제 수술을 시행한 환자들에게 집에서 텔레비전을 보거나 컴퓨터 작업을 할 때 이 두 가지 운동을 매일 빠짐없이 꼭 시행하라고 교육하고 있습니다. 특히 초기 무릎 관절염 때문에 무릎을 펼 때 무릎 뒤쪽 통증

하지 직거상 운동

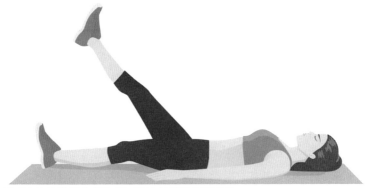

대퇴부 근육 강화를 위한 대표적인 등척성 운동이다.

등척성 운동 중 하나인 Q-세트 운동

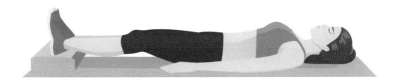

으로 완전히 펴기 힘든 경우에 Q-set 운동을 꾸준히 시행한다면 대퇴 근력 강화와 함께 무릎이 펴지는 관절운동의 향상도 기대할 수 있습니다.

하지 직거상 운동이나 Q-set 외에도 발바닥을 벽에 대고 미는 동작을 10초 정도 지속하는 운동도 대퇴 근력의 향상에 도움이 되는 등척성 운동입니다. 테니스 엘보우나 골프 엘보우처럼 팔꿈치 주변에 발생한 통증에 대한 운동 치료에서도 적절한 스트레칭 운동과 함께 근력 회복을 위해 가장 먼저 시작할 운동도 역시 등척성 운동으로 이때 테니스공을 손으로 꽉 쥐는 동작을 10~15초 유지하면 됩니다. 손목의 움직임 없이 테니스공을 힘껏 쥐는 동작을 유지하면 팔뚝의 전완근이 강화되는 효과를 기대할 수 있습니다. 또한 손목을 움직이는 근력 운동에 비해 통증 없이 운동할 수 있다는 장점이 있어서 치료 초기에 많이 사용하는 방법입니다. 골프나 테니스를 즐기는 경우 평소에도 이러한 동작을 반복한다면 테니스 엘보우나 골프 엘보우에 대한 예방 효과도 기대할 수 있습니다.

초보는 닫힌 사슬 운동으로 시작하자

스쿼트는 하체 근력 운동 중 기본적이면서도 중요한 운동입니다. 이러한 스쿼트 운동은 닫힌 사슬 운동CKC, Close kinetic chain exercise에 해당합니다. 닫힌 사슬 운동은 근력 운동을 시행하는 관절이 포함된 상지나 하지를 고정하고 몸통을 움직여서 근력 향상을 기대하는 방법으로 하체 운동 중 스쿼트와 레그 프레스 머신 등이 이에 속합니다. 반대로 열린 사슬 운동OKC, Open kinetic chain exercise은 몸통을 고정하고 해당 근육이 포함된 상지나 하지를 움직이는 근력 운동법으로 레그 익스텐션 머신 등이 대표적인 열린 사슬 운동입니다. 하체 근력 운동의 경우 운동하는 동안 발바닥이 바닥이나 기구에 접촉하여 고정된 상태가 유지되면 닫힌 사슬 운동, 발바닥이 기구나 바닥에서 떨어지는 동작이 포함된 운동은 열린 사슬 운동으로 판단할 수 있습니다.

스쿼트나 레그 프레스 머신 같은 닫힌 사슬 운동은 운동하는 동안 무릎 주변 근육들의 긴장 상태가 유지되고 해당 근육인 대퇴 사두근과 대퇴부 후방의 근육들도 동시에 작용해서 인대나 힘줄에 대한 과도한 부하를 줄여줍니다. 반면에 열린 사슬 운동의 대표적 운동인 레그 익스텐션 머신은 앉아서 하중을 가하며 무릎을 펴는 동작에서 해당 근육인 대퇴 사두근만 대부분 작용해서 운동 효과는 크지만 근육에 무리가 갈 수 있고 근수축이 시작되는 초기에 인대나 힘줄에 과도한 충격이 가해질 수 있습니다. 물론 50~60대 이상에서도 평소 충분한 근력 운동을 하는 분들이야 운동 효과가 큰 열린 사슬 운동을 해도 됩니다. 하지만 근력 운동을 처음 시작하는 경우나 무릎 등 하체에 평소 통증이 있는 경우에는 닫힌 사슬 운동을 먼저 시작하고 충분한 근력 형성이 된 다음 열린 사슬 운동을 하는 것이 도움이 됩니다.

스트레칭은 부상 방지와 통증 조절에 필수다

테니스 엘보우는 주관절 외상과염이고 골프 엘보우는 내상과염이라는 병명으로 불립니다. 그 병리 기전은 팔뚝에 전완근들이 부착되는 지점인 팔꿈치 주위에서 힘줄의 미세 파열 현상입니다. 주로 과도한 사용이 그 원인이 되며 손목 움직임을 만들어내는 전완근에 골프나 테니스에서 손목의 움직임이 비정상적이거나 과도한 사용 때문에 발생합니다.

테니스나 골프 등의 운동을 시작하기 전에 부상 방지를 위하여 스트레칭이 중요하다는 것은 누구나 잘 알고 있습니다. 그렇다면 운동을 즐기는 50~60대를 괴롭히는 테니스 엘보우나 골프 엘보우를 예방하기 위한 스트레칭 방법에는 어떤 운동법이 있을까요? 이

두 가지 병은 팔뚝 전완부 근육이 힘줄이 부착된 팔꿈치 주변에 발생하는 병으로 해당 근육인 전완근들을 충분히 스트레칭해야 합니다. 전완근들은 손목을 안쪽으로 굽혀주는 역할을 하는 굴곡근과 손등 쪽으로 펴주는 신전근이 있으며 전완부 신전근과 굴곡근 두 가지 모두에게 스트레칭이 필요합니다.

전완부 신전근을 스트레칭하는 방법은 팔꿈치를 쭉 펴고 반대편 손으로 스트레칭하고자 하는 쪽의 손을 잡고 손바닥 쪽으로 손목을 꺾어서 10~15초 정도 유지하면 됩니다. 이때 전완부 신전근이 스트레칭 되는 당김을 느낄 수 있습니다. 스트레칭 횟수는 운동 전 5~10회 정도를 반복하는 것이 권장됩니다. 전완부 굴곡근 스트레칭에서는 손목을 손등 방향으로 꺾어서 10~15초간 유지하는 방법으로 시행할 수 있습니다. 골프나 테니스 등 공을 타격하는 운동 전에 반드시 시행해야 하며, 이미 골프 엘보우나 테니스 엘보우를 경험하고 있는 경우에도 치료 목적으로 수시로 스트레칭을 해주는 것이 치료에 큰 도움이 됩니다.

오십견이라는 어깨 질환도 나이가 들면서 흔히 접하게 됩니다. 정확한 학술적 진단명은 아니지만 50대 이후에 발생하는 견관절 통증을 통칭하는 용어인 오십견의 주요한 원인 질환이 회전근개염입니다. 어깨 관절을 다양한 방향으로 움직이고 힘을 발휘하게 하는 어깨 회전근은 어깨 관절을 감싸는 형태로 부착돼 있으며, 과도한 사용으로 미세 파열이 발생하는 경우부터 수술이 필요한 광범위한 파열까지 다양한 형태로 나타납니다.

회전근개염이 발생하면 통증이 생기면서 어깨 관절 운동에 제한이 오게 됩니다. 팔을 잘 들어올릴 수 없고 머리를 감거나 손으로

우산 스트레칭

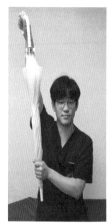 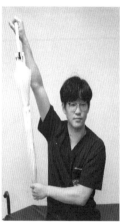 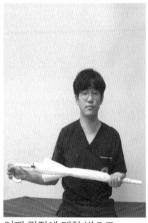

어깨 관절에 대한 앞으로 들어 올리는 방향의 스트레칭

어깨 관절에 대한 옆으로 들어 올리는 방향의 스트레칭

어깨 관절에 대한 밖으로 돌리는 방향의 스트레칭

등을 만질 수 없는 등 일상 동작에도 제약이 따릅니다. 물론 이런 상황이 오면 전문가와 상의해서 수술적 치료가 필요한 상태인지 등의 여부를 빨리 파악해야 합니다. 하지만 일단 수술적 치료가 필요한 회전근개 파열이 없는 경우에는 스트레칭부터 운동 치료를 시작하게 됩니다.

어깨 관절에 대한 스트레칭은 다양한 방향으로 시행돼야 하지만 우선 앞으로 들어 올리는 방향, 옆으로 들어 올리는 방향, 밖으로 돌리는 방향 등 3가지 방향으로 시행할 수 있습니다. 집에서 손쉽게 할 수 있는 방법은 우산을 이용한 스트레칭 운동이 있습니다. 아픈 쪽 손으로 우산 손잡이를 잡고 반대편 손으로 우산의 반대편 끝을 잡은 상태에서 앞으로 들어 올리는 방향으로 우산 손잡이가 위로 향하도록 밀어 올려서 스트레칭 돼 어깨 관절이 당기는 것을 충

대퇴부 앞쪽 근육에 대한 스트레칭 운동

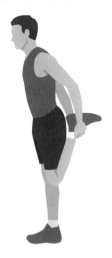

분히 느끼면서 5~10초간 자세를 유지합니다. 옆으로 들어 올리는 스트레칭은 같은 방식으로 옆으로 팔을 들어 올리는 방식으로 시행하면 됩니다. 밖으로 돌리는 방향은 아픈 쪽 팔꿈치를 옆구리에 밀착시키고 직각으로 굽힌 채 우산 손잡이를 손으로 잡고 반대쪽 손으로 우산을 아픈 쪽 팔이 밖으로 돌아가는 방향으로 미는 식으로 스트레칭하게 됩니다.

하체 스트레칭도 매우 중요해서 등산, 조깅, 테니스 같이 하체에 충격이 가는 운동 전후로 시행해야 부상 예방에 도움이 됩니다. 흔히 문제가 되는 질환인 대퇴사두건염과 슬개건염 등은 무릎 앞쪽 통증을 일으키는데 이를 예방하기 위하여 발목을 손으로 잡고 무릎을 최대한 구부린 채 뒤로 잡아당기는 형태로 허벅지의 대퇴사두근 스트레칭을 시행할 수 있습니다. 이때 스트레칭 효과를 최대화하기 위하여 허리를 펴는 것이 중요합니다. 햄스트링 근육도 흔히 부

햄스트링과 종아리 근육 스트레칭

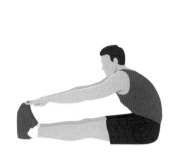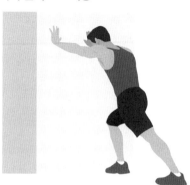

허벅지 뒤쪽의 햄스트링 근육에 대한   종아리 근육에 대한 스트레칭 운동
스트레칭 운동

상이 찾아옵니다. 허벅지 뒤쪽에 위치하는 햄스트링 근육의 스트레칭을 위해서는 무릎을 최대한 펴고 허리를 숙이는 방식으로 대퇴부 후방의 햄스트링 근육을 이완시킵니다.

종아리 근육도 50~60대에서 운동 중 자주 손상이 발생하는 부위입니다. 무릎 관절 바로 아래쪽 종아리 근육이 파열되는 경우 일반적으로 수술적 치료 없이 회복할 수 있지만 약 6주 이상 운동 복귀가 힘듭니다. 종아리 근육 아래에 아킬레스건이 손상됐을 때는 수술적 치료가 필요합니다. 종아리 근육 부위의 부상 예방을 위해 스트레칭을 시행하는 쪽 발을 뒤꿈치를 바닥에 밀착시킨 채 뒤로 뻗고 무릎을 펴 줍니다. 그리고 반대편 무릎을 굽혀주면 종아리 근육이 스트레칭이 되는 운동 효과가 나타나게 됩니다.

노화로 인해 몸의 유연성이 떨어지면 일상생활에서도 움직임의 범위가 줄어들게 됩니다. 이러한 상황에서 스트레칭을 하면서 근육을 유연하게 만들어줄 수 있습니다. 또한 근육의 유연성이 높으면 부상의 발생 가능성도 줄어듭니다. 스트레칭 운동은 근육량을 유지하기 위해서도 매우 중요합니다. 근육의 크기와 강도는 연령에 따라 감소할 수 있습니다. 이러한 감소는 노화로 인한 것이며 근력 운동뿐만 아니라 스트레칭 운동도 근육량을 유지하는 데 효과적입니다. 이처럼 스트레칭 운동은 우리 몸의 유연성을 유지하고 근육을 강화하는 데 매우 효과적입니다. 이러한 효과는 노화로 인해 감소되는 유연성과 근육량을 유지하고 노화로 인해 줄어드는 움직임의 범위를 확장하는 데 도움을 줄 수 있습니다. 또한 스트레칭 운동은 정신적인 안정감과 스트레스를 해소하는 데도 효과적입니다. 스트레칭 운동은 몸과 마음을 모두 편안하게 해주는 효과가 있습니다. 이러한 효과는 노화로 인한 신체적, 정신적 변화에 대처하는 데도 도움을 줄 수 있습니다.

스트레칭 운동은 매우 간단하고 쉽게 할 수 있는 운동입니다. 노화로 인해 우리 몸의 변화를 최소화하고 건강하고 활발한 삶을 살기 위해서는 규칙적인 근력 운동과 스트레칭 운동이 필요합니다. 스트레칭 운동은 몸과 마음의 연결을 높여주며, 몸과 마음이 하나가 돼 조화를 이루게 해줍니다. 우리 몸과 마음을 더 건강하고 활기차게 유지할 수 있도록 도와줍니다.

5장

입 안
: 구강노쇠가 전신노쇠로 이어진다

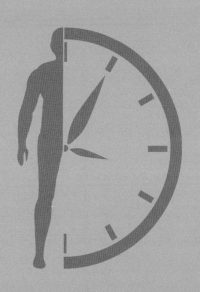

김원경

서울아산병원 치과 임상과장·임플란트 센터장

서울대학교 치과대학을 졸업했고 서울대학교 치과병원에서 치주과 전
공의 과정을 마치고 박사학위를 받았다. 2002년부터 서울아산병원 치과
에서 치주 치료와 임플란트 치료를 전담하고 있으며 치과 임상과장과
임플란트 센터장을 맡고 있다. 대한치주과학회 이사와 부회장을 역임했
고 대한여성치과의사회 학술이사와 부회장을 맡은 바 있다. 현재 대한
치과병원협회 부회장으로 있다.

나이가 들면 신체 모든 기관의 기능이 떨어지는데 입 안도 예외는 아닙니다. 면역기능이 저하돼 세균을 비롯한 미생물 감염에 취약해지고 재생능력이 떨어져 상처가 아무는 데 시간이 오래 걸리고 원 상태로 회복되기 어렵습니다. 또한 다양한 전신질환을 앓는 경우가 많아지면서 구강합병증과 장기간 약물 복용에 따른 증상들이 입 안에 자주 나타납니다. 수십 년 동안 사용한 이들은 치질이 약해져 부러지기 쉽고 잇몸병(치주염)이나 충치로 노년기에 이를 빼는 경우가 빈번해집니다. 또한 여러 가지 원인으로 음식을 잘 씹어 먹기 힘들어지며 결국에는 영양 결핍과 체력 저하로 이어져서 각종 전신질환에 걸릴 위험성이 커집니다.

여러 개의 이가 빠지면 얼굴 모습도 변형되고 발음이 어눌해져 점점 사회활동을 피하게 돼 우울증이나 의욕 저하 등 정신건강에도 악영향을 끼치게 됩니다. 최근 대한노년치의학회에선 ① 저작기능의 저하, ② 음식물을 씹는 힘의 감소(잔존 치아 수 20개 미만), ③ 구

구강 노쇠

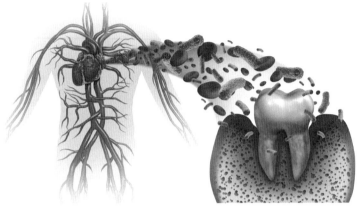

구강 노쇠를 내버려두면 전신 노쇠를 가속화시켜 각종 질병 이환율과 장기요양률, 사망률을 증가시킨다.

강건조, ④ 혀의 근력 저하, ⑤ 음식물 삼킴 장애(사레, 기침), ⑥ 기력 저하로 입 안을 청결하게 유지하는 능력 감소 등 6개 항목 중 2개 이상 해당되면 구강 노쇠라 진단합니다. 구강 노쇠를 내버려두면 전신 노쇠를 가속화시켜 각종 질병 이환률, 장기요양률, 사망률을 증가시킨다고 발표했습니다.

전 세계적으로 수많은 연구에서도 치주염이 있는 사람들에서 다양한 전신질환(당뇨, 심혈관질환, 폐렴, 치매 등)이 있는 경우가 유의성 있게 많다고 보고하고 있습니다(참고 논문 1, 2, 3). 65세 이상의 한국 노인을 대상으로 한 연구에서는 남아 있는 치아 수가 적어서 음식물을 잘 씹지 못하는 그룹에서 그렇지 않은 그룹보다 노쇠 비율이 약 2.7배 높은 것으로 보고하고 있습니다(참고 논문 4). 따라서 젊었을 때부터 입 안을 잘 관리하여 이를 빼지 않도록 하는 것이 중요합니다. 또 이가 없다면 보철치료를 적극적으로 해서 씹는 기능이 약해지지 않도록 하는 것이 노쇠를 피하는 데 매우 중요합니다.

보철치료에서 이를 여러 개 빼면 통상적으로 틀니를 하게 되는데 씹는 힘과 효율이 많이 떨어지고 불편해서 틀니를 사용하지 못하는 사례도 많습니다. 하지만 임플란트가 치과 치료에 이용되면서부터 획기적인 변화가 일어났습니다. 임플란트를 이용하면 옆에 있는 이들을 깎을 필요가 없습니다. 예전에는 틀니를 할 수밖에 없는 경우에도 임플란트를 여러 개 심어서 틀니로부터 해방될 수 있게 됐습니다. 또한 틀니를 하더라도 임플란트를 이용하면 비교적 편하게 음식을 씹을 수 있게 됐습니다.

나이 들면 입 안도 변한다

입 안이 건조하다

개인 차이는 있지만 일반적으로 분비되는 침의 양이 감소합니다. 특히 고혈압약, 항우울제, 안정제, 파킨슨병약, 치매약, 기관지확장제, 항히스타민제 같은 약물을 장기간 복용하거나 구강건조와 안구 건조를 유발하는 자가면역질환(쇼그렌 증후군)이나 당뇨병이 있으면 입 안이 건조해집니다. 또한 목이나 얼굴 부위에 방사선 치료를 받으면 침샘 세포들이 감소되어 심각한 구강 건조증을 유발합니다. 침은 다양한 기능이 있는데 만일 분비가 원활하지 않으면 다음과 같은 증상들이 나타납니다.

- 입 안이 텁텁하거나 구취가 난다.

- 입술과 혀의 움직임이 원활하지 못하여 발음을 정확히 하기 힘들다.
- 음식의 맛을 잘 느낄 수 없고 음식물이 입 안에 달라붙어서 음식물을 삼키기 힘들다.
- 치아우식증(충치)이 잘 생긴다.

주로 이 뿌리나 이 사이에 생겨서 발견하기 힘들고 치료도 쉽지 않습니다. 이가 약해져서 부드러운 음식을 먹게 되고 침에 의한 자정 작용까지 떨어지면 치아우식증이 급속도로 진행되어 이가 부러지기도 합니다. 따라서 식사 후에는 깨끗이 칫솔로 닦고 평소에는 물로 자주 입 안을 헹구도록 합니다.

간식으로 과자 대신 과일이나 생채소를 잘게 잘라 먹는 것도 치아우식증 예방에 도움이 됩니다. 입 안이 마른다고 해서 사탕을 자주 먹으면 치아우식증을 악화시키는 지름길입니다. 자일리톨껌이나 신 음식, 과일, 채소를 씹어서 침의 분비를 자극하는 것도 도움이 되며 침 분비를 억제하는 술과 담배를 피하는 것이 좋습니다. 불소가 들어간 치약이나 양치용액을 사용하는 것도 도움이 됩니다. 하지만 이런 방법으로 효과가 없다면 인공타액이나 침 분비를 촉진하는 약물을 처방받아 사용해야 합니다.

- 잇몸병이나 곰팡이균 감염(캔디다 감염)이 자주 생길 수 있다.

침의 항균 효과가 떨어지고 전신질환이나 영양 결핍으로 면역력이 많이 떨어지면 치주염이 빨리 진행되며 입 안이 청결하지 않거나 항생제를 장기간 복용하면 캔디다성 구내염이 잘 생깁니다. 입 안을 깨끗이 하고 영양 섭취에 신경쓰면서 전문가의 치료를 받아야 합니다.

• 입 안이 화끈거리고 불에 덴 것같이 아프다.

이러한 증상을 구강작열감증후군이라고 하는데 특히 맵고 짠 음식, 치약, 주스 같은 자극적인 것이 닿으면 심한 통증을 느낍니다. 여성에서 자주 나타나며 확실한 원인은 밝혀지지 않았지만 당뇨병, 영양부족, 빈혈, 우울증이 있을 때 자주 나타납니다. 증상이 심하면 전문가의 도움을 받기를 바랍니다.

음식물을 삼키기 힘들어진다(연하장애)

입 안이 건조함과 더불어 근육들의 기능이 약화되어 음식물을 자연스럽게 삼키기 힘들어지고 기침이나 사레가 자주 걸립니다. 이런 경우에는 음식물을 조금씩 천천히 꼭꼭 씹으면서 물을 함께 마시면 음식 넘기기가 훨씬 수월해집니다. 전신질환(뇌성마비, 뇌졸중, 파킨슨병, 치매, 두경부암, 근무력증 등)이 있는 경우엔 삼킴 장애(연하장애)가 심각할 수 있습니다. 음식물이 기도를 막아 질식하거나 폐로 들어가 폐렴을 일으킬 수 있으므로 전문가의 도움을 받아 원인과 중증도에 따라 교육과 재활치료를 받도록 합니다.

이 사이에 음식물이 많이 낀다

가장 흔한 증상으로 이 사이에 음식물이 많이 껴서 음식 먹기가 불편해집니다. 이가 닳거나 깨지면서 이 사이로 음식물이 파고 들어가거나 잇몸병으로 이 사이 잇몸이 없어진 공간에 음식물이 쌓입니다. 치주염이 심해지면 이가 흔들리면서 음식물은 더 많이 끼게 됩니다. 만일 음식물이 꼈을 때 제거하지 않으면 음식물이 이 사이 잇몸 속으로 파고 들어가서 이 사이가 더욱 벌어지고 씹을 때 아프

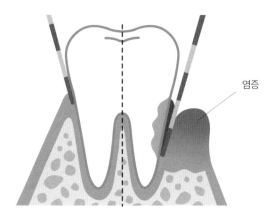

건강한 잇몸　　　　치주염

염증

며 때로 잇몸이 붓고 피가 납니다. 뿐만 아니라 이 사이 면에 치아 우식증도 생기기 쉬우므로 음식을 먹고 난 뒤에는 반드시 음식물을 제거해야 합니다.

일반 칫솔 이외에 이 사이 면을 닦는 치간칫솔이나 치실을 사용하면 효과적으로 음식물과 치면세균막(프라그, 치태)을 제거할 수 있습니다. 이쑤시개를 많이 사용하는데 깨끗한 것을 적절히 사용하면 좋지만 이 사이를 습관적으로 쑤시면 잇몸에 해롭습니다.

치아가 깨진 부위를 치료하면 음식물이 끼는 것을 어느 정도 막을 수 있지만 잇몸이 없어져서 음식물이 들어가는 것은 치료가 안됩니다. 없어진 잇몸을 새로 만드는 것은 매우 힘들기 때문이죠. 젊을 때부터 잇몸 관리를 잘해서 잇몸병이 빠른 속도로 진행되지 않도록 하는 것이 최선입니다.

잇몸이 없어지면서 치아 뿌리가 드러난 모습

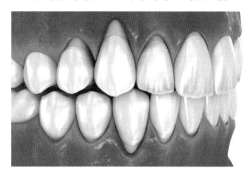

이가 시리다

찬 음식을 먹거나 신 과일을 먹은 후 이가 시린 증상은 매우 흔하게 나타납니다. 증상이 심하면 뜨거운 음식에도 시리고 칫솔이 닿을 때 이가 시려서 칫솔질하기가 힘들어집니다. 잇몸병이 있거나 잘못된 칫솔질 습관으로 이 뿌리가 드러나거나 이 표면이 많이 파인 부위에서 자주 나타납니다. 시간이 지나면 시린 증상이 사라지기도 하며 주기적으로 나타났다가 사라지기를 반복합니다. 치아우식증이 많이 진행됐거나 이에 금이 가거나 부러졌을 때도 많이 시립니다. 이처럼 시린 증상에 대한 원인은 다양하므로 원인에 따른 치료를 받아야 합니다. 뿌리가 드러나거나 치아가 파여서 시리다면 찬 것을 피하고 시린 증상을 진정시켜주는 치약을 사용하면 도움이 됩니다. 파인 부위가 깊으면 치과 진료를 통해 개선될 수 있습니다.

음식을 씹을 때 시큰거리고 이가 잘 부서진다

만 6세 때 영구치가 나오기 시작해 수십 년 동안 음식을 씹으면서 이 표면은 서서히 닳게 됩니다. 질긴 음식(오징어, 육포, 누룽지, 볶은 콩 등)을 자주 먹거나 단단한 음식(사탕, 얼음)을 깨물어 먹는 것을 즐길수록 이는 빨리 닳고 힘을 많이 받는 부위에는 미세한 실금(균열)이 생깁니다. 균열이 깊어지거나 씹는 면이 많이 닳으면 음식을 씹는 순간 시큰하고 찬 것을 먹을 때 시립니다. 균열이 더 진행되면 단단한 음식을 깨물지도 않았는데 이가 부서지는 황당한 상황이 일어나기도 합니다. 때로는 이가 반으로 갈라져서 치료가 불가능할 때도 있습니다. 이렇게 되지 않으려면 젊어서부터 이에 과도한 힘이 가지 않도록 조심해서 사용하는 것이 중요합니다.

여러분은 음식을 먹을 때 어느 쪽으로 씹으십니까? 오랫동안 한 쪽으로만 씹으면 씹는 쪽은 당연히 힘을 많이 받아 이가 빨리 닳게 됩니다. 씹는 근육도 사용한 쪽만 발달돼 얼굴이 좌우 비대칭이 됩니다. 이를 악물거나 잠잘 때 이를 가는 습관이 있어도 이에 과도한 힘을 가합니다. 보통 스트레스를 받거나 한 가지 일에 집중할 때 또는 운동하면서 힘을 줄 때 자신도 모르게 이를 악물게 됩니다. 심하면 잠자는 동안에도 이를 악무는 경우가 있습니다. 만일 자고 일어나서 아침에 이와 얼굴이 뻐근하다면 잠잘 때 이를 악물거나 이갈이 습관이 있을 가능성이 큽니다.

이런 습관이 오래 지속되면 이에 균열뿐만 아니라 턱관절과 씹는 근육(저작근)에 무리가 가서 두통, 근육통, 개구장애 같은 증상이 올 수 있으므로 평상시 이런 습관이 있는지 체크하는 것이 좋습니다. 만일 식사할 때를 제외하고 위 어금니와 아래 어금니가 맞닿아 있으면 입술을 다문 상태에서 윗니와 아랫니 간격을 띄우도록 하십시오. 혀끝을 위 앞니 안쪽 면에 갖다 대면 맞닿았던 어금니는 저절로 떨어지게 됩니다.

음식 씹을 때 시큰한 증상이 심하면 치료받아야 합니다. 치아 전체를 씌우거나(크라운) 신경치료를 받게 되는데 이런 치료는 증상을 완화시켜 씹을 수 있게 만들 뿐 치아가 튼튼해지는 것은 아닙니다. 이에 무리한 힘이 계속 가해지면 이뿌리가 갈라져서 이를 뽑아야 하는 상황이 올 수 있으므로 조심해서 사용해야 합니다.

잇몸에서 피가 나거나 이가 흔들린다

구강질환 중 가장 흔한 질환이 만성치주염인데 나이가 들면서 많이 나타납니다. 입 안에는 수많은 세균이 살면서 치아 표면에 쌓이는데 칫솔질하면 대부분 제거됩니다. 하지만 칫솔이 닿지 않는 부위에는 세균들이 점점 쌓이고 그중에 잇몸병을 일으키는 세균들에 의해서 잇몸에 염증이 일어납니다. 잇몸 염증을 조기에 치료하지 않고 방치하면 만성 염증으로 잇몸뼈가 녹아서 이를 지지하는 힘이 약해지고 단단한 음식을 씹기가 힘들어집니다.

잇몸병 초기에는 아프지 않지만 염증 부위를 건드리면 잇몸에서 피가 납니다. 특히 심혈관질환으로 항혈소판제와 항응고제를 오랫동안 복용하면 잇몸출혈이 보통 사람보다 자주 일어납니다. 피가 나는 것이 무서워서 제대로 칫솔질을 못 하면 세균들이 더 많이 쌓이고 염증이 더 심해지는 악순환이 일어납니다. 따라서 잇몸에서 피가 나는 부위는 더욱 꼼꼼히 닦는 것이 좋으며 만약 잇몸출혈이 과도하게 있다면 적절한 치료를 받아야 합니다.

스켈링(치석제거술)은 잇몸 주변에 쌓인 세균덩어리들(치태, 치석)을 제거하는 치료이며 어렸을 때부터 정기적으로 꾸준히 받는 것이 건강한 잇몸을 유지하는 데 큰 효과가 있습니다. 잇몸병이 진행되면 피곤할 때 이가 들떠서 음식을 씹기 힘들다가 시간이 지나면 다시 정상으로 돌아옵니다. 이런 증상이 반복되면 치주과 전문의에게 가서 상태에 맞는 적절한 치료를 받으셔야 합니다. 만일 치료 시기를 놓치면 치주염이 더욱 진행되어 잇몸이 붓고 고름이 나오거나 치아가 많이 흔들려서 결국엔 이를 잃게 될 수 있습니다.

잇몸병은 반드시 노화와 함께 진행되는 것은 아니며 칫솔질을 잘 못 하거나, 스트레스를 많이 받거나, 흡연을 하거나 혈당 조절이 잘 되지 않거나, 면역기능이 손상되는 전신질환이 있는 분들에서 빨리 진행됩니다. 관절염, 파킨슨병, 알츠하이머, 뇌경색으로 손놀림이 둔해지면 칫솔질을 제대로 할 수 없으므로 치주염이 빨리 진행됩니다. 항경련제, 면역억제제, 고혈압 약을 장기간 복용하면 잇몸이 단단하게 증식되는 경향이 있습니다. 비대해진 잇몸 속으로 세균들이 증식되면서 치주염이 빨리 진행될 수 있습니다. 치주염에 취약한 분들은 3~4개월 간격으로 자주 치과에 가서 치주염 관리를 꾸준히 받는 것이 도움이 됩니다.

입 안이 자주 헐고 아프다

이가 닳거나 깨지면서 생긴 날카로운 면에 의해 혀나 입 안 점막에 상처가 날 수 있습니다. 음식을 먹다가 혀나 뺨을 잘 씹기도 하고 틀니가 잘 맞지 않아 입 안에 상처가 나기도 합니다. 이런 자극들이 만성적으로 오랫동안 일어나면 점막에 좋지 않은 영향을 끼치므로 치과에서 가서 날카로운 표면을 매끈하게 다듬고 오래된 틀니는 조정 받거나 새로 만드는 것이 좋습니다.

면역기능이 약해지면서 바이러스 감염도 자주 일어납니다. 보통 어렸을 때 감염된 후 바이러스가 잠복해 있다가 많이 피곤하고 스트레스를 받거나 입 안에 상처가 생기면 바이러스가 활동하면서 입술이나 입 안에 작은 물집들이 생겼다가 터집니다. 보통 2~3주 지나면 저절로 낫지만 면역력이 많이 떨어지면 오랫동안 지속될 수 있습니다. 아주 불편하면 항바이러스 약물을 처방받아 복용하고 충분한 휴식을 취하고 영양 보충을 해야 합니다.

특히 대상포진은 심한 통증과 함께 좌측이나 우측 한쪽에만 물집이 생기며 대부분 피부에도 물집이 동시에 나타납니다. 신경통, 안면마비, 청각 결손, 실명 같은 심각한 후유증이 생길 수 있으므로 초기에 전문가의 치료를 받으셔야 합니다. 재발성 아프타성 구내염도 유사한 증상이 나타나는데 바이러스 감염은 아니며 원인은 밝혀지지 않았습니다. 보통 2~3주면 자연히 낫지만 통증이 심하면 스테로이드 또는 국소마취제 성분의 양치 용액이나 연고를 바르면 증상이 개선됩니다.

잇몸과 입 안 점막이 벗겨지는 자가면역질환 병소도 자주 나타나는데 특히 여성에서 많이 나타납니다. 편평태선은 대표적인 질환으로 입 안(뺨, 잇몸, 입술, 혀)에 흰 선들이 그물처럼 얽힌 형태로 나타나거나 표면이 헐어서 자극적인 음식이나 치약이 닿으면 쓰라린 통증을 일으킵니다. 특정 약물을 장기간 복용하는 경우에도 이와 유사한 병소가 나타납니다. 간혹 적은 수지만 암으로 전환될 수 있으므로 정기적인 관찰이 필요합니다. 통증으로 칫솔질을 잘할 수 없기 때문에 치아우식증이나 잇몸병이 악화될 수 있으므로 정기적으로 전문가한테 구강 관리를 받으면서 증상을 완화시키는 약물을 이용하면 도움이 됩니다.

임플란트도 제대로 알고 하자

임플란트 치료가 보편화되면서 좋은 점도 있지만 잘못 사용하여 고생하는 사례들도 많이 있습니다. 임플란트 치료를 받기 전에 알아야 할 내용과 오랫동안 잘 사용하려면 어떻게 해야 하는지 알아보겠습니다.

치아가 약한데 임플란트 치료를 빨리 받는 것이 좋을까?

임플란트와 자연치아의 차이점을 아는 것이 중요합니다. 임플란트는 충치가 생기지 않고 시린 증상은 없는 반면 음식의 씹는 맛을 느낄 수 없습니다. 자연치아는 금이 가거나 잇몸이 약하면 단단한 음식을 씹을 때 아픈 신호를 보내 씹는 것을 저절로 피하게 하는 방어 작용이 있습니다. 반면에 임플란트는 신경조직이 없어서 과도한 힘을 받거나 잇몸뼈가 약해도 씹을 때 통증을 느끼지 못하여 결국엔 많이 망가진 후에야 발견됩니다. 또한 임플란트를 둘러싼 잇몸에 염증이 생기면 자연치아보다 빨리 진행되며 대부분 불편한 증상이 없어서 치료 시기를 놓치는 사례가 많습니다.

임플란트 주변 잇몸뼈가 많이 손상되면 염증 치료가 어려우며 치아보다 염증 재발이 잘됩니다. 특히 선천적으로 잇몸병에 약하거나 주변 치아에 잇몸병이 있으면 임플란트 부위 잇몸에도 염증이 생기기 쉽습니다. 따라서 이가 약하다고 무작정 이를 빼고 임플란트 치료를 받는 것보다는 자기 치아를 잘 관리해서 약하더라도 오랫동안 사용하는 것이 바람직합니다.

임플란트

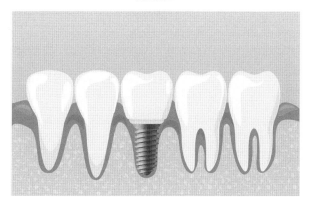

나이가 많아도 임플란트 치료를 받을 수 있을까?

연세가 많은 분도 전신 건강이 크게 나쁘지 않으면 임플란트 치료를 받을 수 있습니다. 너무 허약하거나 면역력이 많이 떨어진 상태라면 수술 후 회복 속도가 느리고 감염 같은 합병증이 일어나기 쉬우므로 주치의 선생님과 상의해서 결정하는 것이 안전합니다. 그리고 심혈관질환으로 혈전방지제(혈액을 묽게 하는 약)를 장기간 복용하면 수술 후 지혈이 잘 안 돼 고생할 수 있으므로 약물을 중단할 수 있는지 먼저 주치의 선생님께 꼭 물어봐야 합니다. 약물 중단이 가능하다면 수술 전에 며칠간 복용을 중단한 후 임플란트 식립 수술을 받습니다. 함부로 약물을 중단하면 뇌경색이나 심근경색이 올 수 있으므로 반드시 주치의 선생님과 상의해야 합니다.

최근에는 골다공증 약이나 주사를 맞는 분들이 점점 많아지고 있습니다. 골다공증 약 중에는 장기간 복용하거나 주사를 맞을 경우에 치아를 빼거나 임플란트 수술을 받은 후 상처가 아물지 않고 잇몸뼈가 괴사하는 부작용이 나타납니다. 골다공증 치료를 받는 분들은 이런 치료를 받기 전에 반드시 치과의사에게 골다공증 치료를 받는다고 말해야 하며 내과 선생님께 문의하여 약을 중단하고 일정 기간 기다렸다가 치과 치료를 받아야 부작용을 최소화할 수 있습니다. 골다공증이 심해서 약을 중단할 수 없다면 다른 치료 방법을 선택하는 것이 안전합니다.

어떻게 하면 임플란트를 오랫동안 잘 사용할까?

임플란트가 실패하는 원인에는 두 가지가 있습니다. 첫 번째는 임플란트에 과도한 힘이 장시간 주어지면 임플란트가 빠지거나 임플란트와 보철물이 부러집니다. 잘 때 이를 갈거나 악무는 습관이 있거나 또는 단단하거나 질긴 음식을 자주 먹으면 임플란트는 실패하기 쉽습니다. 만일 이런 경우에 해당한다면 임플란트가 아닌 다른 치료 방법을 선택하는 것이 안전합니다. 하지만 임플란트 치료를 받는다면 과도한 힘이 가지 않도록 주의하고 보호장치(스프린트)를 잠잘 때 끼고 자거나 보톡스 주사를 주기적으로 저작근육에 맞는 것이 도움이 됩니다. 보톡스 주사를 맞으면 씹는 힘이 약해지는 효과가 있는데 효과는 4~6개월 동안 지속됩니다.

두 번째는 잇몸 염증으로 잇몸뼈가 많이 없어져서 임플란트를 제거하는 경우입니다. 유전적으로 치주염에 취약하거나 치주염이 있는데 치료받지 않으면 임플란트 주변 잇몸 염증(임플란트주위염)이 잘 생깁니다. 담배를 피우거나 혈당이 높아도 염증이 빨리 진행됩니다. 염증의 원인인 치면세균막을 제거하려면 이와 잇몸 경계부, 이와 이 사이를 특히 신경써서 닦아야 하며 치실과 치간칫솔을 사용하는 것이 좋습니다. 치간칫솔을 사용하기 힘든 부위에선 구강

세정기(워터픽)를 사용하는 것도 도움이 됩니다. 치면세균막과 음식 찌꺼기가 잇몸으로도 들어갈 수 있는데 이 부위는 치과에서 제거해 야만 하므로 증상이 없더라도 주기적으로 치과에서 가서 관리받는 것이 염증을 최소화하는 지름길입니다.

임플란트를 오랫동안 잘 사용하려면 무리한 힘이 가지 않도록 조 심하고 잇몸 염증이 생기지 않도록 철저히 칫솔질하고 꾸준히 정 기적으로 치과에 가서 관리를 받으시기 바랍니다. 또한 면역기능이 약해지지 않도록 과음과 과로를 피하고 혈당이 높아지지 않게 관리 하고 금연하는 것도 매우 중요합니다.

입 안이 건강해야 노화를 막는다

충치나 잇몸병이 많이 진행되었다면 치료받더라도 좋아지는 데 는 한계가 있습니다. 따라서 젊었을 때부터 꾸준히 관리하는 것이 나이 들어서 고생하지 않는 지름길입니다. 평상시 어떻게 관리하면 좋을지 알아보겠습니다.

① 구석구석 칫솔질하기
칫솔질은 입 안 건강을 지키는 기본입니다. 식사 후와 자기 전에 하는 것이 좋으며 치실이나 치간칫솔을 사용하면 음식물과 치면세 균막을 효과적으로 제거할 수 있어서 충치와 잇몸병을 예방하는 데 탁월한 효과가 있습니다.

② 세게 옆으로 문질러서 닦지 않기

가로 방향으로 힘주어 이를 세게 닦으면 이 뿌리가 드러나거나 이 표면이 많이 닳게 됩니다. 이가 많이 파여 시리거나 잇몸이 많이 없어져서 불편하면 전문의와 상의해서 적절한 치료를 받도록 합니다.

③ 불소 치약과 양치용액 사용하기

충치가 잘 생기거나 입 안이 건조하다면 불소가 들어간 치약과 양치용액을 사용하거나 정기적으로 치과에서 불소도포 치료를 받으면 충치 예방 효과가 있습니다.

④ 물로 입 안을 자주 헹구기

입 안이 건조할 때 물로 자주 입 안을 헹구면 충치 예방과 구취 감소 효과가 있습니다. 탄산음료나 과당 음료를 마신 후에도 물로 한동안 헹궈주세요.

⑤ 질기거나 딱딱한 음식 조금 먹기

질기거나 딱딱한 음식을 습관적으로 많이 먹으면 나이 들어서 이가 부러지기 쉽습니다. 이미 이에 균열이 갔거나 이가 부서졌다면 질기고 딱딱한 음식을 피해서 이에 무리한 힘이 가지 않도록 합니다.

⑥ 악습관이 있는지 체크하고 고치기

이를 악물거나 가는 습관, 한쪽으로만 씹는 습관, 손톱이나 특정 물건을 물어뜯는 습관 등 악습관을 고쳐야 합니다. 식사할 때를 제외하고 위아래 어금니가 서로 닿지 않아야 이와 저작근육, 턱관절에 무리가 가지 않습니다. 스스로 습관을 고칠 수 없다면 전문가의 도움을 받도록 합니다.

⑦ 스켈링 받고 구강검진 받기

아프지 않아도 젊어서부터 꾸준히 정기적으로(연 1~2회) 치과 검진과 스켈링을 받으면 이를 잃게 되는 일은 크게 줄어듭니다. 특히 잇몸병이 심하거나 임플란트를 비롯한 보철치료를 많이 받았다면 3~4개월 간격으로 받는 것이 효과적이며 충치가 잘 생기는 분들은 불소도포 치료를 함께 받으면 도움이 됩니다. 간혹 잇몸병 증상이 있어도 치과 치료 대신 잇몸 약만 복용하는 분들도 있는데 단기적으로 약의 도움을 받을 수는 있지만 치료를 제때 받지 못해 더 나쁜 결과를 가져올 수 있습니다.

⑧ 금연하기

장기간 흡연은 치주염 진행과 재발을 촉진하고 구강암을 일으키는 대표적인 원인입니다. 임플란트 치료 후 실패율도 매우 높습니다.

⑨ 전신 건강 지키기

전신이 건강해야 입 안도 편안합니다. 스트레스를 많이 받거나 수면장애, 과음, 과로, 영양 결핍이 있으면 면역력이 떨어져 바이러스와 세균감염이 일어나기 쉬우며 잇몸병도 빨리 진행됩니다. 당뇨병이 있을 때 혈당이 높게 올라가도 같은 효과가 있습니다. 따라서 스트레스를 덜 받도록 마음 관리를 잘하고, 충분히 휴식을 취하고, 골고루 영양가 있는 음식을 먹고, 운동이나 식이조절을 해서 혈당이 올라가지 않도록 하는 것이 입 안 건강을 유지하는 데 많은 도움이 됩니다.

6장

소화 기관
: 잘 먹을 수 있어야 한다

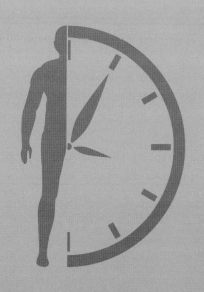

안지용

서울아산병원 소화기내과 교수

중앙대학교 의과대학을 졸업했고 현재 울산대학교 의과대학 서울아산
병원 소화기내과 교수로 근무하고 있다. 상부위장관 질환을 담당하고
있으며 식도암 및 식도 질환, 위암 및 위질환, 십이지장암 및 십이지장
질환 등의 진단 및 치료를 하고 있다. 그 외 헬리코박터 파일로리 진단
과 치료 그리고 의료 기구 개발 등을 하고 있다. 대한소화기학회 부총
무, 대한소화기내시경학회 상부학술팀장, 대한상부위장관헬리코박터학
회 위암헬리코박터 연구회 위원장 등의 학회 활동을 하고 있다.

독일의 대문호 요한 볼프강 폰 괴테는 미식가로도 유명했습니다. 게다가 대식가이면서도 장수했다고 합니다. 이와는 반대로 건강 수명과 평균 수명이 가장 높은 일본인들은 대부분 소식하는 것으로 알려져 있습니다. 괴테와 일본인들의 사례를 보면 어떤 게 정답인지 모르겠습니다. 건강과 수명에 대한 관심이 높아지는 현대 사회에서도 아직 정립되지 않은 내용이 많이 있습니다. 그러나 소화를 담당하는 위장관의 기능과 노화에 따른 변화를 알고 있으면 본인에게 맞는 건강 조절에 도움이 될 것입니다.

나이가 들면서 식도, 위, 소장 등 음식이 내려가고 소화되는 여러 소화기계 기관들 역시 조직이 변하고 생리적 기능이 떨어집니다. 소화 기관을 이루는 장기의 기능들은 노화에 의해서 어느 정도 영향을 받는 것으로 알려져 있습니다. 식도는 근육 기능이 떨어지면서 수축력의 변화가 생기고, 위산 분비가 줄어들고, 소화액을 분비하는 췌장액이나 담즙의 감소 등이 나타나게 됩니다.

이 외에도 나이가 들면서 생기는 여러 동반 질환이나 복용하는 약제 등 역시 소화 기능에 영향을 미칠 수 있습니다. 그래서 나이가 들어 생기는 소화장애의 원인이 무엇인지 명확히 알기는 어렵습니다. 예를 들면 관절염에 의해서 진통 소염제를 복용하는 경우라든가 진통 소염제에 의한 위점막 손상과 궤양 등이 발생하는 경우 소화장애가 일어날 수 있습니다. 당뇨가 있을 때도 소화가 쉽지 않습니다. 위의 기능이 떨어져 소화 과정에 이상이 생길 수도 있습니다. 식도나 위에 종양이 발생했을 때도 소화에 영향을 미칠 수 있습니다. 물론 노화에 의한 기능 저하가 이러한 일들과 동반되면 증상이 더 심해질 수 있지만 소화장애가 발생했다고 해서 '나이 들었으니 이 정도는 불편할 수 있겠지……' 등 무조건 노화 과정으로만 생각해 적절한 검사를 받지 않는 것은 병을 키우는 일이 될 수 있습니다.

미국의 최근 연구에서 소식을 하면 노화의 진행을 줄일 수 있다는 보고가 나왔는데요. 식사 시 칼로리를 제한하면 다양한 대사·면역 반응을 일으켜 수명을 늘리는 것으로 밝혀졌습니다. 이 연구에서는 일반 식단에서 칼로리를 25% 줄인 군에서 2년 뒤 노화 정도의 측정 지표인 DNA 메틸화 분석을 통해 노화의 속도를 늦추는 것을 증명했습니다. 아직 많은 연구가 진행되지는 않았지만 우리가 일반적으로 생각하던 '소식을 하면 좋다'는 가설을 증명해준 발표로 추후 식사와 노화의 관계에 관해서 지속적인 연구와 지식이 쌓일 것으로 생각됩니다.

식도의 중요성이 커지고 있다

식도의 구조와 기능

식도는 입에서 위로 음식물이 지나가는 약 25센티미터 정도 길이의 소화기관 중 하나입니다. 식도는 다른 기관에 비해 길게 뻗은 원통형으로 돼 있으며 연동운동을 통해 음식물을 위로 내려보냅니다. 위와 식도의 접합부 하부식도 조임근이 있어 위강 내의 음식물이나 위산의 역류를 방지해 줍니다.

식도는 이전에 단지 음식물을 위로 내려보내는 통로 정도로만 인식됐으나 식도 운동 질환에 관한 연구가 발전하면서 식도의 중요성이 커지고 있습니다. 식도의 윗부분, 즉 음식을 목에서 삼키는 부분은 우리가 의지대로 조절이 가능한 수의근voluntary muscle인 골격근으로 구성돼 있고 이후 음식물이 내려가는 대부분의 식도는 의지대로 조절이 안 되는 불수의근involuntary muscle인 평활근으로 돼 있습니다. 그렇기 때문에 음식을 먹을 때 본인의 의지대로 삼키는 등의 조절은 되지만 삼킨 이후에는 조절하지 못하고 본인 식도 기능에 의해 음식물이 위로 내려가게 됩니다.

연하곤란

일반적으로 음식물을 삼키거나 마시면 특별한 감각 없이 구강에서 식도를 통해 위로 내려가게 됩니다. 그런데 음식물이 식도에 걸려서 더디게 내려가거나 더 이상 내려가지 못하게 되는 경우를 연하곤란이라고 합니다. 이렇게 연하곤란이 생기면 음식이 지나갈 때 쓰라리거나 뻐근한 증상인 연하통이 동반되는 경우가 있습니다. 이

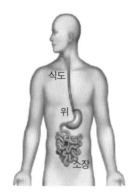
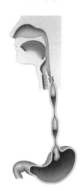

러한 연하곤란과 연하통은 목이나 식도에 무엇인가 걸린 느낌이 있는 이물감이나 음식이 소화 안 되는 느낌이 있는 상복부 불편감과는 구별되는 질환입니다.

여러 보고에 의하면 연하곤란은 젊은 나이에 비해 고령에서 더 잘 발생합니다. 나이가 들수록 구강, 인도, 식도의 기능이 저하돼 증가되는 것으로 파악됩니다. 한 보고에 의하면 65세 이상 고령 인구에서 연하곤란은 약 14%에서 발생했습니다. 활동을 잘하지 않거나 본인이 건강에 자신이 없는 경우, 이전에 뇌혈관 질환의 과거력이 있는 경우에 더 잘 발생했습니다. 물론 이러한 질환에 의한 것 이외에도 나이가 들면 식도 근육층에 있는 신경총의 신경세포 수가 감소하고, 또 각각 신경세포의 크기가 커지며, 식도 근육의 수축력이 감소하여 음식물이 내려가는 기능이 떨어지기 때문에 더 잘 발생할 수 있습니다. 하지만 연하곤란은 뇌졸중, 파킨슨병, 치매, 뇌신경 마비, 근육병증, 종양 등에 의해서도 발생할 수 있으므로 증상이 나타나면 신경과와 관련한 검사뿐 아니라 내시경 검사를 시행하여 혹시 식도암이나 게실 등의 다른 원인이 있는지 찾아봐야 합니다. 증상만 지속되는 경우에는 위장관 운동 촉진제 등의 투약을 해보는 것이 도움이 될 수 있습니다.

식도의 압력 증가나 식도 벽의 염증 등으로 생기는 식도 게실 역시 70대 이상의 남성에서 많이 발생합니다. 나이가 들면서 근육들의 수축에 불균형이 생기면서 압력을 많이 받는 식도 벽이 늘어나서 생기는 것으로 생각됩니다. 대부분의 작은 게실은 증상이 없어 경과 정도를 관찰합니다. 하지만 연하곤란, 음식물 역류, 심한 구취, 흡인성 폐렴 등의 증상이 발생하는 경우 내시경 치료나 수술적 치료 등을 하게 됩니다.

역류성 식도염

이 밖에도 위 내용물이 소량씩 식도로 역류하고 이러한 역류의 과정이 반복돼 식도 점막이 손상되고 염증이 나타나 증상을 일으키는 질환을 역류성 식도염이라고 합니다. 나이가 들수록 식도 기능이 저하되고, 특히 위에서 역류한 위산의 청소가 원활하지 않기 때문에 역류한 위산이 식도 내 오랫동안 머무르게 되는 바람에 식도 점막에 손상이 생기는 역류성 식도염이 잘 발생하게 됩니다.

연령이 증가할수록 하부식도 괄약근의 압력이 낮아져 식사 후 위산과 위강 내의 음식물이 식도로 역류를 잘하게 돼 역시 역류성 식도염이 잘 발생하게 됩니다. 그러므로 식사 후 최소 2~3시간 동안은 바로 눕지 말고 서 있거나 천천히 움직여 위의 내용물을 십이지장으로 내보내는 등 위산의 역류를 줄이는 습관이 필요합니다.

젊었을 때는 식후 바로 누워도 별다른 증상이 없을 수 있지만 나

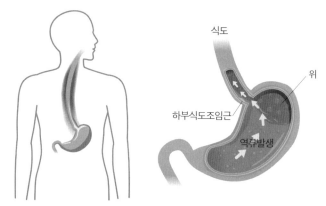

하부식도조임근의 힘이 약해지거나 부적절하게 열리면 위산이나 위속 내용물이 식도로 역류된다.

이가 들면서는 역류 증상이 심해질 수 있으니 생활 습관을 바꾸는 것이 필요합니다. 역류성 식도염을 진단받았다면 앞서 설명한 생활 습관을 조절하면서 위산 억제제 등의 적절한 투약을 하는 것이 증상 호전과 합병증 예방에 도움이 됩니다.

한국인은 위암 발생률이 높다

위의 구조

위는 섭취한 음식물이 식도를 통해 내려가서 일시적으로 저장하고 소화 기능을 하는 주머니 모양의 소화 기관입니다. 우리 몸에서 배의 왼쪽 윗부분 왼쪽 갈비뼈 아래에 위치하며 위로는 식도와 연결되고 아래로는 십이지장과 연결돼 있습니다. 위에서는 위염, 위궤

위의 구조

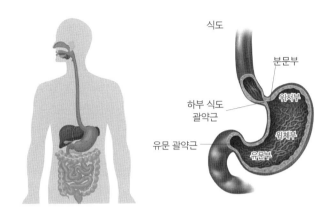

식도

분문부

하부 식도
괄약근

위저부

위체부

유문 괄약근

유문부

양 등 질환이 많이 발생합니다. 특히 한국인에서는 위암의 발생률이 높기 때문에 다른 장기보다 자세히 알아보는 것이 좋습니다.

위의 구조는 크게 분문부, 위저부, 위체부, 유문부로 나눌 수 있습니다. 이 중 분문부는 식도와 연결되는 상부의 좁은 부위이고 위저부는 왼쪽에 돌출된 부위이며 가로막, 즉 횡격막과 닿아 있는 부위입니다. 위체부는 위의 대부분을 차지하며 위의 중심을 이루는 부분이고 유문부는 십이지장과 연결된 부분으로 유문괄약근이 있어 담즙이나 소화액 등이 십이지장에서 위로 역류하는 것을 방지해 줍니다.

위의 기능

우리 몸에서 위는 식도를 통해 들어온 음식물을 일시 저장하고 위 운동과 소화액이 포함된 위액을 분비해 음식물을 잘게 부수어 소화시키는 기능을 합니다. 특히 위에서 분비되는 위액은 강한 산성을 띠는 액체로 단백질 소화에 필요한 펩신의 활성을 도우며 살균 작용도 수행합니다. 위 점막에는 여러 가지 세포가 있는데 이 중에서 위선은 점액세포, 주세포, 벽세포로 구성돼 있습니다. 점액세포에서는 알칼리성의 점액을 분비하여 위산으로부터 위 점막을 보호해주고, 주세포에서는 단백분해효소인 펩신을 분비하고, 벽세포는 주로 위체부에 존재하며 강한 산성을 띠는 위산의 주성분인 염산과 내인자를 분비합니다.

소화불량

흔히 이야기하는 소화불량은 음식을 섭취한 후 일어나는 소화장애 증상을 말합니다. 위, 십이지장을 비롯한 소장, 간, 담도계 질환을 비롯한 소화 기관에서 다양한 원인에 의해 나타나는 모든 불쾌감과 증상을 의미합니다. 이러한 소화불량은 특정한 증상이 있는 것이 아니라 속쓰림, 트림, 구역질, 상복부 불쾌감, 위장의 팽만감 등과 같은 소화기 증세와 더불어 복통까지 동반돼 일어나는 모든 증상을 포함합니다. 소화불량에는 다양한 원인이 있기 때문에 여러 검사를 통해서 정확한 원인을 찾는 것이 중요합니다.

일반적으로 나이가 들면서 위의 운동성이 감소하고 음식물을 십이지장으로 배출하는 능력이 감소되는 위 배출 지연이 생깁니다. 음식의 종류나 양, 복용하는 약제, 기저 질환 등에 따라서 차이가 있지만 보통 음식을 먹으면 식도를 거쳐 위로 내려간 음식이 십이지장을 넘어가는 데는 약 3.5시간 정도 걸리게 됩니다. 위에 음식물이 들어가면 위의 근육이 수축하면서 음식물을 작게 만들고 위산과 단백질 분해효소 등으로 걸쭉한 상태로 음식물을 만들어 이후 십이지장부터 시작되는 소장에서 소화가 잘되도록 합니다.

하지만 나이가 들어 위의 수축력이 저하되면 음식물을 부수는 기능이 떨어져 음식물이 위 안에 오래 남아 있게 되고 위 점막이 얇아지는 위축성 위염이 발생하면 다양한 기능을 하는 위액의 분비 역시 감소해 소화 작용이 저하됩니다. 그렇기 때문에 나이가 들면 식사량과 종류의 조절이 필요하고 젊었을 때와 똑같이 식사하면 소화가 안 되는 소화장애 현상이 더 빈번하게 나타나게 됩니다. 증상의 원인을 찾기 위한 다양한 복부 검사들에서 종양 등의 기질적 질환이 없는 경우 이를 기능성 위장 장애로 진단하는 경우가 많습니다. 증상에 따라서 위산 억제제, 위장관 운동 촉진제, 소화제, 가스 제거제, 진통제 등 약제를 투약해 치료하게 됩니다.

하지만 위의 경우에는 노화에 의한 기능 저하 외에도 앞서 설명한 약제, 기저 질환, 특히 한국인의 경우에는 헬리코박터 파일로리 균의 감염, 위암 발생 등 다른 원인도 많습니다. 따라서 소화불량 증상이 생겼을 때는 복용하는 약제를 파악하고, 내시경을 통해서 위의 상태를 알아보고, 필요하다면 헬리코박터 파일로리 균의 치료가 도움이 될 수 있습니다.

위축성 위염과 장상피 화생

고령이 될수록 남성과 여성 모두 위축성 위염이나 장상피 화생의 발생이 증가하게 되고, 특히 헬리코박터 파일로리 균에 감염되면 그 확률이 증가하게 됩니다. 위축성 위염이란 다양한 원인의 염증이 만성적으로 발생 시 위점막 세포가 소실되어 위점막의 두께가 얇아지는 것입니다. 위축성 위염이 지속되면 위점막이 장점막으로

바뀌는 장상피 화생이 발생하게 됩니다. 이러한 위축성 위염과 장상피 화생의 가장 중요한 원인은 헬리코박터 파일로리 균 감염입니다. 헬리코박터 파일로리 균에 감염된 사람에서 위축성 위염이 동반되면 헬리코박터 파일로리 균에 감염됐지만 위축성 위염이 없는 사람보다 약 5배 증가하고 헬리코박터 파일로리 균에 감염되지 않고 위축성 위염도 없는 사람보다는 약 14.5배 증가하게 됩니다.

물론 헬리코박터 파일로리 균에 감염돼 있다고 전부 위축성 위염과 장상피 화생이 생기는 것은 아니고 위축성 위염과 장상피 화생이 있다고 전부 위암이 생기는 것도 아닙니다. 위축성 위염이나 장상피 화생은 따로 치료법이 있지 않고 또 위암이 갑자기 발생하는 경우는 많지 않습니다. 그렇기 때문에 내시경 검사에서 위축성 위염이나 장상피 화생이 있다고 진단되면 의료진은 1~2년마다 정기적인 내시경을 권유해 위선종이나 위암의 조기 발견을 통한 빠른 치료 기회를 얻을 수 있게 합니다. 그리고 이러한 위험들을 줄이기 위해 가능하면 헬리코박터 파일로리 균이 있는지 검사 후 제균 치료를 하는 것이 좋겠습니다.

소화성 궤양

나이가 들면 위점막에서 나오는 위산의 양이 줄어들게 됩니다. 하지만 상대적으로 점막에 가는 혈류가 줄어들고 방어인자의 기능도 떨어지면서 위궤양이나 십이지장 궤양, 즉 소화성 궤양은 더 잘 생기게 됩니다. 더욱이 최근 고령화 사회가 되면서 관절염 등에 사용하는 진통소염제의 복용이 늘어나고 심혈관 질환에 사용되는 아스피린 등의 항혈전제 처방도 증가하면서 궤양의 발생이 더 증가하게

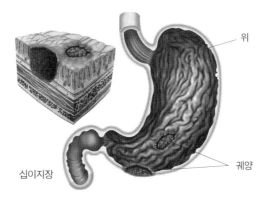

소화성 궤양

위

궤양

십이지장

되었습니다. 진통소염제나 아스피린을 복용하면 위점막층에 손상을 주고, 방어기전을 저하시켜 궤양의 발생이 증가하고, 항혈전제를 복용하면 출혈의 경향이 증가합니다. 특히 여러 약제를 같이 복용하면 궤양과 궤양에 의한 출혈의 빈도가 증가하게 됩니다.

여러 연구에서 소화성 궤양의 위험 인자로는 이전 궤양의 과거력이 있는 경우, 여러 종류의 진통소염제를 복용하거나 고용량으로 복용하는 경우, 헬리코박터 파일로리 균 감염이 있는 경우, 그리고 70세 이상의 고령 등을 꼽습니다. 이러한 환자들은 궤양 발생에 주의하고 필요시 예방을 위한 약제 복용이 권유되기도 합니다.

또한 노인에서의 소화성 궤양은 비교적 흔하지만 자각 증상이 크지 않아 본인도 모르는 사이에 심해지고 갑자기 출혈이나 천공으로 나타나기도 하는데 위궤양 및 십이지장 궤양의 빈도, 입원율, 사망률은 몇 배 더 높습니다. 특히 65세 이상의 환자에서 소화성 궤양에 의한 출혈이 발생된 경우 사망률은 8~10%에 이른다는 보고도 있습니다. 나이가 들어서 발생하는 궤양은 특징적인 상복부 동통,

음식물 섭취와 관련된 전형적 통증, 통증이 다른 부위로 퍼지는 전형적인 양상 등이 없거나 이러한 양상이 변형되어 나타날 수 있어 노인 환자에게서는 출혈이나 천공과 같은 합병증이 더 흔하게 발생합니다. 특히 이러한 합병증은 약 60~80%가 평소에 특별한 증상이 없다가 갑자기 생기는 것으로 보고됐습니다.

노인에게서 거대 양성 궤양이 내시경에서 보이면 대부분 체중감소, 식욕 감퇴, 저알부민 혈증, 빈혈 등의 증상이 동반되는 경우가 많아 위암 등 악성 종양과 감별이 어려울 때가 많습니다. 최근에 내시경을 시행하지 않았다면 내시경을 통한 위 검사를 하는 것이 빠른 진단을 할 수 있으며 대변 색이 까맣게 나오는 흑색변이 있는 경우나 빈혈 증상이 있는 경우는 병원에 방문해 궤양 등을 확인해보는 것이 좋습니다.

영양 유지에 중요한 소장도 검사하자

소장의 구조와 기능

소장은 위와 대장 사이에 있는 우리 몸에서 가장 긴 장기로 5~7미터 정도의 길이이며 십이지장, 공장, 회장으로 구성돼 있습니다. 소장에서는 주로 음식물을 소화시키고 흡수하여 대부분의 영양분을 섭취하며 남은 찌꺼기를 대장으로 내려보내는 역할을 합니다.

소장 중 십이지장에서는 탄산수소나트륨과 점액을 분비하여 위에서 내려오는 산성의 내용물을 중화하고 점액은 산성인 위액으로부터 소장을 보호해줍니다. 또한 소장에서는 장액이 분비되는데 여

소장

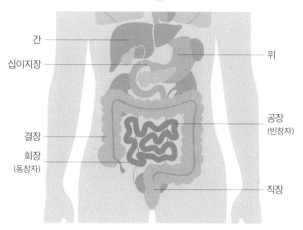

간

십이지장

위

공장
(빈창자)

결장

회장
(동창자)

직장

러 종류의 소화효소가 포함돼 있어 음식물의 소화를 돕게 됩니다. 소화된 영양분은 소장의 점막에 있는 융모로 흡수되는데 융모의 둘레는 모세혈관과 연결돼 있어 흡수된 영양분들은 혈관으로 들어가 우리 몸의 영양 유지에 가장 중요한 역할을 하고 있습니다.

소장의 흡수 장애

소장은 질병이 적고 검사가 어려워 아직 많은 연구가 돼 있지 않은 장기입니다. 노화와 소장 운동성의 관련성에 관한 연구 역시 많지 않지만 그 관련성은 크지 않다는 보고들이 있습니다. 나이가 들어도 소장의 기능 변화는 크지 않지만 위에서 나오는 위산의 분비가 감소돼 이에 의한 살균 작용이 약화되고 그로 인해서 소장에 세균들이 많이 생기는 세균 과다 증식증과 이에 따른 흡수 장애가 유발될 수 있습니다. 결국 이러한 흡수 장애로 인한 영양 장애가 생길 수 있으므로 소화장애가 있을 때는 식도와 위 등의 검사에서 이상이 없으면 소장 검사도 고려해보는 것이 좋겠습니다.

　나이가 들면서 생기는 소화장애는 다양한 증상으로 생길 수 있습니다. 식도, 위, 소장의 노화 과정에 의한 가능성뿐 아니라 기저 질환, 복용하는 약제, 연하곤란, 역류성 식도염, 소화성 궤양, 세균 과다 증식증에 의한 흡수 장애, 악성 종양 등에 의한 가능성도 항상 고려해야 합니다.

　과식을 피하면서 본인에게 적절한 식사량을 찾고 먹으면 불편한 음식들이 있으면 조절해 드시는 것이 도움이 됩니다. 특히 위산 분비를 촉진하고 위점막의 손상을 주는 술, 위산 분비 촉진과 각종 위암 유발 물질이 있는 담배, 위산 분비를 촉진하고 하부 식도 괄약근 이완을 통한 위장장애 및 역류성 식도염을 악화시킬 수 있는 커피 등을 끊거나 줄이는 게 좋습니다. 또 식사 후 약 2~3시간 뒤에 취침하는 습관을 들이는 것이 소화장애를 호전시키거나 예방하는 데 도움이 됩니다. 물론 이러한 생활 습관 조절에 더하여 정기적인 내시경 등의 검사를 받는 것도 중요합니다. 검사 결과에 따라 필요하면 적절한 투약을 하는 것이 숨겨진 질환을 놓치지 않고 조기 발견으로 쉽게 치료될 수 있는 질환을 키우지 않는 길이 될 것입니다.

7장

식단
: 식단만 바꾸어도 젊어진다

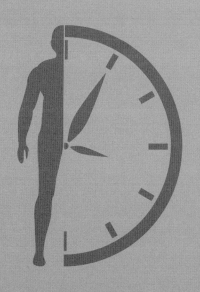

강신숙

서울아산병원 영양팀 임상영양사

중앙대학교 식품영양학과를 졸업했다. 이화여자대학교에서 석사학위를
받았고 한양대학교에서 박사학위를 받았다. 1994년부터 서울아산병원
영양팀에서 입원 환자의 치료 목적에 맞는 환자식 관리 업무를 시작으
로 1999년부터는 신경계 질환, 중환자, 신장질환, 암 등 다양한 질환의
영양치료를 담당하는 임상영양사 업무를 수행해 오고 있다. 현재 서울
아산병원 영양팀장으로 재직 중이며 한국임상영양학회 이사와 서울시
병원영양사회 회장으로 활동하고 있다.

저널리스트 댄 뷰트너는 저서 『블루존』에서 2000년대 중반부터 100세 이상 사는 주민들이 모인 '블루존Blue Zone'을 통해 오랜 세월 동안 실천했던 노화를 늦출 수 있는 식습관을 소개했습니다. 식물성 식품과 가공되지 않은 천연식품 위주의 장수식단을 기반으로 『더 블루존 아메리칸 키친』을 출간했습니다. 또한 생체나이와 생활습관을 연구하는 생화학자 빌 앤드루스는 DNA까지 일치하는 본인의 쌍둥이 형제가 운동과 식사를 포함한 생활 습관 차이가 누적되면 텔로미어로 측정하는 생체나이가 25년까지 차이가 난다는 것을 발표하여 관심을 받기도 했습니다.

식사를 포함한 생활 습관의 변화는 누구든지, 어디에 살든지, 지금 당장 시작해 건강한 노화를 활성화시키는 방법일 수 있습니다. 그동안은 노화를 시간의 흐름에 따른 자연의 섭리라고 생각해 지속적인 실천이 어려웠다면 우리 몸에 '무엇을 집어 넣을 것인가' 또는 '무엇을 집어넣지 않을 것인가'를 선택하는 현명한 방법을 제시하고자 합니다.

영양 관리로 젊음을 유지하자

에너지 제한과 노화

영양실조 없는 에너지 제한은 식사량 제한이고 일상적인 식사에서 20~40%는 줄이되 영양소의 부족은 없도록 하는 것을 말합니다. 1935년에 에너지 제한이 수명을 연장할 수 있다는 가설이 등장한 이후 노화와의 관련성에 대해 꾸준히 연구되고 있습니다.

에너지 섭취 제한으로 산화적 스트레스를 감소시켜 몸에 일어나는 만성 염증을 감소시킴으로써 노화, 당뇨, 고혈압, 동맥경화, 치매, 암과 같은 질환을 억제시킬 수 있다는 주장이 있습니다. 또한 노화에 따른 DNA 손상을 감소시켜 유전자들의 발현이 변하는 것을 억제함으로써 노화를 지연시킨다고 설명되기도 합니다. 장수 지역으로 잘 알려진 일본의 오키나와인을 대상으로 한 연구에서 60~64세 미국인들보다는 사망률이 50% 낮았으며 심장병, 뇌졸중, 암 등으로 인한 사망률이 일본 본토보다 30~40% 낮았습니다. 그들은 일본인보다 20%, 미국인보다 40%나 에너지를 적게 섭취하고 있다고 합니다. 그러나 무조건 에너지 섭취를 제한해 전체적인 영양소 섭취가 부족하면서 근육량 감소와 골다공증 증가 등의 부작용도 보고되고 있어 건강한 체중을 유지할 수 있는 에너지 섭취가 필요합니다.

혈당 스파이크와 노화

마이야르 반응maillard reaction에 의하면 포도당 분자가 다른 종류의 분자와 부딪힐 때 갈변이 일어나고 당화glycation되고 당화된 분자는 영구 손상을 입게 됩니다. 갈변이 노화이고 노화가 갈변이므로 체내의 갈변 과정을 느리게, 즉 혈당 스파이크라고 하는 높은 혈당 변동성을 방어하는 것이 노화의 진행을 늦출 수 있는 것입니다. 과식으로 인한 산화적 스트레스와 당화 반응의 조합은 염증 반응을 일으킵니다. 이는 당뇨, 뇌졸중, 심장질환, 간 질환, 비만, 암을 포함한 만성질환의 원인이 됩니다.

과잉된 포도당에 의한 당화 반응으로 우리 몸의 손상을 예방하기 위해 인슐린이 분비돼 당류를 간, 근육, 지방세포에 저장하게 되는데 만성적으로 늘어난 인슐린은 비만, 2형 당뇨병 등을 유발하게 됩니다. 따라서 혈당 곡선을 완만하게 유지하고 혈당 스파이크를 예방하는 식습관의 유지가 필요하겠습니다.

파이토케미컬과 노화

채소와 과일은 항산화 비타민과 여러 종류의 파이토케미컬을 함유해 항산화 식품으로 작용하고 있습니다. 선행된 연구에 의하면 세포의 산화와 손상을 감소시켜 주고, 암세포의 성장과 노화를 지연시키고, 면역기능을 증가시키고 해독작용을 하는 것으로 알려져 있습니다. 파이토케미컬phytochemical은 식물성을 의미하는 '파이토phyto'와 화학을 의미하는 '케미컬chemical'의 합성어로 건강에 도움을 주는 생리활성을 가지고 있는 식물성 화학물질을 의미합니다.

파이토케미컬의 종류로는 카로티노이드, 플라보노이드, 페놀 화

색깔별로 살펴보는 컬러 푸드의 질병 예방 효과

색깔	항산화 성분	함유 식품
레드 푸드 (항암, 혈관·심장질환 예방)	라이코펜, 안토시아닌, 엘리그산	사과, 토마토, 석류, 딸기, 수박, 붉은 피망, 고추, 비트, 크랜베리, 체리
옐로우 푸드 (눈 건강, 면역강화, 노화 지연, 심장질환 예방)	카로티노이드	단호박, 고구마, 살구, 밤, 오렌지, 귤, 파인애플, 당근, 감, 옥수수
그린 푸드 (눈 건강, 간, 폐, 혈관 건강)	루테인, 지아잔틴, 클로로필, 인돌	녹색잎 채소, 피스타치오, 콩류, 오이, 브로콜리, 케일, 양배추, 시금치
퍼플·블랙 푸드 (뇌, 심장, 뼈, 인지기능 증진, 항암, 노화 지연)	안토시아닌, 레스베라트롤	가지, 적채, 포도, 블루베리, 자색 고구마, 흑미
화이트 푸드 (심장질환 예방, 항균, 항암)	안토잔틴, 알리신, 쿼르세틴	마늘, 양파, 무, 배, 더덕, 버섯, 도라지, 마늘, 양파

합물, 이소플라본, 설포라판, 알릴 화합물, 리모넨, 인돌, 리그난, 사포닌 등이 있습니다. 파이토케미컬은 건강에도 도움을 주지만 식품의 독특한 맛, 향, 색깔을 부여해 각각의 음식을 특징지어 주기도 합니다. 이를 위의 표와 같이 재미있고 알기 쉽게 컬러 푸드로 정리할 수 있습니다.

오메가-3 지방산과 노화

지방은 식품 급원에 따라 동물성 지방과 식물성 지방으로 나뉘고 지방산의 함량에 따라 고체 또는 액체 상태를 유지하게 됩니다. 식생활이 서구화되면서 지방의 섭취는 예전에 비해 점점 증가했고, 특히 포화지방산 섭취의 증가는 비만, 동맥경화, 뇌 심혈관 질환 등의 만성질환의 원인이 되고 있습니다. 우리 몸에 이로운 착한 지방에는 불포화지방산이 주로 함유돼 있습니다. 이는 식물성 기름, 견과류, 씨앗류와 같은 식물성 식품과 연어, 고등어 등의 생선에도 들어 있습니다.

불포화지방산은 저밀도LDL콜레스테롤을 감소시켜 혈관 건강에 도움이 되며 특히 오메가-3 지방산이 풍부한 생선의 섭취는 항혈전과 항염증 작용을 통해 치매를 예방할 수 있습니다. 오메가-3 지방산의 일종인 도코사헥사엔산DHA는 특히 뇌에 많이 존재하여 뇌 기능의 발달과 유지에 영향을 미칩니다. 또한 여러 역학조사 결과 식물성 식품, 생선, 해산물로 오메가-3 지방산 함량이 높은 식사를 할 때 노화 과정에서 인지기능이 저하하는 위험성을 감소시켰다고 합니다.

영양과 근골격계 노화

근육의 양과 강도는 30세에 최대가 되고 40~50대 이후부터 감소합니다. 근육 강도가 근육량에 비해 2배 정도 많이 감소하며 70세 이후가 되면 양과 강도 모두 그 이전보다 2배씩 빠른 속도로 감소한다고 합니다.

근 감소는 체력 저하, 운동능력 저하, 낙상, 골다공증, 골절로 인한 삶의 질 저하, 사망률 증가와도 관련성이 있습니다. 평소 건강하고 충분한 근육 유지가 중요하며 골격근의 20% 정도는 단백질로 구성돼 있으므로 음식을 통한 충분한 단백질 섭취가 권장됩니다. 식사에 포함된 단백질이 근육단백질 합성에 도움을 주기 위해서는 30그램 이상의 섭취가 이루어져야 하며, 하루 90그램의 단백질을 10, 20, 60으로 나누어 섭취하는 것보다 매 끼니 30그램씩 나누어 섭취하는 것이 바람직합니다.

근육을 만들고 유지해주는 단백질 식품으로는 식물성보다는 기름기 적은 살코기, 해산물, 생선, 계란, 요거트 등의 동물성 단백질 식품이 효과적이라는 연구결과가 있습니다. 비타민 C, 마그네슘, 셀레늄과 같은 항산화 영양소도 근육량과 근력 유지에 효과적입니다.

장내 미생물과 노화

인체의 미생물 가운데 대부분이 바로 '장내 미생물'이고 특히 대장에 수백 종의 많은 미생물이 존재하며 대변량의 35~50%를 차지합니다. 소장과 대장은 소화관이면서 매우 중요한 면역기관입니다. 전신의 면역세포의 60%가 장점막에 존재하면서 식사 중 단백질에 대한 면역반응을 조절하며 식품 알레르기, 병원균, 바이러스, 기생충 등으로부터 보호하는 역할을 합니다.

노화에 따른 면역기능 저하 과정에서 장내 미생물이 미치는 영향력이 매우 크기 때문에 장내 미생물의 항상성이 수명에도 영향을 주게 됩니다. 장내 미생물의 양과 종류별 분포는 거주지나 개인의 식사 구성에 따라 다르지만 노화가 되면서 몸에 유익한 미생물은 감소하고 다양성도 감소합니다. 장내 미생물의 구성과 활성의 변화는 영양소의 흡수와 대사에 영향을 주어 비만, 지질 이상, 동맥경화, 인슐린 저항성, 당뇨 지방간과 간염 등의 위험성을 조절한다고 보고되고 있습니다.

건강한 장내 미생물을 유지하기 위해서는 프로바이오틱스probiotics와 프리바이오틱스prebiotics를 잘 활용하는 것을 생각해볼 수 있겠습니다. 프로바이오틱스는 체내에 들어가서 건강에 좋은 효과를 주는 살아 있는 균으로 보통의 유산균을 말합니다. 프리바이오틱스는 몸에 유익한 미생물인 프로바이오틱스의 먹이로 장내 유익균의

장내 미생물이 건강에 미치는 영향

장 질환	염증성 또는 과민성 장 질환의 경우 건강한 사람의 대변에서 분리한 장내 미생물을 이식하면 증상을 호전시킴
성장발육, 수명연장	생쥐에게 장내 유익균인 비피도박테리움 락티스를 먹였더니 영양소 흡수와 대사 과정에서 영향을 미쳐 성장발육이 좋아졌고 수명도 연장되었음
비만, 당뇨, 동맥경화	장내 유익균은 지방축적과 염증 반응을 감소시켜 비만과 비만 관련 대사성 질환을 억제함
우울, 자폐증	장내 유익균이 합성 분비하는 물질이 뇌 기능에 영향을 줌. 유산균을 투여한 쥐의 뇌에서 신경전달 물질인 감마아미노뷰티르산의 합성이 증가하여 증세가 호전됨

성장이나 활성을 돕는 물질은 말합니다. 일상 식생활에서 채소, 과일, 통곡물 등의 섭취를 통해 식이섬유소를 증가시키는 것으로 장내 유익균의 성장이나 활성에 도움을 줄 수 있습니다.

건강한 노화를 위해 식생활을 관리하자

에너지 섭취량을 알고 식사를 합니다

나에게 하루에 필요한 식사량(에너지)을 정하기 위해서는 우선 자신의 키에 맞는 표준체중(건강 체중)과 나의 비만도, 활동량을 알아야 합니다. 표준체중이란 일상생활 속에서 몸을 건강하게 유지하는 데 가장 알맞은 체중을 말합니다.

① 표준체중(건강 체중) 계산하기
남자: 표준체중(킬로그램) = 키(미터) × 키(미터) × 22
여자: 표준체중(킬로그램) = 키(미터) × 키(미터) × 21

② 비만도 계산하기

체질량지수**BMI, Body Mass Index** $=$ 체중(킬로그램)÷키(미터)÷키(미터)

분류*	체질량지수(kg/m²)
저체중	〈 18.5
정상	18.5~22.9
비만 전 단계	23.0~24.9
1단계 비만	25.0~29.9
2단계 비만	30.0~34.9
3단계 비만	≥ 350.0

*비만 전 단계는 과체중 또는 위험체중 3단계 비만은 고도비만으로도 명기
(출처: 대한비만학회 비만진료지침, 2022)

③ 건강 체중 유지를 위한 필요에너지 구하기

현 체중 유지를 위한 하루 섭취 에너지

$=$ 현재 체중(킬로그램)×활동 및 비만도에 따른 체중당 에너지

(kcal/킬로그램)

비만도	가벼운 활동	보통 활동	심한 활동
과체중 및 비만	25	30	35
정상	30	35	40
저체중	35	40	45

☞ 비만이라 체중 감량이 필요하면 현재 필요한 에너지에서 500칼로리를 줄이는 것을 권장합니다. 평소 식사량의 70%만 섭취하고 기름 사용량을 매끼 1찻술로 줄이는 수준입니다. 이렇게 실천하면 1주일에 0.5킬로그램, 한 달에 2킬로그램을 감량할 수 있습니다.

단백질 식품을 매 끼니 규칙적으로 섭취합니다

건강한 성인이 식후 근육단백질 합성을 촉진하려면 체중 1킬로그램당 0.4그램의 단백질이 필요합니다. 10~20그램의 단백질 섭

취는 근육단백질 섭취에 도움이 되지 않으며 매 끼니 25~30그램씩 일정하게 섭취하도록 합니다.

근육단백질 합성을 위한 하루 단백질 섭취량은 체중 1킬로그램당 1.2그램입니다. 75킬로그램의 체중이면 하루 90그램의 단백질이 목표입니다. 우리가 하루에 밥, 채소, 유제품에서 섭취하는 단백질이 30그램이고 실제 질 좋은 단백질 급원식품(고기, 생선, 해산물, 계란, 두부 등)으로는 60그램을 섭취해야 하고, 매 끼니 20그램을 기준으로 한다면 실제 식품으로는 고기 100그램, 생선 120그램, 계란 2.5개, 두부 200그램 중 한 가지는 꼭 섭취해야 합니다.

장수하는 사람들의 단백질 급원 선택 횟수를 살펴보면 고기는 주 1회, 생선은 주 3회, 콩이나 두부류는 매일, 계란은 주 3개를 섭취하는 것으로 보고되고 있고, 동물성보다는 식물성 급원을 권장하고 있습니다. 단 관리 중인 만성질환이 있다면 단백질 분량이나 급원식품은 담당 의료진의 처방에 따라야 합니다.

건강한 지방 섭취를 생활화합니다

착한 지방으로 알려진 불포화지방산은 우리 몸의 세포막을 형성하며 뇌에 가장 많이 분포돼 있고 체내에서 합성이 어려워 반드시 식품을 통해 섭취해야 합니다. 크게 오메가-3 지방산과 오메가-6 지방산으로 나누어집니다. 오메가-3 지방산은 꽁치, 고등어, 연어 등 등푸른생선과 견과류에 풍부합니다. 오메가-6 지방산은 해바라기씨유, 콩기름, 옥수수기름 같은 식물성 기름에 많이 들어 있습니다. 특히 우리나라에서 많이 사용하는 들기름은 약 50%가 넘는 오메가-3 지방산이 들어 있어 조리에 많이 활용하는 것이 바람직하

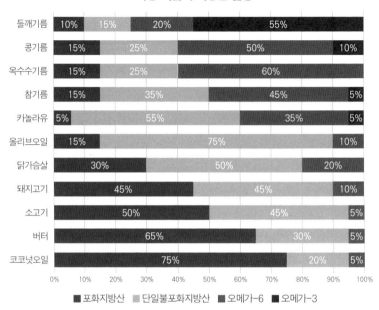

각종 식품의 지방산 함량

식품	포화지방산	단일불포화지방산	오메가-6	오메가-3
들깨기름	10%	15%	20%	55%
콩기름	15%	25%	50%	10%
옥수수기름	15%	25%	60%	
참기름	15%	35%	45%	5%
카놀라유	5%	55%	35%	5%
올리브오일	15%	75%		10%
닭가슴살	30%	50%	20%	
돼지고기	45%	45%	10%	
소고기	50%	45%	5%	
버터	65%	30%	5%	
코코넛오일	75%	20%	5%	

■ 포화지방산　■ 단일불포화지방산　■ 오메가-6　■ 오메가-3

겠습니다.

반대로 나쁜 지방은 실온에서 고체로 존재하는 포화지방과 트랜스 지방을 들 수 있습니다. 포화지방은 유제품과 육류제품 등 동물성 식품에 많이 들어 있고 총콜레스테롤과 혈관 건강을 위협하는 저밀도LDL 콜레스테롤을 증가시킵니다. 트랜스 지방산은 주로 튀김, 구운 제품, 가공식품에 많이 들어 있습니다. 혈관의 청소부 역할을 하는 고밀도HDL 콜레스테롤을 감소시켜 포화지방보다 건강에 더 해롭습니다.

건강한 지방 섭취를 위해서는 다음 수칙을 활용해 보세요.

① 고기는 살코기로 선택하고 등푸른생선을 주 3회 이상 섭취하

세요.

② 마가린과 버터보다는 식물성 기름을 적당히 사용하세요.

③ 간식으로 도넛이나 과자류보다는 견과류를 하루 한 줌 섭취하세요.

④ 과체중이거나 비만인 경우 식물성 기름은 매끼 1찻술 미만으로 섭취하세요.

1일 5색 이상의 신선한 과일과 채소를 챙겨서 섭취합니다

신선한 채소와 과일은 비타민과 무기질을 함유하고 있습니다. 이는 우리가 섭취한 밥, 반찬의 영양소가 효과적으로 사용되도록 도와주는 조력자의 역할을 담당하고 있습니다. 단조로운 밥상에 알록달록 선명한 색과 독특한 향, 아삭아삭한 질감과 싱그러움은 조화로운 식생활과 건강한 삶을 유지하는 데 도움을 줍니다.

빨간색을 띠는 채소와 과일은 라이코펜과 안토시아닌이라는 파이토케미칼과 함께 비타민 C와 엽산이 많이 함유돼 있습니다. 황금색 채소와 과일에는 카로티노이드라는 파이토케미칼과 함께 비타민 C, 오메가3 지방산, 엽산이 함유돼 있습니다. 녹색 채소에는 클로로필, 루테인, 인돌이라는 파이토케미컬이 함유돼 있고 아울러 엽산, 비타민 K, 칼륨이 많이 함유돼 있습니다. 보라·검정 채소와 과일에는 안토시아닌이라는 파이토케미컬이 함유돼 있고 세포손상을 막아 노화 예방과 면역력 증강에 효과적입니다. 하얀색 과일과 채소에는 안토잔틴이라는 파이토케미컬을 함유하고 있고 콜레스테롤 감소와 심장 건강에 도움을 줍니다. 아울러 장내 유익한 미생물인 프로바이오틱스의 먹이로써 채소와 과일에 함유된 섬유질은 매우 중요합니다. 우리나라의 만성질환 예방관리를 위한 채소와 과일 권고 섭취기준인 1일 500그램(1일 과일 1개 주먹 크기, 매끼 2접시 채소)을 하루 5색으로 밥상을 구성해 보도록 합니다.

발효식품을 섭취합니다

미생물이 효소를 이용해서 유기물을 분해시켜 우리 몸에 유용한 물질을 만들어주는 것을 발효라고 합니다. 우리가 매일 먹는 김치류를 포함한 채소 절임류, 된장이나 청국장, 치즈나 요거트가 대표적인 발효식품입니다.

발효 과정에서 유산균이 증식하면 원재료가 소화되기 쉬운 형태로 분해되고 장 속에서 유해균이 생기지 않도록 억제합니다. 발효로 생기는 치즈의 CLA(체지방분해 성분), 청국장의 낫토키나아제 효소(혈전용해 효과), 폴리감마글루탐산(칼슘 흡수 촉진), 레반(체내 인슐린 유사 작용) 등의 새로운 물질이 체내 신진대사를 건강하게 하는데 도움을 줍니다. 채소와 발효식품을 상대적으로 많이 먹는 장수마을 거주자들이 도시 거주자들보다 장 속 유산균이 3~5배 정도 많다는 식약처의 조사결과가 이를 뒷받침해 주고 있습니다. 따라서 평소 식탁에 청국장을 포함한 된장국과 김치류가 자주 올라오는 우리나라 식단은 건강한 장수에 일조하는 식사 패턴이라 할 수 있겠습니다. 단 찌개와 절임류로 인한 지나친 나트륨 섭취는 주의해야 합니다. 이와 함께 유산균 발효유에는 1밀리미터당 보통 1억 마리의 유산균이 들어 있어 한 병(150밀리리터)을 마시면 150억 마리의 유산균을 섭취하게 되고 아울러 칼슘과 단백질 섭취 등 추가적인 영양 섭취도 할 수 있습니다.

완만한 혈당 곡선을 유지하는 식습관을 가집니다

음식을 먹는 데도 순서가 있습니다. 혈당 스파이크를 줄이기 위해 장에서 포도당의 흡수를 천천히 하도록 유도하는 식사 순서입니다. 채소 → 단백질 식품(고기, 생선, 계란, 두부류) 또는 지방 식품 → 탄수화물 식품(밥, 빵, 면류)의 순서를 지킵니다. 각각의 식품을 블록이라고 한다면 소화와 흡수되는 속도가 느린 것부터 섭취해 장으로 도달하는 속도를 늦춰주는 원리입니다. 채소의 섬유질을 통해 포도당 분해 작용을 억제하고 장에서 그물망을 만들어 포도당의 혈액으로 이동을 줄여줍니다. 이를 통해 혈당 곡선이 완만해지고, 췌장은 인슐린을 덜 생산하고, 줄어든 인슐린은 우리 몸을 더 빠르게 지방연소 모드로 전환하는 것을 도우며 체중 감량과 더불어 긍정적인 결과를 가져옵니다. 과일은 식사 직후에 식품의 옷을 골고루 순서대로 입힌 상태에서 먹어서 과일의 과당흡수는 줄이고 비타민과 무기질과 파이토케미컬의 섭취를 주로 하도록 유도합니다.

식사가 끝나면 10~20분 정도 운동을 해서 혈당 스파이크가 정점에 이르는 것을 예방합니다. 식사 후 혈당이 정점을 찍을 때 가만히 있으면 세포에 포도당이 많아지고 염증이 증가하고 과잉된 포도당은 간, 근육, 그리고 지방에 저장됩니다. 반대로 운동을 하면 근육에 에너지를 공급하기 위해 과잉된 포도당을 태우는 반응이 우리 몸에 일어나게 됩니다.

탄수화물에 다양한 옷을 입혀 균형 잡힌 식사를 합니다

우리 몸에 필요한 영양소는 40여 가지 이상으로 한 가지 식품이 모든 영양소를 가지고 있지 않고 식품마다 들어 있는 영양소의 종류

식품군별 주요 영양소와 역할

식품군	주요 영양소	주요 역할
곡류	탄수화물	세포에 에너지를 공급하는 중요한 연료 도정 안 된 전곡류(현미, 귀리 등의 잡곡류 권장)
어육류	단백질	몸의 조직, 혈액, 체액, 면역 체계를 구성 고기는 살코기, 기름기 적은 부위 권장
유지·당류	지방, 단순당류	필수지방산을 공급하고 지용성 비타민 흡수에 도움 단순당류는 음식의 풍미를 주고 에너지 증가
채소류	비타민, 무기질, 섬유소	밥과 반찬의 영양소가 몸에서 효과적으로 사용될 수 있도록 도와주는 조력자 매끼 2가지 이상 다른 색깔로 섭취 권장
과일류	비타민, 무기질, 섬유소	채소과 함께 우리 몸의 대사 작용에 도움
우유류	단백질, 무기질(칼슘)	우리 몸의 조직과 혈액, 체액을 구성하고 대사에 조력

(출처: 위키피디아)

와 역할도 다 제각각입니다. 하루에 30가지 이상의 식품을 섭취할 때 필요한 40가지의 영양소 공급이 가능합니다.

음식을 골고루 먹으면 우리 몸 구석구석으로 영양소가 들어가 다양하게 일을 하고 건강한 몸을 유지하고 건강한 노화를 이루게 하는 것입니다. 균형 잡힌 식사란 곡류, 고기와 생선류, 유지류, 채소, 과일, 우유나 유제품으로 구분된 6가지 식품군을 다양하게 섭취하는 것을 말합니다.

곡류는 매끼 주식으로, 고기, 생선, 계란, 콩류는 매끼 꾸준히, 나물이나 샐러드, 쌈 등의 채소류는 매끼 2가지는 다른 색으로, 과일과 유제품은 매일 1~2회 섭취합니다.

8장

변비
: 화장실이 편해야 사는 게 편하다

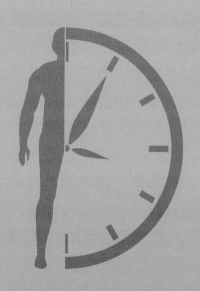

윤상남

강남성심병원 대장항문외과 교수

서울대학교 의과대학을 졸업했고 울산대학교 의과대학 서울아산병원 대장항문외과에서 근무했다. 그 후에 한림대학교 강남성심병원에서 단 하나의 구멍으로 수술하는 단일통로 복강경 수술과 단일통로 로봇 수술을 주로 활용하여 대장암을 비롯한 각종 대장항문질환에 대한 수술을 집도하고 있다. 2016년에 국내 최초로 대장암 환자에 대한 단일통로 로봇 수술을 집도하여 언론에 보도되기도 했다. 현대인의 고질병 중의 하나인 치질과 관련된 변비와 변실금에 대한 관심이 많아서 관련된 환자들에 대한 치료에도 열성으로 임하고 있다. 대한대장항문학회 산하 IBD 연구회 간사를 맡아서 IBD 연구회의 결성과 발전에 이바지했다. 현재 대한외과학회, 대한대장항문학회, 대한내시경복강경외과학회 회원이다.

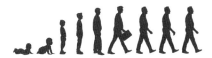

　나이가 들면 특별한 병이 없어도 남성은 전립선비대 때문에 소변이 잘 안 나오는 증상이 생기고, 반대로 여성은 요실금 증상이 생깁니다. 그런데 남녀 모두 노화에 따라 변비가 심해지는 것은 공통적입니다.

　변비의 유병률은 60대가 20대보다 3배 정도 높고 70대가 되면 20대의 5배 이상으로 증가합니다. 노화로 인하여 위장관의 기능이 떨어지고 대사도 감소하며 식사량과 활동량도 감소해서 변비가 심해질 수밖에 없습니다. 또한 노년에 발생하는 다양한 질환과 복용하는 약물의 증가 등으로 인해서 변비가 더욱 악화될 수 있습니다. 변비 혹은 식이섬유 섭취 부족과 직간접적으로 연관돼서 대장암의 발생률이 증가할 가능성이 있고, 다양한 질환이 변비로 인해 발생할 수 있으며, 화장실에서 힘들게 변을 보면 우울감을 느낄 수도 있습니다.

　개인적인 경험으로는 주변의 많은 가족, 친척, 그리고 지인이 변비 증상을 호소해서 약 처방과 상담을 해줄 만큼 흔한데 주로 연세

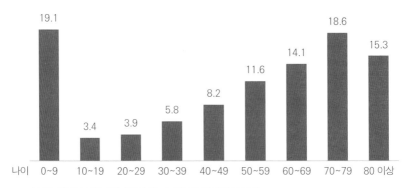

2020년 연령별 변비 환자 비율

(단위: %)

19.1 | 3.4 | 3.9 | 5.8 | 8.2 | 11.6 | 14.1 | 18.6 | 15.3

나이 0~9 10~19 20~29 30~39 40~49 50~59 60~69 70~79 80 이상

(출처: 건강보험심사평가원 보건의료빅데이터개방시스템)

있으신 분들이 많습니다. 그리고 우연한 기회에 변비나 치질이 대화 주제로 오르면 심한 정도는 다르더라도 거의 대부분이 본인도 변비나 치질 증상이 있다고 고백할 때가 많습니다.

변비로 인해서 나타나는 증상들은 생각보다 다양하고, 역설적으로 딱딱한 변이 아닌 묽은 변을 볼 때도 있습니다. 또한 변비로 인해 발생하는 항문질환을 포함한 다양한 종류의 병이 많고, 드물게는 변비가 갑자기 악화돼서 생명이 위험한 상황에까지 빠지게 될 때도 있습니다. 그런데 변비가 있어도 증상이 심하지 않은 경우에는 특별히 신경쓰지 않는 사람들이 대부분이고, 항문과 관련한 증상이 있을 때도 정말 심한 경우가 아니면 민망한 증상으로 여겨서 병·의원을 찾지 않는 사람들도 많은 것 같습니다. 변비는 나이 들면 되돌릴 수 없는 기능 저하와 질병 발생을 일으킬 수 있으므로 젊어서부터 예방적인 관리를 해야 하는 증상입니다.

노인에게서 변비가 쉽게 생길 수 있는 이유는 전반적인 신체 활

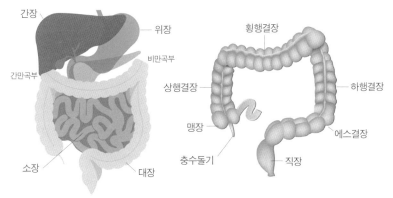

대장의 해부도

간장
위장
비만곡부
간만곡부
횡행결장
상행결장
하행결장
맹장
에스결장
충수돌기
직장
소장
대장

동의 감소, 식욕 감소, 치아 건강 이상으로 인한 부적절한 식이, 수분 섭취의 감소, 여러 원인으로 인한 우울증, 고혈압, 당뇨, 기타 질환에 대한 약물 복용, 신경·근육 질환, 직장 감각의 저하 및 직장 배출 기전의 이상 등이 있습니다. 노화에 의해서 특별한 질환이 없어도 변비가 쉽게 생길 수 있다는 것을 이해하고 젊어서부터 예방적인 관리를 하는 것이 매우 중요합니다.

정상적인 배변 과정은 소장에서 넘어온 장 내용물이 결장을 거쳐서 직장으로 내려가 어느 정도 양이 차서 직장이 팽창되면 변이 마려운 느낌 또는 변을 보고 싶은 욕구인 변의를 느끼게 되고, 화장실 변기에 앉아서 배에 힘을 주어서 항문 괄약근이 이완되면서 변을 보게 되는 것입니다. 여기서 한 가지 알아야 할 점은 하루에 소장에서 대장으로 넘어가는 장 내용물의 총량은 약 2,000밀리리터인데 대장을 거쳐서 항문으로 배출되는 배변량은 하루에 약 150밀리리터 정도밖에 되지 않는다는 것입니다. 즉 대장은 수분 재흡수 능력이 전체 부피의 90% 이상으로 높다는 뜻입니다.

노화와 변비는 어떤 관계인가

환자들에게 변을 불편하게 봐서 항문에 증상이 생기는 것이기 때문에 변비일 수도 있다고 설명하면 본인은 변비가 아니라고 하면서 거부감을 드러내는 분들이 있습니다. 상식적으로는 3~4일에 한 번 배변하는 정도로 배변 횟수가 적은 경우에만 변비라고 알고 있기 때문에 아니라고 생각하는 듯합니다. 하지만 변비의 진단기준은 배변 횟수만을 기준으로 하는 것이 아닙니다. 즉 4회의 배변 중 한 번이라도 다음 표의 증상이 두 가지 이상 있는 경우에는 배변 횟수와 상관없이 변비라고 진단할 수 있습니다. 변비가 생기는 원인에 대해서는 참고할 만한 유튜브 동영상이 있으니 도움이 될 것입니다.*

정상 배변 과정에서 설명했듯이 직장에 변이 충분히 차서 팽창되면 변의를 느끼게 되고 화장실에 가서 변을 봅니다. 그런데 식이섬유를 많이 먹지 않으면 변의 양이 적어서 변의를 느끼지 않기 때문에 제때 화장실에 가지 않게 됩니다. 배출되지 않고 대장에 오래 머무르게 되는 변은 대장의 높은 수분 재흡수 능력에 의해서 수분이 빠지면서 딱딱해집니다. 시간이 지나 딱딱한 변이 모여 양이 충분해져서 뒤늦게 변의를 느낀 후에 화장실에 가서 힘을 줘도 딱딱한 변이 효과적으로 배출되지 않는 상태가 됩니다. 이런 과정이 반복되면 대장에 숙변이 쌓이고 만성적인 변비 증상이 나타나게 됩니다.

부가적인 원인을 보자면 고혈압, 당뇨, 갑상선 기능 이상, 신장질환 등의 만성질환과 파킨슨병, 다발성 경화증, 뇌졸중 등의 신경계

---

* 링크: https://youtu.be/msP6mU3qa4U QR 코드:

기능성 변비의 로마 기준 IV

배변 시 과도한 힘주기가 전체 배변 횟수의 4분의 1을 초과
덩어리지거나 단단한 대변이 전체 배변 횟수의 4분의 1을 초과
배변 후 잔변감이 전체 배변 횟수의 4분의 1을 초과
배변 시 항문 폐쇄감이 전체 배변 횟수의 4분의 1을 초과
배변을 돕기 위한 수조작이 필요한 경우가 전체 배변 횟수의 4분의 1을 초과 (대변을 손가락으로 파내든지, 골반저를 지지하는 조작 등)
주당 3회 미만의 배변
이차성 변비는 제외함

질환, 그리고 우울증을 포함한 정신과적인 질환을 가지고 있는 사람은 변비가 생기기 쉽습니다. 진통제, 혈압약, 정신과 약, 제산제, 칼슘보충제, 철분 보충제, 이뇨제 등을 장기적으로 복용하는 경우에도 변비가 생기는 경향이 있습니다.

식이섬유가 풍부하게 함유된 음식 재료에는 해조류, 콩류, 채소류, 종실류, 과일류, 그리고 곡류가 있습니다. 해조류인 다시마, 미역, 김 등에 식이섬유가 제일 많이 들어 있고, 콩류 중에서 강낭콩에 가장 많이 함유돼 있습니다. 채소류 중에서는 쑥이 대표적이고, 종실류 중에서는 들깨에 많이 들어 있고, 과일류 중에는 대추에 식이섬유 함량이 높고, 곡류 중에서는 보리에 가장 많습니다.

개인적으로는 변비나 치질로 찾아오시는 환자분들에게 식이섬유 섭취를 쉽게 할 수 있는 방법을 알려드립니다. 밥은 콩밥으로 해 먹고, 미역국을 자주 끓여 먹고, 끼니마다 김을 꺼내서 먹도록 하고, 고기를 먹을 때 채소류나 다시마로 쌈을 싸서 드시고, 하루 견과류를 주머니와 가방에 넣고 다니면서 챙겨 드시라고 합니다.

식이섬유를 얼마나 많이 먹어야 할까요? 대한소화기능성운동학회에 따르면 하루 섭취 권장량은 20~25그램입니다. 일견 적어 보이지만 실제로 계산해 보면 매우 많은 양을 먹어야 합니다. 하루에 20그램의 식이섬유를 섭취하기 위해서는 식품별로 계산할 때 귤만으로 섭취한다면 100개, 딸기 50개, 사과 20개, 토마토 10개를 먹어야 하고, 보통 접시 크기로 배추김치만으로는 50접시, 콩나물무침으로 50접시, 시금치나물 40접시, 느타리버섯 33접시를 먹어야 합니다. 하루에 이렇게 많은 채소와 과일을 먹을 수 있는 사람은 거의 없을 것입니다.

변비나 치질로 방문하는 환자들에게 식이섬유를 챙겨 드시라고 설명하면 본인은 고기도 별로 안 먹고 채소를 주로 먹는다고 하면서 식이섬유를 많이 먹고 있다고 대답하는 분들이 많습니다. 하지만 그 양이 식이섬유 하루 섭취 권장량을 채우기에는 매우 부족하기 때문에 증상이 생겨서 병원을 찾으신 것으로 이해됩니다. 환자들에게 훨씬 더 많은 양을 먹어야 함을 다시 설명하고, 음식으로는 부족하기 때문에 식이섬유 보조제를 포함한 약물 요법을 권장하고 있습니다.

식이섬유는 변의 양을 결정하는 재료로서도 중요하지만 다른 관점에서는 대장의 기능과 건강을 위해서 매우 중요한 영양소입니다. 식이섬유의 종류 중에서 신체가 분해할 수 없는 저항성 전분 resistent starch을 장내 유익균이 분해할 때 생성되는 포화 지방산이 단쇄 지방산SCFA, short-chain fatty acid입니다. 장내 단쇄 지방산의 90~95%를 부티르산butyric acid, 아세트산acetic acid, 그리고 프로피온산propionic acid이 차지하며 그중에서도 부티르산은 대장 세포의 총에너지 요구량의 약 70%를 공급해 줍니다. 부티르산은 버터나 버터기름, 우유, 기타 유제품과 같은 섭취하는 식품에서도 발견됩니다. 하지만 그 양은 저항성 전분을 장내 유익균이 분해하면서 생성되는 양에 비해서 매우 적기 때문에 식이섬유의 섭취를 늘리는 것이 장내 부티르산의 양을 늘리는 최선의 방법입니다. 식이섬유 중 저항성 전분을 많이 포함한 식재료는 마늘, 양파, 아스파라거스, 아티초크, 감자, 바나나, 사과, 살구, 당근, 귀리, 그리고 겨 등이 있습니다.

부티르산은 실험적인 연구들에서 대장의 염증 반응을 감소시키고 대장암 세포의 성장을 차단하거나 세포 자멸을 유도한다는 결과들이 있습니다. 장에서 생성되는 부티르산의 양을 증가시키는 식이섬유의 섭취를 늘리면 대장암의 위험을 줄이는 데 도움이 될 가능성이 있으나 아직 사람을 대상으로 한 명확한 연구결과는 없습니다. 2022년에 영국에서 약 1,000명의 유전성비용종증대장암 환자들을 대상으로 덜 익은 바나나 하나에 함유된 30그램의 저항성 전분 알약을 하루에 한 알 먹은 그룹과 위약(가짜 약, placebo)을 먹은 그룹으로 나누어 20년간 관찰한 연구 결과를 발표했습니다. 대장암을 포함한 관련 암의 발생은 비슷했으나 췌장암, 담도암, 위암, 십이지장암 등의 상부위장관 계통의 암 발생률이 저항성 전분을 복용한 그룹에서 50% 이상 낮았다고 보고했습니다. 또한 부티르산은 인슐린 저항성을 낮춰서 제2형 당뇨병에 도움이 되고, 비만을 예방할 수 있다는 동물 연구결과들도 있습니다.

노화와 변비의 관계는 어떨까요? 변비는 노인 인구의 24~40%까지 발생하는 것으로 보고돼 있으나 주관적인 증상에 대한 조사

결과입니다. 증상이 있어도 조사에 참여하지 않거나 병원에 찾아오지 않는 경우도 많기 때문에 객관적으로 뚜렷한 통계를 얻기는 쉽지 않습니다. 노화는 결장의 구조와 기능에 변화를 가져와서 배변의 기전에도 영향을 미치게 됩니다.

나이가 들어감에 따라 대장에서는 구조적인 변화가 옵니다. 왼쪽 결장에서는 원섬유들의 점막하층의 섬유망을 구성하는 콜라겐들이 작아져서 더 촘촘하게 배열돼 팽창도를 감소시키게 됩니다. 나이가 들면 대장 평활근과 흥분성 신경섬유와 억제성 신경섬유의 기능에 변화를 가져오고 신경섬유의 수가 크게 줄어듭니다. 이로 인해 대장의 운동 기능의 조절이 원활하게 이루어지지 않게 됩니다. 노화에 따라 대장의 팽창도가 감소하고 운동 기능이 떨어진다는 것입니다.

변비 증상들은 무엇이 있는가

변비로 인해 생기는 증상들은 매우 다양합니다. 다음 그림과 같이 정상적으로 배변하는 사람과 심한 변비 환자의 단순 복부 촬영을 비교해서 보면 변비 환자에서 전체 대장에 숙변이 가득 차 있는 것을 볼 수 있습니다. 대장에 가득 찬 숙변 때문에 배가 아프거나(복통) 불편한 증상(복부 불편감)이 간헐적으로 생길 수 있습니다. 오랫동안 배출되지 못한 숙변 때문에 배에 가스가 차서 부글거리고 냄새가 심한 방귀가 자주 나오고 복부 팽만감을 느낄 수 있습니다. 딱딱한 변이 잘 안 나와서 배변 후에도 변이 남아 있는 것 같은 증상(후중기)을 느낄 수 있고 딱딱한 변이 대장에 차 있는 상태에서 그

정상 배변 환자의 단순 복부 촬영

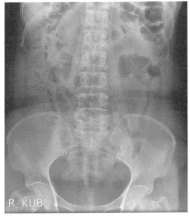

심한 변비 환자의 단순 복부 촬영

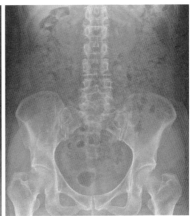

사이사이로 묽은 변만 흘러 내려와서 오히려 설사처럼 묽은 변을 볼 수도 있습니다. 또한 배에 압력이 올라가서 위식도역류가 생길 수 있습니다.

변이 잘 안 나와서 어떻게든 변을 보려고 애쓰면서 배에 힘을 많이 줘서 만성 피로감이 올 수 있고, 요통과 두통을 포함한 온몸의 근육통이 생길 수 있습니다. 게다가 증상이 너무 힘들고 큰 병에 걸렸을지도 모른다는 불안감 때문에 우울하거나 불안한 증세가 나타날 수도 있습니다.

몇 년 전부터 변이 주로 묽게 나와서 변이 새어 나올 것 같은 불안한 느낌 때문에 동네의원에 방문해서 지사제를 받아서 먹으면 잠시 괜찮은 것 같았다가 다시 변이 묽게 자주 나오는 증상이 반복된다는 70세 남자분이 있었습니다. 가끔 항문에 통증도 있고 똥배가 나오고 식사 후에 속이 더부룩한 증상도 있다고 했습니다. 단순 복부 촬영으로 보면 주로 우측 대장에 다량의 숙변이 보였습니다. 변

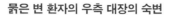
묽은 변 환자의 우측 대장의 숙변

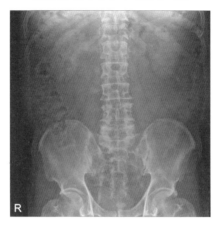

비의 역설적인 증상인 묽은 변 증상이 있는 것으로 판단하고 변비약 5가지를 처방해 드렸습니다.

그분은 2주 후에 방문했을 때 묽은 변이 줄어들고, 변이 새어 나올 것 같은 느낌도 감소했고, 항문 통증도 좋아졌고, 식사 후 속이 더부룩한 증상도 가라앉으면서 아랫배가 편안한 느낌이 든다고 했습니다. 이번에는 변비약 4가지를 한 달간 처방해 드렸고 다시 방문했을 때는 그 전보다 전반적으로 더욱 호전되고 있어서 기분이 좋다고 했습니다. 약 먹기 전에는 거의 물변이었는데 지금은 변이 죽처럼 잘 나오고, 방귀 뀔 때 변이 새어 나올 것 같은 느낌이 없어져서 너무 좋다고 했습니다. 다음에는 변비약을 하나 더 줄여서 3가지 약을 처방해 드렸고 한 달 후에 재방문했을 때는 약간의 묽은 변을 오전 중에 3~4회 보는 정도이고 다른 증상들은 모두 호전되고 있다고 했습니다. 두 달 후에 다시 방문했을 때는 오전 중 배변 횟수도 2~3회 정도로 더 줄어들었고 전반적으로 변을 보는 것이 편해져서

변실금 환자의 복부	변비 환자의 대장

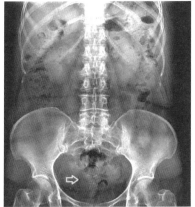

(화살표: 직장 내 분변 매복)

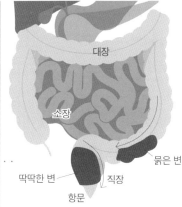

직장에 딱딱한 변이 찬 상태에서
그 사이로 묽은 변이 내려가는 모습이다.

기분이 좋다고 했습니다. 앞서 설명한 바와 같이 변비의 역설적인 증상인 묽은 변으로 고생하던 분이 변비약으로 증상이 많이 좋아지는 것을 관찰할 수 있었습니다.

또 다른 환자를 예로 들자면 물변이 항문으로 새어 나오는 증상으로 62세 여자분이 방문했습니다. 평소에 방귀가 자주 나오고 변이 몽글몽글 조금씩 나오는 증상도 있다고 했습니다. 단순 복부 촬영 사진을 찍어서 확인해보니 대장에 전반적으로 숙변이 많고 직장에는 변 덩어리가 뭉쳐 있는 것이 보였습니다. 변비약 4가지를 처방하고 2주간 관찰하니 물변이 새어 나오는 증상과 방귀가 자주 나오는 증상이 호전됐고, 몽글몽글 나오던 변도 잘 형성된 변으로 변했다고 했습니다. 변비약을 꾸준히 복용하면서 환자는 물변이 새어 나오는 증상은 없어지고 배변도 하루 1~2회씩 잘했습니다. 이전보다 변을 보는 느낌도 편해졌고 몸이 가벼워진 느낌이 든다고 했습니다. 이런 증상은 딱딱한 변이 제대로 배출되지 못하고 직장에 남아서 항문을 위에서 눌러서 항문이 살짝 열린 상태에서 바위틈으로 물이 스며내려 가듯이 딱딱한 변 사이로 묽은 변이 내려가서 새기 때문에 발생합니다. 상식적으로 변실금의 원인을 항문 괄약근의 이상으로 생각하는 경우가 많지만 현실적으로는 이 환자와 같이 범람성 변실금인 경우가 대부분입니다.

변이 팬티에 묻고, 변을 본 후에 변이 남은 느낌이 들고, 항문이 처지는 듯한 느낌이 든다는 증상으로 방문한 90세 할머니도 있었습니다. 변비약 4가지를 처방해 드리고 2주 후에 다시 뵀더니 변이 팬티에 묻는 정도가 줄어들고 다른 증상들도 좋아지고 있다고 했습니다. 같은 약을 처방해 드리고 한 달 후에 다시 만났는데 모든 증상이 더욱 호전되고 있다고 했습니다. 이번에는 변비약을 3가지 처방해 드리고 두 달 후 재방문 시에 만났는데 증상이 더욱 좋아졌고, 이후로는 2가지 약으로 유지하고 있습니다. 변이 팬티에 묻는 증상은 거의 없어졌고 전반적인 증상이 더욱 좋아졌습니다. 변비약으로 변실금을 치료한 좋은 예입니다.

배가 자주 불편한 증상으로 49세 여자분이 방문했습니다. 뱃속에서 부글거리는 증상이 있고, 배가 자주 불편한 느낌이 있는데 심하게 아플 때도 있다고 했습니다. 방귀 냄새가 심하게 나고 배변 횟수는 하루에 1~3회인데 변의 양은 조금씩 나온다고 했습니다. 단순 복부 촬영 사진을 보니 딱딱한 변이 좌측 대장과 직장에 차 있는 것이 보였습니다. 변비약 6가지를 처방해 드리고 2주 후에 다시 만나서 물어보니 부글거리는 증상은 좋아졌다고 했습니다. 이전에는 식사 후에 더부룩한 증상 때문에 많이 먹지 못했는데 변비약 복용

변비 복통 환자의 대장

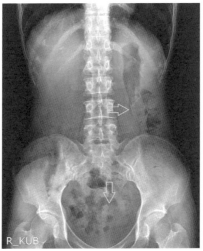

변비로 인한 복통 환자의 대장 내의 딱딱한 변(화살표)

후에 그런 증상이 호전되고 있으며 배변 횟수가 하루에 2~5회 정도 되고 변의 양도 많아졌다고 했습니다. 약물을 조정하여 변비약 4가지를 처방해 드리고 다시 2주 후에 재방문했을 때는 전반적으로 호전 추세인데 방귀 냄새만 지속된다고 했습니다. 그래서 1개월 반 치 변비약을 동일하게 처방했는데 다시 만났을 때는 배가 편하고 변도 잘 보며 배변은 하루에 한 번 정도 정상적으로 하고 있다고 했습니다. 이후로 처방 약은 변화 없이 3개월 후에 재방문했을 때 저는 그녀로부터 놀라운 이야기를 들었습니다.

그녀는 저에게 방문하기 이전에는 한 달에 평균 25번 정도 심한 복통이 발생했고 그때마다 동네의원에 가서 아마도 진경제일 듯한 주사를 맞으면 호전됐다고 합니다. 그런데 처방받은 변비약을 복용한 이후에는 그 횟수가 확 줄어들어서 한 달에 평균 5번 정도만 복통으로 동네의원에 가서 주사를 맞고 있다는 것이었습니다. 변비 환자에서 숙변으로 인한 복통 또는 복부 불쾌감이 있을 수 있고 그런 증상을 호소하는 환자들을 많이 만나봤지만 그녀처럼 증상이 심한 경우는 처음 봤습니다. 그녀는 이전에는 신경성 또는 과민성이라는 설명과 장경련이라는 진단을 받았다고 합니다. 하지만 결과적으로 그녀도 변비로 인한 증상을 심하게 겪었던 것으로 추정됩니다.

어느 날 내과에서 53세 여자분을 의뢰해서 면담하게 되었습니다. 변을 보려고 힘을 줘도 항문이 막힌 것처럼 변이 나오지 않고 불편하다고 호소했습니다. 그녀는 허옇게 뜬 얼굴에 우울하고 어두운 표정으로 걸어 들어와서 1년 반 전부터 변 보기가 힘들고, 항문 통증에다가 허리도 아프고, 어깨도 아프고, 머리도 아프고, 구역질이 나고, 항상 피곤한 증상이 있어서 이 병원 저 병원에 방문해 검사도 하고 치료도 받았다고 했습니다. 그러나 검사를 해도 특별한 이상 소견이 발견되지 않았고 이런저런 약물 치료를 받아도 별다른 효과가 없었다고 하면서 이렇게 살 바에야 죽고 싶다는 생각이 들 정도였다고 했습니다.

저는 항문 증상에 주목해 좀 더 자세하게 질문하고 대화를 이어나갔습니다. 그녀는 예전부터 변비가 있었다고 하고, 17년 전에는 치질수술을 받은 적도 있고, 2개월 전부터 변이 가늘게 나오고, 1개월 전부터는 위에 열거한 증상들이 더욱 악화됐다고 했습니다. 항문에 손가락을 넣어서 진찰하는 방법인 직장수지검사를 해보니 항문 괄약근이 매우 조이고 가는 새끼손가락을 넣었을 뿐인데도 심한 통증을 호소했습니다. 항문 안쪽 12시 방향에는 항문 유두가 보이고 항문의 여러 군데에 피부퇴가 관찰됐습니다. 제 잠정적인 진단은 만성 변비로 인한 만성 치열이었습니다. 이에 대해 환자에게 충분히 설명한 뒤에 보존적인 치료로서 약물 요법을 해보자고 하고 변비약 2가지를 처방해 드렸습니다. 그런데 2주 후에 놀라운 일이 일어났습니다. 그렇게 어두운 표정을 짓고 있던 그녀가 다시 방문했을 때는 환하게 웃는 표정으로 제게 너무 감사하다고 인사하면서 증상이 많이 좋아졌다고 하는 것이었습니다.

저는 단지 변비약 2가지만 드렸을 뿐입니다. 그런데 죽고 싶다던 환자가 환한 얼굴로 감사를 표시하다니 저로서도 짧은 기간 안에 믿기 힘든 변화를 경험했습니다. 이 환자는 결론적으로 변비로 인한 거의 모든 다양한 증상을 경험한 것이었습니다. 여러 검사와 치료를 받았지만 변비에 대해서 제대로 된 진단과 치료를 받지 못했던 것입니다. 그러다가 제게 변비약을 처방받아서 복용한 후에 변비가 호전되면서 전반적인 증상들이 모두 좋아진 것으로 추정됩니다.

항문에서 피가 나거나 아프거나 튀어나오는 것이 만져져서 외래에 방문하는 환자들이 많습니다. 환자에게 증상을 구체적으로 물어보고 직장수지검사를 통해서 어떤 종류의 문제인지를 파악한 후에 필요한 경우에는 수술을 권유합니다. 그러나 대부분은 수술이 필요한 것이 아니라 변비 때문에 증상이 생기는 경우가 많습니다. 그래서 변비를 잘 관리하도록 식이섬유 위주의 식사 요법, 좌욕, 그리고 약물 요법에 대해 설명해 드립니다. 그런데 변비가 원인이라는 설명을 해도 환자 중 열에 아홉은 다시 질문합니다. "치질인가요, 아닌가요?" "수술해야 하나요, 안 해도 되나요?" 등등.

저는 다시 대답해 드립니다. "항문에 생기는 모든 병이 치질이고 치질의 종류에는 내치핵, 외치핵, 치열, 치루, 항문주위농양 등이 있습니다. 환자분은 그중에서 치열(대부분의 항문 증상 환자는 딱딱한 변으로 인해 항문관의 피부나 점막이 찢어지는 치열인 경우가 많습니다)에 해당하지만 수술은 필요 없는 상태이고 변비 관리를 지속적으로 하는 것이 중요합니다."라고 말이죠. 그러면 환자는 다시 반문합니다. "저는 변비가 없는데요? 저는 하루에 한 번 이상 변을 봅니다." 저는 재차 대답해 드립니다. "배변 횟수가 3~4일에 한 번 나오는 것만을 변비라고 하는 것이 아니고, 네 번 중 한 번이라도 어떤 식으로든 변을 불편하게 보면 변비인 것입니다. 항문의 증상은 대부분 불편한 배변 때문이지 항문에 저절로 혼자 병이 생기는 것이 아닙니다." 이렇게 설명하면 환자는 그제야 좀 더 이해하고 제가 권유하는 치료 방향에 따르게 되는 경우가 많습니다. 치질과 변비에 대한 동영상이 유튜브에 있으니 참고하시기 바랍니다.*

치질이 재발을 잘하는 질환이라고 알고 계신 분들이 많습니다. 치질이 있어서 병·의원에 방문하여 수술받고 일시적으로 증상이 호전될 수는 있겠지만 그후 신경쓰지 않으면 다시 생길 수 있는 것입니다. 수술을 받든 받지 않든 그 전후로 변비 관리를 평생 지속적으로 적극적으로 챙겨야만 다시 항문이 불편해지는 상황을 예방할 수 있는 것입니다. 즉 치질에 대해서 의사에게만 의지하고 수술로 해결하려고 생각하기보다는 스스로 자기관리를 하는 것이 더욱 중요하다는 뜻입니다.

변비로 인해 직간접으로 발생하는 질환은 매우 다양합니다. 그중에서도 흔한 질환은 잘 알다시피 항문 질환으로서 정맥이 울혈되는

---

* 링크: https://youtu.be/msP6mU3qa4U QR 코드:

치핵과 항문관의 피부나 점막이 찢어지는 치열이 있습니다. 여성은 변비가 오래된 경우에 항문 바로 위의 직장이 압력 상승으로 인해서 질 쪽으로 주머니처럼 늘어나는 직장류가 있습니다. 마찬가지로 숙변의 압력으로 인하여 좌측 대장벽의 일부가 얇아지면서 꽈리 모양으로 튀어나오는 게실이 생길 수 있습니다.

변비가 심해지면 직장에 딱딱한 변이 뭉쳐서 본인의 힘으로 도저히 변을 못 볼 정도가 돼서 응급실에 가서 손가락으로 변을 파내야 하는 분변 매복으로 발전할 수 있습니다. 여기에서 한발 더 나아가면 대장 전체에 숙변이 가득 차는 상황입니다. 대장 내부의 압력이 대장벽으로 유입되는 혈류의 압력보다 높아져서 대장벽에 혈류 유입이 감소함으로 인해서 허혈성으로 염증이 생기거나 대장에 구멍이 나서 터지는 숙변성 대장염 또는 대장 천공이 드물게 발생할 수 있습니다. 그리고 평소에 변비가 있던 사람이 입원해 수술을 받아서 금식을 하고 신체 활동이 줄어드는 경우에, 또는 집에서 있더라도 감기 등으로 컨디션이 좋지 않을 때 변비가 더욱 심해지면서 발생하게 됩니다. 변비로 인한 간접적인 질환으로는 대표적으로 서혜부 탈장을 비롯한 여러 가지 복벽 탈장이 있는데 만성적인 복압 상승이 그 원인이 됩니다. 명확한 근거는 없지만 뇌출혈도 배변 시 과도하게 힘을 주어서 발생할 가능성에 대해 생각해볼 수 있습니다.

식사를 잘하는데도 불구하고 일주일이 넘도록 변의가 거의 느껴지지 않을 정도로 배변을 못하는 경우가 드물게 있습니다. 대장 통과시간을 측정하는 검사에서 변의 배출이 상당히 지연되는 것으로 나오는 서행성 변비의 심한 형태로 볼 수 있습니다. 주로 대장의 신경세포가 둔해지거나 숫자가 적어져서 생기는 것으로 정확한 원인은 밝혀지지 않았습니다. 선천적으로 대장의 신경세포가 둔하거나 변비약을 오남용하는 것 등이 원인으로 추측되기도 하고, 변비가 오래 지속되는 것 자체가 원인이 될 수도 있습니다. 대장은 근육으로 움직이는데 신경세포가 둔해지거나 숫자가 적어지면 대장이 제대로 움직이지 않아서 변이 대장을 무척 느리게 통과하게 됩니다. 적극적인 약물 요법으로 증상이 개선되지 않으면 직장을 제외한 대장 전체를 절제하는 수술적 치료를 고려해야 합니다.

변비를 오래 방치하면 위험하다

81세 할머니가 검붉은 혈변을 보고 같은 색의 피를 토하는 증상으로 응급실에 방문했습니다. 배 전체가 아프다고 했고, 약간 부풀어 있었고, 누르면 복부 전체에 중간 정도의 통증을 호소했습니다. 처음에 측정한 수축기 혈압은 60수은주밀리미터로 낮았다가 수액을 주사한 후에 100수은주밀리미터 정도까지 올라갔고 피검사 상 백혈구 수치가 2만(1만 이상이면 이상 소견)으로 상승해 있었습니다.

전산화단층촬영CT을 보니 대장 전체에 변이 가득 차 있고 염증이 있어 보였습니다. 하지만 구멍이 나서 터지지는 않은 상태여서 일단 관장으로 변을 배출시키고 항생제를 투여하고 혈압을 올리는 주사제를 투여하는 등의 초기 소생 치료를 하면서 몇 시간 동안 지켜보았습니다. 그런데 갑자기 숨이 멈춰서 심폐소생술을 시행해 되돌린 후에 응급수술을 했습니다. 수술 소견상 대장 전체가 피가 통하지 않고 상해서 잿빛으로 부풀어 있었고 시궁창에서 나는 듯한 역한 냄새가 났습니다. 직장의 일부를 제외한 대장 전체를 절제한 후에 소장의 끝부분을 장루로 만들어서 배꼽 오른쪽 아래에 꺼내 놓는 수술을 시행했습니다.

수술 후에 할머니는 잠시 회복하는 듯이 보였지만 점점 상태가 악화돼서 며칠 후에 다발성 장기 부전으로 돌아가셨습니다. 아마도 수술 전에 이미 돌아올 수 없는 강을 건넌 것으로 판단됐습니다. 결과적으로 진단명은 숙변성 대장염이었고 대장이 터지지 않았더라도 가능한 한 빨리 수술하는 것이 더 나은 선택이었음에 대해 반성하게 됐습니다.

뼈아픈 경험을 한 지 몇 개월 후에 73세 할머니가 갑자기 배가 아프고 토하는 증상으로 응급실에 실려 와서 진료하게 됐습니다. 진찰한 결과 이전에 본 환자와 비슷한 숙변성 대장염이 의심됐습니다. 배가 약간 불러 있고, 배 전체에 압통이 있었고, 백혈구 수치가 2만이었고, 전산화단층촬영 상 대장 전체에 변이 가득 차 있고 염증으로 대장벽이 두꺼워 보였습니다. 이전의 교훈을 바탕으로 시간을 지체하지 않고 즉시 응급수술을 했고 수술 소견상 대장 전체가 잿빛으로 부풀어 있고 역한 냄새가 났습니다. 직장을 제외한 대장 전체를 절제하고 소장 끝부분을 장루로 꺼내 놓은 후 중환자실에서 일주일간 집중 치료를 한 끝에 겨우 살릴 수 있었습니다. 이후로도 숙변성 대장염과 한발 더 나아가서 대장이 실제로 터지는 숙변성 대장 천공 환자들을 여러 번 수술했고 모든 분의 생명을 지켜 드렸습니다. 여러 논문을 살펴보면 숙변성 대장염 또는 대장 천공의 사망률은 50% 전후인 것으로 보고되고 있을 정도로 위험한 질환입니다. 이를 유념하면서 현재는 숙변성 대장염 또는 대장 천공이 의심되면 뒤돌아보지 않고 즉시 응급수술을 하고 있습니다.

앞에서 소개한 돌아가신 81세 할머니에 대해서 나중에 재검토해 보았습니다. 약 6개월 전에 분변 매복으로 내과에 입원하여 손가락 관장을 시행하고 입원 치료를 받고 퇴원한 적이 있었는데 퇴원 시에 식이섬유 보조제 또는 팽창성 하제는 없이 변완화제만 처방됐다는 점이 문제 중 하나였습니다. 변비약의 기본은 식이섬유 보조제 또는 팽창성 하제입니다. 그 위에 다른 약을 보조적으로 처방하는 것은 무방합니다. 하지만 식이섬유 보조제 또는 팽창성 하제 없이 다른 종류의 변비약만을 처방하는 것은 변비에 크게 효과가 없습니다. 매우 안타까운 일입니다.

변비의 약물 요법에는 무엇이 있을까

만성 변비에서 사용할 수 있는 약물들에는 부피형성 완하제, 삼투성 완하제, 자극성 완하제, 그리고 대장운동항진제 등이 있습니다. 변비 치료의 기본이 되는 부피형성 완하제는 합성제와 차전자피를 재료로 하는 식이섬유 보조제와 합성 팽창성 하제들이 있습니다. 배변의 양과 횟수를 증가시켜 주고 대변의 굳기를 완화시키고 대장 통과시간을 단축시켜서 변비 증상을 개선하는 데 도움이 됩니다.

부피형성 완하제를 복용할 때는 충분한 물을 함께 음용해야 하고 용량은 서서히 늘려나가야 합니다. 삼투성 완하제는 장에서 흡수되지 않고 수분을 대장 장관 내에 저류시켜서 배변을 용이하게 도와주는 약으로 수분을 많이 섭취하는 것이 좋습니다. 자극성 완하제는 대장 점막을 자극해 분비물을 많게 해서 배변을 촉진시키는 약으로 약국에서 일반의약품으로 판매하는 약제의 약 90%가 이에 해당합니다. 대단한 부작용은 발견되지 않았지만 지속적으로 사용하는 경우에는 남용의 우려가 있습니다.

대장운동을 활발하게 해서 배변을 도와주는 약물도 있습니다. 저는 위의 여러 약물을 투약해도 증상의 개선이 미미할 때 추가로 처방하는 약제로 활용하고 있고 숙변이 많은 환자나 젊은 환자에게서는 장운동의 과다 항진으로 복통을 일으키는 경우가 종종 있어서 환자별로 맞춤형으로 조절하면서 처방하고 있습니다.

지금까지 살펴봤듯이 변비는 생각보다 흔하고, 나이가 들수록 더욱 심해지고, 묽은 변과 변실금 등의 역설적인 증상이 있을 정도로 다양합니다. 변비를 방치하면 다양한 질환이 발생할 수 있으며 드물게는 생명이 위험한 상황에 부닥칠 수도 있습니다. 변비를 예방하기 위해서 식이섬유 섭취, 수분 섭취, 그리고 적당한 운동을 꾸준히 하는 것이 매우 중요합니다. 그러나 현실적으로는 평소에 변비에 신경을 쓰는 사람들은 별로 없습니다. 의사들도 질환별로 검사와 치료에 주로 관심이 있고 변비 자체는 그다지 신경을 안 쓰는 경우가 많습니다. 이 책을 읽으시는 분들께서는 경각심을 가지고 변비를 예방하는 노력을 평소에 실천하시기를 간곡히 바랍니다.

변비는 평소에 식습관 개선 등의 관리로 예방할 수 있고, 증상이 미미하더라도 방치하면 대장의 기능 자체가 떨어져서 되돌릴 수가 없으므로 나이 들기 전에 젊어서부터 잘 관리해야 합니다. 나이가 든 후에도 지속적으로 관리해서 변비 없는 건강하고 행복한 삶을 살 수 있도록 해야 합니다. 환자들에게도 가끔 드리는 마지막으로

드리고 싶은 말씀이 있습니다.

"화장실이 편해야 노후가 편합니다."

2부

노화 재설계

: 노화 과정을 측정하고 재설계한다

9장

얼굴

: 나이는 얼굴로 판단한다

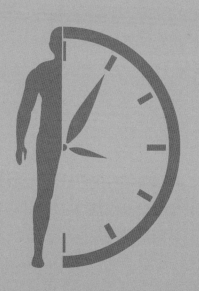

오태석
서울아산병원 성형외과 부교수

서울대학교 의과대학 졸업 후 현재 아산병원 성형외과 부교수로 재직
중이다. 안면마비 및 구순구개열 수술과 더불어 안면거상술을 전문적
으로 수술하고 있다. 안면거상 수술을 연구하는 대한 성형외과 산하 항
노화연구회 학술이사를 맡고 있다. 안면거상 수술을 연구하는 대한 성
형외과 산하 항노화 연구회학술이사를 맡고 있으며 전 세계 성형외과
전문의가 보는 교과서인『넬리건 성형외과 교재 5판 아시아 얼굴 성형
외과 챕터Neligan Plastic Surgery Textbook 5th edition 중 Asian facial cosmetic surgery
chapter』의「페이스리프트facelift」저자로 집필 참여했다.

우수현
중앙대학교병원 성형외과 조교수

서울대학교 화학부, 중앙대학교 의학전문대학원을 졸업했다. 서울아산
병원 성형외과에 임상강사로 근무했다. 현재는 중앙대학교병원 성형외
과 조교수로 재직 중이다. 안면외상, 두경부 영역 등의 미세재건수술을
주로 시행하고 있다.

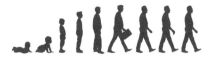

　서양에서 상대의 나이를 물어보는 것은 예의가 아닙니다. 하지만 대한민국 사회는 상대방의 나이에 관심이 많습니다. 나이를 물어보고 보기보다 많다면 "어려 보이십니다."라는 한마디를 건네는데 칭찬으로 받아들여집니다. 그만큼 사람들은 젊게 살기를 원합니다. 여기서 우리는 사람을 대할 때 가장 먼저 보게 되는 부위가 바로 얼굴이라는 것을 알 수 있습니다.

　첫인상이란 주로 얼굴을 두고 하는 말인 것처럼 사회적인 관계를 맺고 사는 우리에게는 매우 중요합니다. 얼굴은 매우 추운 날씨나 코로나 팬데믹 등으로 마스크를 착용해야 하는 특수한 상황이 아닌 다음에야 늘 노출해야 하는 부위입니다. 그래서 가장 신경쓰는 신체 부위이기도 하죠. 노화는 막을 수 없습니다만 적어도 사회적으로 중요한 얼굴과 관련해서 노화를 그냥 둘 수는 없습니다. 더군다나 이제는 100세 시대에 살고 있습니다. 의료기술의 발달로 인간의 평균 수명은 점점 늘어나고 있죠. 그만큼 점점 더 노화되고 더

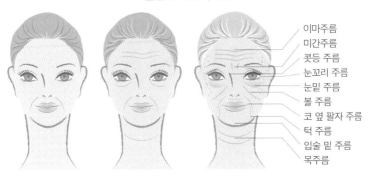

얼굴의 노화와 주름

이마주름
미간주름
콧등 주름
눈꼬리 주름
눈밑 주름
볼 주름
코 옆 팔자 주름
턱 주름
입술 밑 주름
목주름

나이 든 얼굴로 살아야 하는 시기가 늘어난다는 의미입니다.

많은 사람이 노화에 더욱 관심을 가지게 된 것도 얼굴의 노화 때문인지도 모릅니다. 당장 눈에 띄는 부위이기 때문입니다. 어떤 사람은 40대인데 얼굴은 60대로 보이기도 하고 또 어떤 사람은 60대인데 40대로 보이기도 합니다. 왜 이런 차이가 발생할까요? 이런 차이를 줄이기 위해서는 어떻게 해야 할까요? 얼굴의 노화와 또 이와 관련한 시술과 수술 또는 비수술적 치료에 관한 관심이 갈수록 늘어나고 있습니다.

얼굴 노화는 어떻게 진행될까

얼굴의 노화는 20대 중반에서 30대 초반에 시작되는 점진적인 과정이지만 40대를 넘어서면서 그 영향이 더욱 두드러집니다. 과연 어떤 이유로 노화가 나타나는 것일까요? 노화는 크게 생리적인 노화와 후천적인 노화로 나눌 수 있습니다. 생리적인 노화는 나이

광노화

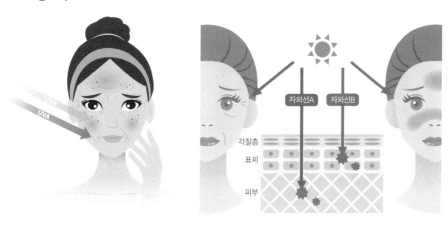

가 들면서 자연스럽게 생기는 노화로 우리 유전자에 이미 각인되어 있는 대로 변화하고 흘러가는 것을 의미합니다. 유전자에 따라 개인마다 생김새, 성격, 질병의 유전 등이 제각각인 것처럼 노화의 정도와 속도 등도 이미 태어날 때부터 일정 부분 타고난다는 것이죠. 이 부분은 우리가 극복하기 어려운 부분들이 많습니다. 하지만 후천적인 노화는 일반적으로 외부요인에 의한 노화로 일정 부분 노력으로 극복 가능합니다.

후천적 노화를 일으키는 요인 중 대표적인 세 가지는 햇빛, 공해, 담배입니다. 그중 단연코 햇빛이 가장 큰 영향을 미칩니다. 햇빛에 오래 노출된 사람에게는 기미와 검버섯 등이 잘 발생하고 심하면 피부암까지 일으키죠. 이것을 광노화라고 부릅니다. 햇빛의 영향력은 위의 사진에서 확연히 볼 수 있습니다.

다음 사진은 2009년 미국『성형외과학회지Plastic and Reconstructive Surgery』4월호에 게재된 논문에 삽입되었던 사진입니다. 좌우는

햇빛 노출의 차이

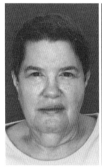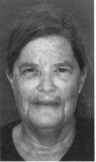

(출처: 미국 『성형외과학회지』, 2009. 4)

동일 인물은 아니며 일란성 쌍둥이입니다. 우측 인물은 좌측 인물보다 1주일당 약 10시간 이상의 강한 햇빛에 추가로 노출이 있었다고 합니다. 사진 촬영 당시 61세인 두 사람은 10년 이상 나이 차이가 나는 것으로 보입니다. 이 둘은 유전자가 완전히 동일한 일란성 쌍둥이로 유전자의 영향을 배제하고 환경, 특히 햇빛 노출의 차이가 얼굴 노화의 차이를 얼마나 크게 만들어낼 수 있느냐를 보여주는 좋은 예입니다.

다음 사진 역시 또 다른 일란성 쌍둥이의 사진입니다. 이 사진의 우측 인물은 좌측 인물과는 다르게 40년간 흡연을 해왔다고 합니다. 적어도 일고여덟 살은 차이가 나 보이는 것 같습니다. 흡연도 명백히 노화를 가속화 하는 요인입니다.

공해도 피부노화에 영향을 미치는데요. 최근 문제가 되는 것이 바로 미세먼지입니다. 미세먼지는 비단 호흡기에만 영향을 미치는 것은 아닙니다. 미세먼지로부터 장기간 지속적으로 노출되면 피부 장벽이 손상되고 피부의 염증이 악화됩니다. 또한 미세먼지에 의

흡연 여부의 차이

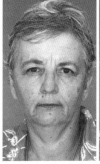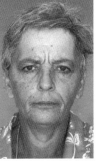

(출처: 미국『성형외과학회지』, 2009. 4)

한 활성산소종은 콜라겐 합성을 감소시켜 주름을 유발하게 됩니다. 피부의 손상, 염증, 콜라겐 합성 저하는 얼굴 피부의 노화를 빠르게 합니다.

그렇다면 자연적으로 노화가 일어나면 얼굴에는 어떤 변화가 발생할까요? 비단 가장 바깥쪽의 피부뿐만이 아니라 피부 안쪽의 피하지방층, 근육층, 가장 안쪽의 얼굴 뼈까지도 변화가 생깁니다. 피부의 노화, 지방층 및 근육의 노화, 뼈의 노화가 합쳐져서 얼굴의

젊은 피부와 늙은 피부

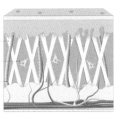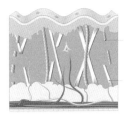

콜라겐
섬유아세포
탄력소

부서진
탄력소

위축성
콜라겐

젊은 피부   늙은 피부

노화로 나타납니다.

얼굴의 노화는 먼저 피부로부터 발견할 수 있습니다. 나이가 들면서 피부의 진피 내에 콜라겐과 탄력소elastin 등이 줄어듭니다. 또한 중력에 의해 점점 처지게 되고 주름이 발생합니다. 앞에서 설명했듯이 누적된 자외선 노출과 흡연 등의 외부요인과 여성호르몬의 감소 등이 피부 노화를 가속화하는 요인이 됩니다.

주름이 생기는 이유는 크게 세 가지입니다. 첫째로 진피 내에 콜라겐과 탄력소의 감소로 피부가 얇아지고 탄력성이 감소합니다. 둘째로 얼굴의 표정근육이 오랜 세월 움직이며 주름을 만듭니다. 대표적으로 이마주름, 미간 주름, 눈가주름, 입가 주름 등이 있습니다. 셋째로 피부를 깊은 조직과 붙어 있게 하는 유지 인대가 약해지기도 하는데 전반적으로 피부가 처지다가 유지 인대에 의해 붙잡히는 부위에서 더 이상 처지지 못하여 깊은 고랑과 같은 주름이 발생합니다.

노화 때문에 얼굴 표면도 거칠어집니다. 피하지방층은 얼굴에서 여러 구획으로 나누어져 배열되어 있습니다. 젊은 사람의 얼굴은 각 구역의 경계가 뚜렷하지 않아 부드러운 곡선을 띕니다. 그러나 노화로 피하지방이 줄어들면 각 구획의 경계가 명확해져 얼굴 표면이 울퉁불퉁하게 됩니다.

얼굴근육은 노화의 영향을 덜 받습니다. 일반적으로 노화에 따라 근육량은 감소합니다. 그러나 얼굴근육은 팔다리 골격근과 다르게 노화에 의한 근육량 감소가 별로 없습니다. 피부의 진피나 피하지방층보다 안면 근육층은 부피가 어느 정도 유지됩니다. 따라서 나이가 들어도 얼굴 표정근육은 지속적으로 작용하여 주름을 만듭니다.

얼굴 뼈는 노화의 영향을 받아 주름에 영향을 줍니다. 나이가 들면 팔과 다리뼈에 골다공증이 생기는 것처럼 얼굴 뼈도 골 흡수가 나타납니다. 얼굴 뼈에서 특히 위턱과 아래턱이 뼈 흡수가 많이 일어나 팔자주름이 깊어집니다.

젊은 얼굴을 유지할 수 있다

동안이란 실제 연령대보다 어려 보이는 얼굴을 말합니다. 그런데 동안은 한두 가지 조건으로 이루어지는 것은 아닙니다. 얼굴의 골격, 피부, 모발 등의 요소가 조화를 이루어야 합니다. 모발의 경우 탈모가 없고 흰머리가 없어야 합니다. 피부는 톤이 균일하고 잡티와 주름이 없어야 합니다. 건조해도 안 됩니다. 건조한 피부는 주름이 잘 생기기 때문입니다. 얼굴의 골격은 모나게 두드러지지 않아야 하며 얼굴에 적당한 살이 있어 굴곡과 명암이 크지 않아야 합니다. 특히 광대뼈가 튀어나오거나 사각턱이거나 중안면부 골격이 길어 인중이 길어 보이는 것도 노안으로 보이기 쉽습니다.

특히 동안으로 보이는 얼굴형이 있는데 하관이 작고 턱선이 뚜렷한 것이 특징입니다. 연예인 중 동안이라고 불리는 분들을 보면 상안면부(이마 헤어라인~눈썹), 중안면부(눈썹~코끝), 하안면부(코끝~턱끝)의 비율이 1:1:0.8 정도로 하안면부의 비율이 약간 작은 것을 알 수 있습니다. 그러나 이 비율을 맞추자고 무턱대고 턱뼈를 깎는 안면윤곽수술을 받는 것은 너무 섣부른 판단이 될 수 있습니다. 동안을 이루는 다른 요소도 많고 전체적인 조화가 중요하기 때문입니다.

40대 이하에서는 피부의 주름이 과하지 않고 탄력이 있으므로 얼굴의 타고난 골격이 동안의 정도를 주로 결정합니다. 하지만 40대 이후로는 피부 상태가 동안의 요소에 중요하게 작용합니다. 피부가 처지면 좌우 볼의 볼륨이 줄어들고 아래턱 좌우가 사각턱처럼 보일 수 있습니다. 또한 주름이 점점 뚜렷해집니다. 따라서 40대 이후에 젊어 보이기 위한 수술과 시술들은 대부분 피부 상태 개선에 초점이 맞춰지는 것이죠.

일상생활에서 동안을 좀 더 오랫동안 유지할 방법이 있습니다. 기본적으로 앞에서 설명했던 후천적 노화의 요인들, 가령 햇볕을 적게 쬐거나 자외선 차단, 금연, 금주를 하는 게 동안 유지에 도움이 됩니다. 또한 건조한 피부는 주름이 더 잘 생기게 하므로 피부 보습에 신경을 쓰고 수분을 자주 섭취해주는 것도 좋습니다. 그리고 너무 과하게 표정을 짓지 않는 것도 동안 유지에 좋습니다.

표정은 장기간 지속되면 주름으로 고착화됩니다. 이때 특히 윗입술 올리는 근육을 주로 사용하고 아랫입술 내리는 근육은 잘 사용하지 않는 것이 동안 유지에 좀 더 좋은 효과를 볼 수 있습니다. 윗입술을 올리는 근육은 소위 윗잇몸이 보이게 웃을 때 사용되는 근육들입니다. 이는 입꼬리를 올리게 하고 인중을 짧게 하기 때문에 좀 더 젊어 보이게 만듭니다. 아랫입술을 아래로 내리게 되면 턱끝 주름과 마리오네트 주름 등을 악화시켜 나이 들어 보일 수 있습니다. 따라서 아랫입술을 삐죽 내미는 표정을 짓지 않도록 습관을 들이면 도움이 됩니다. 하지만 표정은 오랜 기간 습관과 감정에 따라 의도치 않게 만들어지는 경우가 많아서 의도적으로 조절하기가 쉽지 않습니다. 이럴 때는 보툴리눔 톡신의 적절한 도움을 받으면 좋은 효과를 볼 수 있습니다. 보툴리눔 톡신에 대해서는 뒤에서 한 번 더 소개하도록 하겠습니다.

젊은 얼굴로 돌아갈 수 있다

얼굴 노화를 일으키는 후천적 요인에 대한 해결법은 상식적으로 생각해보았을 때 그리 어렵지 않습니다. 흡연, 공해, 햇빛 등의 노화를 가속화시키는 요인을 피하면 됩니다. 첫 번째로 금연만이 정답입니다. 흡연은 피부의 노화뿐만이 아니라 호흡기, 심혈관계, 각종 암 발생 등에 좋지 않은 영향을 준다는 사실을 모르는 분은 없을 것입니다. 이 기회에 금연을 하시면 얼굴도 젊어질 수 있습니다. 두 번째로 공해, 특히 미세먼지를 피해야 합니다. 요즈음은 일기예보에 기온, 강수량뿐만 아니라 미세먼지 정보도 잘 나와 있기 때문에 예보를 잘 살펴보고 미세먼지가 심할 땐 외출을 자제하며 실내에서는 공기청정기 등을 사용하고 부득이하게 외출한 이후에는 반드시 정확한 방법으로 비누 세안을 하고 보습제를 발라야 합니다. 피부 건조는 노화의 직격탄입니다. 건강한 피부를 유지하려면 세안 혹은 샤워 때 미지근한 물을 사용하고 실내온도는 서늘하게 하고 뜨거운 바람이 나오는 온풍기는 사용을 자제하는 것이 좋습니다.

마지막으로 피부 노화의 가장 중요한 요소인 햇빛입니다. 우리가 동굴 안에 살지 않는 이상 아예 차단할 수는 없지만 자외선 차단제를 바름으로써 최소화할 수 있습니다. 자외선 차단제의 선택은 다음과 같은 요소를 고려합니다. '자외선 차단지수SPF, Sun Protection Factor'는 자외선(특히 자외선B)으로부터 피부를 보호해 주는 효

건강한 피부와 건조한 피부

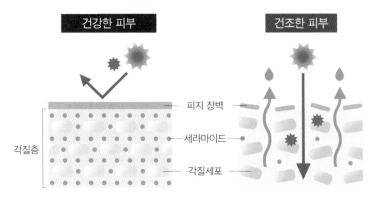

과를 의미합니다. 'SPF 50'은 약 12시간 정도, 'SPF 30'은 약 7시간 정도 지속된다는 뜻이지만 바르는 양과 땀이나 물에 씻겨나가는 것을 고려하면 그 시간 이내에 덧발라주어야 기능이 지속됩니다. 'PA(Protection Against UVA)'는 자외선A로부터의 보호 효과를 의미하며 숫자 대신 '+'의 개수로 그 효과를 나타내는데 '+' 개수가 4개인 경우가 효과가 가장 높습니다. 일반적으로 'SPF 30' 이상을 사용하는 것이 좋습니다.

이러한 생활 습관 교정 등의 보조적인 방법으로도 노화의 속도를 줄일 수는 있지만 피할 수는 없습니다. 또한 사람마다 그 속도는 차이가 있을 수 있습니다. 누구는 나이가 더 들어 보이고 누구는 나이보다 젊어 보입니다. 최후의 방법이고 합병증의 위험성이 있지만 의학의 도움을 받으면 생리적인 노화로 인한 어쩔 수 없는 변화를 일부 개선할 수도 있습니다.

나이가 40대에 들어서면 골격보다는 피부가 동안의 조건에서 매우 중요하므로 대부분의 회춘술이 주름을 펴는 것에 초점이 맞춰져 있습니다. 주름을 펴는 것은 비수술적인 방법과 수술적 방법 모두 가능합니다. 이러한 시술이나 수술 방법 등을 찾아보고 활용하는 것도 도움이 될 것입니다.

동안을 만들기 위해 의사들을 비롯한 많은 사람의 노력이 있었습니다. 이러한 노력이 다양한 비수술적, 수술적 방법들을 개발하게 됐고 수많은 사람에게 만족감을 주고 있습니다. 하지만 항상 잊지 말아야 하는 것들이 있습니다. 첫 번째는 과유불급過猶不及입니다. 너무 보이는 것에만 치중하다 보면 과도한 시술과 수술에 노출되고 '나는 20년 이상 어려 보여야 해.'와 같은 집착으로 이어지게 되며 합병증을 발생하게 합니다. 노화는 필연적인 것임을 어느 정도 받아들여야 합니다.

두 번째로는 너무 늦지 않아야 하며 인내심이 필요합니다. 이미 노화가 많이 진행된 이후에는 돌이키기가 매우 어렵습니다. 시술 혹은 수술을 한다고 해도 그 범위가 넓고 과해지며 이미 고착화된 부분은 개선이 덜 될 수밖에 없습니다. 아직 젊을 때 작은 부분부터 꾸준한 인내심을 갖고 장기간 실천해 나가는 것이 중요합니다. 천하를 통일한 진시황도 불로초를 손에 넣지 못했던 것처럼 받아들여야 할 부분은 받아들이는 마음가짐으로 우리가 바꿀 수 있는 후천적 요인을 개선할 수 있도록 노력하는 게 무엇보다 중요합니다. 그리고 반드시 필요한 경우에는 의학의 도움을 받는 것이 건강과 젊음을 오래 유지하는 비결이라고 할 수 있겠습니다.

10장

피부관리
: 젊은 피부를 유지하자

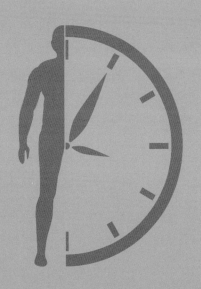

원종현

서울아산병원 피부과 교수

서울대학교 의과대학을 졸업했고 동대학원에서 의학박사학위를 받았다. 그 후 하버드대학교 의과대학 부속 피부생물연구소Cutaneous Biology Research Center에서 피부노화와 피부암을 연구했다. 주로 피부암의 수술적 치료와 피부과 신약 개발 및 의료기기를 이용한 피부노화의 치료에 관련된 임상연구를 이끌고 있다. 현재 울산대학교 의과대학 서울아산병원 피부과 교수 및 과장으로 재직 중이며 서울아산병원 피부암센터장, 융합의학과장을 겸임하고 있다. 대한피부과학회, 의학레이저학회, 피부외과학회, 대한모발학회를 중심으로 학회 활동을 하고 있다.

안지수

모델로 피부과 청담점 원장

서울대학교 의과대학을 졸업했다. 그 후 전세계 임상 레이저 연구를 선도하는 미국 하버드대학교 의과대학 웰만 레이저 연구소Wellman Center for Photomedicine에서 피부과학 분야의 레이저 연구를 했다. 현재 모델로 피부과 청담점에서 항노화시술과 레이저 치료에 주력하고 있다. 피부항노화학회 간행이사로 재직 중이다.

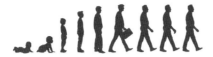

피부 노화는 어떻게 진행될까

대한민국도 노령화 사회(65세 이상, 7% 이상)에 접어든 지 이미 한창이고 이에 따라 피부에서도 노인성 피부질환 증가와 함께 피부 노화에 관한 관심이 크게 증가했습니다.

피부 노화는 크게 내인성 노화와 외인성 노화로 분류할 수 있습니다. 먼저 내인성 노화는 나이 들고 세월에 따른 생리적인 변화로 누구에게나 동일하게 생기는데 주로 햇빛 비노출부의 피부 나이에 따른 변화를 일컫습니다. 외인성 노화는 나이와는 달리 외부의 자극으로 생깁니다. 피부에서 대표적인 것이 광노화photo-aging로써 자외선, 열, 공해물질, 흡연이 이러한 외인성 피부 노화에 상당한 영향을 미칩니다.

자외선에 의한 광노화는 노인에게서는 얼굴, 손등, 목덜미와 같이 햇빛을 많이 받는 부위에 주로 생깁니다. 흡연도 스모커 페이스

Smoker's face라고 해서 수척한 모습의 창백하고 주름진 피부를 만듭니다. 주로 눈가와 입 주변의 깊은 주름이 함께 관찰되는 특징적인 외모를 가져옵니다. 여성에게서는 폐경 이후 주름살이 급격히 증가하는 갱년기 노화가 관찰됩니다. 폐경 이후 에스트로겐 호르몬 감소 때문인 것으로 알려졌습니다. 추가로 공해물질도 피부에 산화 손상을 가속화시킬 수 있고, 최근 미세먼지 노출이 많은 도시 대로변 근처 거주자는 주름과 색소 반점이 더 많아질 수 있다는 연구도 있습니다.

이러한 원인 때문에 이뤄지는 피부의 늙음은 다음과 같은 특징을 보여줍니다. 먼저 햇빛 노출이 없는 부위는 잔주름과 함께 창백하고 건조한 피부를 갖고 탄력이 감소하며 양성종양으로 분류되는 쥐젖이나 검버섯 등이 많아져 색소 질환도 흔히 동반합니다. 반면에 자외선 노출 부위에서 잘 생기는 광노화된 피부는 외견상 굵고 깊은 주름과 함께 불규칙한 색소 침착을 띕니다. 더불이 흑자(색소질환), 검버섯(지루각화증: 양성종양), 나아가 피부암도 동반될 수 있습니다.

피부 늙음의 특징인 주름살은 얼굴 표정근의 과도한 움직임 때문에 생기며 피부 깊은 곳의 세포외 기질 단백질(콜라겐) 감소가 주된 병리입니다. 흔히 주름살 정도를 콜라겐 양 감소와 연관하여 생각합니다. 나이가 들면서 20대 피부에 비해 꾸준히 콜라겐 양이 감소되는 것은 잘 알려진 사실입니다. 피부 노화에 따라서는 피부의 장벽 기능도 감소돼 손상 후 느린 회복이 특징이고 전반적으로 노인은 피부가 얇습니다. 더 크게 보면 얼굴의 부피감이 감소되고 탄력도 저하돼 처진 피부가 두드러지는 게 특징입니다. 피부암의 앞 단

주름살과 색소침착

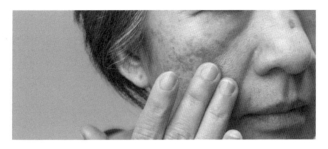

계인 광선 각화증이 손등과 얼굴에서 관찰되기 시작하는 것은 한국인에게서는 70대가 가장 흔하고 남자는 눈 밑 지방이 처지는 것이 또 하나의 특징으로 관찰됩니다.

노화가 피부암의 모든 원인이다

피부에 생기는 주름살과 탄력 감소는 늙은 피부에서 관찰되는 피부 내 세포 외 기질 단백질의 감소로 설명할 수 있습니다. 기질 단백질 구성 물질 중 대표적인 것인 피부의 콜라겐과 탄력섬유입니다.

콜라겐은 사람에게 흔한 단백질로 조직의 장력을 가져옵니다. 1형 콜라겐이 피부의 대부분이고 약간의 3형 콜라겐도 같이 존재합니다. 한편 탄력 섬유는 변형된 피부가 원래 모습으로 되돌아가도록 피부에 탄력성을 부여합니다. 조직학적으로는 피부의 깊은 부위의 자외선에 손상당한 비정상적인 탄력섬유 물질이 축적되는 것이 광노화 피부의 특징입니다. 이러한 변성이 피부의 탄력을 떨어뜨려 피부가 처지고 주름살이 늘어나게 합니다.

피부암의 예

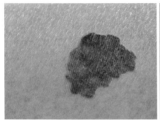
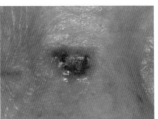

흑색종   기저세포암

한편 피부 노화의 한 극단에는 편평상피암이나 기저세포암과 같은 피부암이 있습니다. 피부암은 서구의 밝은색 피부를 가진 인종에서는 매우 흔하게 생기는데 다행히도 우리나라와 같은 동양인의 피부에는 드뭅니다. 하지만 무엇보다 고령 인구의 증가와 함께 각종 야외활동 증가로 자외선 노출이 많아지며 급격히 늘어가고 있습니다. 장기이식 후와 같이 특정 군의 환자층이 존재합니다. 또 무분별한 미용시술로 그 진단과 치료가 늦어지면 간단히게 해결돼야 할 것도 불편하고 번거로워질 수 있습니다.

통계청 자료로는 2015년 흑색종이 아닌 피부암 발생 환자 수는 4,800여 명으로 10만 명당 조발생률* 9.4명에 이릅니다. 반면에 미국에서는 2015년 기준으로 가장 흔한 기저세포암은 80여만 명, 편평세포암은 20만 명에 이르는 매우 흔한 악성 종양입니다.

피부암 발생에는 자외선에 의한 DNA 손상, 손상된 DNA 수리 repair 기전의 이상, 자외선에 의한 면역 저하가 모두 함께 작용하는 것으로 알려져 있습니다. 자외선 B는 광화합물 생성을 통해 DNA

---

* 해당 관찰 기간에 특정 인구집단에서 새롭게 발생한 악성 암 환자 수를 전체 인구로 나눈 값

염기서열의 변이를 일으키고 자외선 A는 주로 활성 산소에 의한 손상을 일으키며 피부암으로 발전합니다.

임상적으로는 한국인에서 가장 흔한 피부암인 기저세포암은 얼굴에서는 코나 눈 주위 등에 자주 발생합니다. 환자의 나이와 자외선 노출과 밀접하게 관련이 있습니다. 하지만 축적된 자외선 용량에 비례하는 편평세포암 발생과는 달리 간헐적으로 짧게 과다 노출되는 것이 더 연관된다는 연구도 있습니다. 이와 달리 편평세포암은 전구 병변인 광선 각화증이나 보웬병에서 주로 발생합니다. 일광 노출의 증가와 관련되고 자외선의 축적이 발암에 크게 영향을 미칩니다. 즉 70세 정도에 광선각화증이 80세에는 상피내암이 되고 85세에는 편평세포암으로 발전하는 식입니다. 따라서 광선각화증 주변으로는 육안으로 눈에 띄지 않는 부위까지 치료가 돼야 합니다. 일부에서 해당되는 사항이지만 장기이식 수술 후 만성적인 면역 억제 등에서는 편평세포암 위험이 증가한다고 잘 알려져 있습니다.

광선각화증(일광각화증)은 햇빛에 장시간에 걸쳐서 노출된 부위에 발생하는 각화성 종양으로 자외선(태양광선) 노출 정도에 비례하여 발생 정도가 증가합니다. 야외작업이 많은 농사일과 같이 장시간 야외 노출이 반복되는 사람에게 흔히 발생합니다. 많이 발생하는 부위는 얼굴, 그중 뺨이 가장 흔합니다. 그리고 입술, 귀, 목 뒤, 팔, 손등과 같은 햇빛 노출 부위입니다.

만성적인 자외선 노출은 피부를 구성하는 세포 중 각질형성세포에 영향을 주어 세포를 변형시켜 나쁜 세포로 만듭니다. 이러한 나쁜 변화가 쌓이면 점차 편평세포암으로 변화할 수 있어 광선각화증

광선각화증(피부암의 전구병변)

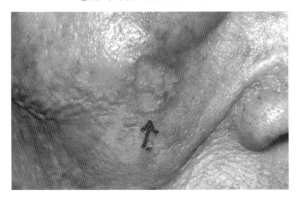

은 피부암의 초기 단계 또는 암이 발생하기 전이나 초기 증상이 나타나는 전구 단계의 병으로 이해할 수 있습니다. 한 개 또는 많게는 수십 개의 붉은 갈색을 띠는 병변으로 나타나며 만졌을 때 표면의 건조한 인설로 인해 까칠까칠한 것이 특징입니다. 일반적으로 증상은 없지만 가끔 가벼운 자극감이나 가려움증을 호소합니디. 습진과 유사해서 흔히 오랫동안 연고를 발라보기도 합니다. 하지만 습진과는 달리 저절로 없어지지 않습니다. 이러한 연고 치료에 잘 낫지 않고 오히려 조금씩 커지거나 그대로 있는 양상을 보입니다. 환자들이 얼굴에 생긴 피부염이나 습진으로 오인하여 피부 연고를 발랐는데 전혀 호전이 없다고 호소하면서 병원에 오는 경우가 많습니다. 얼굴과 손등과 같이 햇빛에 오랫동안 노출된 부위에 표면이 까칠까칠한 피부질환이 있는데 연고 치료에도 좋아지지 않고 오래간다면 의심하고 진료를 받는 것이 좋습니다.

만약 크기가 작으면 냉동 요법, 전기소작술, 이산화탄소 레이저 및 소파술을 통해 물리적으로 병변을 제거하는 방법이 보편적입니

눈가에 생긴 검버섯(지루각화증)

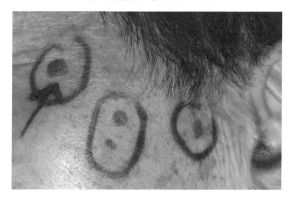

다. 병변이 크거나 수가 많은 경우, 부위가 넓을 때는 광역동요법, 5-플루오로우라실 연고 또는 이미퀴모드 연고를 바르는 게 도움이 됩니다. 다만 이러한 연고들은 피부를 자극하는 효과가 강하기 때문에 꼭 전문가와 상의하고 사용해야 합니다.

지루각화증은 흔히 검버섯이라고 부르는 질환입니다. 노출 부위나 평소에 관심을 두지 않았던 피부에 점들이 많아지거나 크기가 어느 정도 이상 커지면 두려움이나 걱정으로 병원을 방문하는 경우가 있습니다. 대부분 조직 검사 등을 통해 확인해 보면 지루각화증이라는 양성종양으로 진단되는 경우가 많습니다. 얼굴이나 몸통에 잘 생기는 경계가 뚜렷한 갈색이나 흑갈색 사마귀 모양의 흔한 피부 병변으로 전혀 위험하지 않은 양성종양입니다. 대개는 중년 이후 크기는 직경 1밀리미터에서 수 센티미터이며 단발 또는 다발성의 융기된 병변이 생깁니다. 대부분 증상은 없으나 때로는 가려울 수 있습니다. 피부암인지 확인하기 위해 조직 검사를 할 때도 있습니다. 화학적 박피술이나 레이저 시술로 간편하고 효과적으로 없앨 수 있습니다.

햇빛을 막고 피부에 좋은 음식을 먹자

피부 노화에 직접적인 영향을 주는 것은 자외선입니다. 아직 자외선 차단 효과가 있는 음식은 밝혀져 있지 않습니다. 다만 대규모 연구를 통해서 피부 노화의 한 극단인 피부암을 예방하거나 극복하는 데 도움 되는 음식들이 있습니다. 사람들이 흔히 지중해 식단 음식물들이 피부암 예방과 극복에 좋다고 잘 알려졌습니다. 예컨대 당근과 토마토 등 비타민 D가 충분히 함유된 음식들입니다.

지중해식 식단은 저포화 지방과 고식이섬유 위주의 식단을 말하는데 과일, 야채, 곡물-전곡, 견과류 위주의 식단을 주로 섭취하면 좋습니다. 지방은 주로 올리브 오일에서 섭취한 지방을 말합니다. 그리고 의식적으로 붉은 육류와 버터 등은 피하고 동물성 지방 섭취는 줄이는 방향으로 식단을 짜는 게 좋습니다. 이와 같은 식단관리는 피부암 예방에서 이탈리아와 프랑스 여성 등을 한 대규모 임상 연구에서 나름대로 의미 있는 차이가 밝혀지기도 했습니다. 최근에는 먹는 콜라겐이 피부에 이로움을 준다는 주장도 있습니다.

피부를 보호하려면 무엇보다도 자외선을 잘 막아야 합니다. 그래서 흔히 차단제를 많이 사용하는데요. 차단제에는 자외선 차단지수(SPF, PA)가 표시되어 있습니다. 자외선 B는 SPF 수치로, 자외선 A는 PA의 + 개수로 그 강도를 나타냅니다. 우리가 권장할 수 있는 차단제 바르는 방법은 자외선 차단제(SPF 50 이상, PA++)를 1년 365

일 노출 부위에 모두 충분히 바르는 것입니다. 참고로 자외선은 유리창도 투과하므로 집 안에도 자외선이 있다는 것을 명심해야 합니다. 또 일부 젊은층에서 유행하는 인공적인 태닝은 건강한 피부를 만들지 않습니다.

자외선 차단제는 주름살도 적게 하겠지만 궁극적으론 피부암을 예방하는 데 꼭 필요합니다. 피부암이 잘 발생하는 부위에 열심히 바르는 것도 효율적인 방법일 수 있습니다. 우리나라에서 피부암이 잘 생기는 부위는 크게 다섯 부위 정도로 나눌 수 있습니다. 먼저 코, 아랫입술, 관자놀이, 광대에 이어 남자는 귀 윗부분과 뒷부분 등입니다. 그리고 80대 중후반 이후로는 뺨이 넓기 때문에 피부암이 잘 발생합니다.

젊고 건강한 피부로 돌아갈 수 있다

얼굴 피부의 노화는 크게 보아 골격과 연부 조직의 볼륨감 감소 때문입니다. 볼륨을 회복시키면 효과가 큽니다. 대표적인 볼륨 회복 방법으로 자가 지방 이식과 필러(채움제)를 들 수 있습니다.

볼륨 증대를 위한 필러는 성분에 따라 히알루론산처럼 그 자체가 볼륨을 채우기도 하고 폴리락틱 애시드와 수산화인회석칼슘 등 콜라겐 생성을 자극하는 생물학적 촉진제 역할을 하는 물질이 이용되기도 합니다.

히알루론산은 우리 피부 등에 실제로 존재하는 물질입니다. 주변의 물 분자를 끌어당겨 볼륨 효과를 더 극대화하는 장점이 있으며 이물 반응을 일으키지 않아 안전하다고 알려져 있습니다. 또 시술 후 히알라제라는 효소로 주입된 필러제형을 모두 녹여 없앨 수 있는 큰 장점이 있습니다. 이런 이유로 히알루론산 필러가 흔하게 사용됩니다.

보툴리눔 톡신은 근육을 마비시켜 얼굴의 표정근에 의한 주름을 완화시킵니다. 주로 얼굴 윗부분인 미간, 이마, 눈가 부위 등에서 찡그릴 때 심해지는 근육의 움직임에 의한 동적 주름을 일시적으로 교정하는 역할을 합니다. 동적 주름이 장기간 반복되면 고정 주름이 생기기 때문에 예방 효과도 있습니다. 최근에는 보툴리눔 독신으로 노화에 따른 안면 윤곽선을 교정하여 얼굴 윤곽을 다듬고 있습니다. 턱선, 종아리, 팔뚝 부위 중심으로 인기가 많습니다.

피부의 주름과 탄력의 회복을 위해서는 에너지 전달 장비를 이용한 치료가 이용됩니다. 공통적인 원리는 주로 피부에 열에너지를 전달시켜 표피와 진피 내 콜라겐과 탄력섬유를 응고해서 조직을 수축시키거나 상처 재생 반응을 통해 새로운 콜라겐과 탄력섬유의 재생을 촉진하는 것입니다. 앞서 말한 대로 주름살이 느는 것을 콜라겐 양 감소와 연관시켰는데 물리적인 방법으로 콜라겐 재생 내지는 탄력의 증가를 유도하는 과정입니다.

예를 들어 주름은 표피에서 중상부 진피까지 주로 열을 전달해야 하므로 물에 대한 흡수가 강한 적외선 영역의 긴 파장과 긴 펄스 폭을 이용한 레이저가 이용됩니다. 색소 침착이나 흉터 등의 부작용을 줄이기 위해 피부 표면에 일정한 간격으로 미세한 점상의 범위를 치료하고 주위에 정상 조직을 남기는 프랙셔널 레이저가 주로 이용됩니다. 진피 전층의 탄력 증진을 위해서는 더 깊은 층까지 가열할 수 있는 고주파, 고강도 집적초음파HIFU, 초강도초점성 초음파 장비를 사용합니다.

다양한 장비는 그 나름의 장점과 한계를 가지며 때로는 들어간 노력에 비해 기대하는 효과는 부족한 경우도 있기 때문에 언제나 전문 의료진과 충분히 상담해야 합니다. 어떤 시술도 지난 수십 년간의 늙어버린 피부를 하루 만에 바꾸어 주지는 않습니다. 꾸준히 젊고 건강한 피부를 위한 노력을 해야 합니다.

젊고 건강한 피부를 지키기 위한 젊은 피부 유지하는 방법을 정리해 보면 다음과 같습니다.

① 자외선 차단제를 꾸준히 햇볕 노출 부위에 모두 꼼꼼히 바른다.
② 때를 밀지 않고 씻는 방법으로 짧은 샤워 후 온몸에 보습 로션을 충분히 바른다.
③ 금연한다.
④ 비타민 C, E 같은 항산화제를 꾸준히 복용한다.

피부의 노화는 자외선이라는 외부 자극에 의해 우리 피부가 적절한 반응을 하지 못했을 때 주름살이 생기거나 탄력과 볼륨이 감소하고 색소와 피부 양의 변화와 악성 종양 발생 등으로 이어집니다. 이러한 피부의 항노화 치료를 위한 여러 개선 방법이 시도되고 있습니다. 보톡스와 필러 등과 함께 다양한 에너지 전달 장비를 단독 또는 복합적으로 이용해 시술해서 피부 내 콜라겐과 탄력섬유를 열응고시켜 조직을 수축시키거나 상처의 재생을 유도하여 젊고 건강한 피부를 만듭니다.

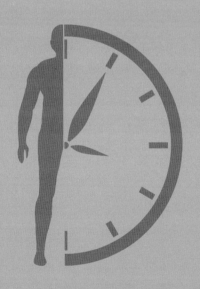

11장

눈

: 눈빛이 살아 있어야 한다

김재용

서울아산병원 안과 교수

울산대학교 의과대학을 졸업했다. 노안, 백내장, 각막 질환, 건성안 환자
들의 진단과 치료를 담당하고 있다. 대한안과학회, 한국백내장굴절수술
학회, 한국각막학회, 한국건성안학회, 한국콘택트렌즈학회, 한국검안학
회, 한국근시학회 상임이사로 활동하고 있다.

"눈은 노화의 영향을 가장 많이 받는다."

프랑스 국립보건의학연구소 눈 노화 전문학자 이브 코투아 박사의 말처럼 노화와 관련한 눈의 중요성은 아무리 강조해도 지나치지 않습니다. 나이 40 고개를 넘게 되면 대부분의 사람들은 먼 곳을 보다가 가까운 곳을 보고자 할 때 초점 맞추기 어려워하고 가까운 곳을 보다가 먼 곳을 보고자 할 때도 초점 맞추기가 힘들어집니다.

나이가 들면서 근거리 물체에 초점을 맞추는 능력이 떨어지는 현상을 노안presbyopia이라고 합니다. 질환이 아닌 누구나 나이가 들면 겪는 자연적인 현상이므로 노안을 자연스럽게 받아들이고 적절한 이해와 슬기로운 대처가 필요합니다. 보통은 근거리 작업을 할 때 글씨나 물체가 흐려 보이기도 하고, 근거리 작업을 하다가 먼 곳을 보면 흐려 보이는 등의 증상이 나타납니다. 이런 경우 노안을 진단할 수 있습니다.

"아니, 벌써 제가 노안이 됐단 말인가요?"

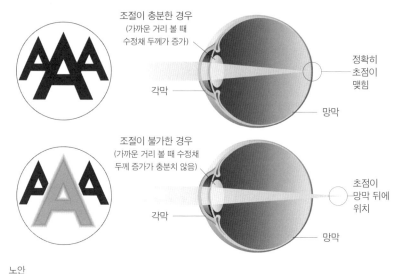

정상과 노안의 차이점

정상

조절이 충분한 경우
(가까운 거리 볼 때
수정채 두께가 증가)

정확히
초점이
맺힘

각막

망막

조절이 불가한 경우
(가까운 거리 볼 때 수정채
두께 증가가 충분치 않음)

초점이
망막 뒤에
위치

각막

망막

노안

　이런 반응과 함께 당황하며 낙담하는 모습으로 진료실을 나가는 환자를 흔하게 볼 수 있습니다. 특히 코로나 팬데믹 동안 야외활동이 어려워지고 집에서 스마트폰 사용 시간이 늘면서 노안 증상을 더 어린 나이에 더 심하게 호소하는 환자분들이 많습니다. 노안의 원인, 치료, 나아가 노화 방지, 예방에 대해서 알아보겠습니다.

눈 노화는 어떻게 진행될까

　사람의 눈 안에는 초점을 맞춰주는 렌즈 역할을 하는 수정체가 있습니다. 노안은 나이가 들어감에 따라 가까운 곳을 보기 위해 수정체를 변화시키는 능력(조절력)이 감소되는 현상을 말합니다. 나이에 따른 수정체 최대조절력과 근점거리는 다음의 표와 같이 정리됩니다.

　정상적인 젊은 사람의 눈은 가까운 곳과 먼 곳을 볼 때 수정체가 스스로 초점을 맞출 수 있습니다. 이 과정을 조절이라고 합니다. 카메라의 오토포커스 기능과 비슷하죠. 그러나 나이가 들어 노안이 온 눈은 이러한 조절 기능이 없어 초점이 한 곳으로만 정해지게 되고, 초점거리 외의 사물을 볼 때는 안경의 도움이 필요합니다. 조절력은 아동기 또는 20대부터 감소하기 시작하는데 40대 초반에 감소가 뚜렷해지며 50대 중반에 완전히 소실됩니다.

　노안의 증상은 대개 40대 중반부터 발생합니다. 이때 흔히 느끼는 증상이 독서나 신문을 볼 때 글씨가 잘 안 보이고 흐릿하게 보이는 것입니다. 책을 보더라도 눈과 책과의 거리가 점차 멀어집니다. 또한 근거리 작업 시 눈이 쉽게 피곤해지며 심지어 두통을 호소하기도 하죠. 이러한 시력장애 증상은 빛이 잘 들지 않는 곳에서 작은 글씨를 볼 때 더욱 심해집니다.

　그렇다면 노안의 진단은 어떻게 할까요? 일차적으로는 환자의 증상으로 의심할 수 있습니다. 환자가 원래 가진 굴절이상(근시 또는 원시)을 안경으로 교정했을 때 멀리는 잘 보이나 가까운 것이 잘 안 보이는 증상이 돋보기안경(볼록렌즈)으로 교정되면 노안으로 진단할 수 있습니다. 나이에 따른 근거리 첨가 도수는 위의 표와 같이 정리됩니다. 편의상 주관적인 조절력이 3.00 D(디옵터) 밑으로 떨어지면, 즉 초점거리가 33센티미터 이내는 보기 어려울 때 노안이 시작된다고 생각합니다. 객관적 조절력이 0이 되는 시기는 52세

나이에 따른 수정체 최대조절력과 근점거리

나이(세)	수정체 최대 조절력(디옵터)	평균(센티미터)
10	14	7.1
20	10	10
30	7	14.3
40	4.5	22.2
50	2.5	40
60	1	100

초점거리 (센티미터) = 1/수정체 최대 조절력 (D)

전후입니다. 이후에도 독서용 안경의 도수를 올리는 것이 필요합니다. 조절은 더 이상 악화되지 않지만 고령에서의 시력 감소를 이미지 확대로 상쇄할 필요가 있기 때문입니다. 여기에 건강 상태와 필요한 근거리 작업의 특성, 작업 거리 등 다른 요소들도 고려해 개개인에 맞춘 근거리 안경이 필요합니다. 대개 남자보다 여자에서 더 큰 근거리 첨가 도수가 더 필요한데 팔 길이가 상대적으로 짧기 때문입니다.

비수술적인 치료 방법은 무엇이 있을까

비수술적 방법은 백내장을 동반하지 않은 노안일 때 사용되는 방법입니다. 주로 안경과 렌즈를 이용합니다.

돋보기안경
근거리 시력 교정을 위해서는 우선 원거리 굴절이상을 정확히

나이에 따른 근거리 첨가 도수

나이(세)	근거리 첨가 도수(디옵터)
40	0
45	+1.00
48	+1.25
50	+1.50
52	+1.75
55	+2.00
60	+2.25
65	+2.50

평가하고 교정해야 합니다. 이후 근거리 교정을 위해 일반적으로 +0.50 D에서 +3.25 D까지 도수를 추가하게 되는데 교정시력이 나쁘지 않다면 +3.00 D 이상 근거리 첨가 도수를 가지는 경우는 흔치 않습니다. 두 눈에 동일한 도수를 추가하는 것이 원칙이지만 굴절부등이 심하거나 한눈에 병변이 있을 경우는 예외가 될 수 있습니다. 위의 표와 같이 근거리 교정을 위한 첨가 도수는 대개 나이에 따라 일정합니다. 그러므로 복잡한 방법을 사용할 필요가 없는 경우가 많고 원하는 작업 거리와 업무 특성에 따라 다소 조정하는 것이 필요합니다.

단초점렌즈

단초점렌즈는 근거리 교정만을 위해 사용할 수 있으며 원거리는 흐리게 보입니다. 정시나 약간의 원시가 있던 사람들은 그동안 안경 없이 잘 지내 왔으므로 근거리 안경이 처음 쓰게 되는 안경일 수 있음을 교육받아야 하고, 노안은 자연스러운 현상임을 이해해야 할

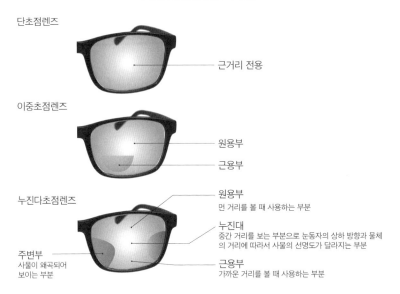

노안 교정용 안경의 종류

단초점렌즈

근거리 전용

이중초점렌즈

원용부
근용부

누진다초점렌즈

원용부
먼 거리를 볼 때 사용하는 부분

누진대
중간 거리를 보는 부분으로 눈동자의 상하 방향과 물체
의 거리에 따라서 사물의 선명도가 달라지는 부분

주변부
사물이 왜곡되어
보이는 부분

근용부
가까운 거리를 볼 때 사용하는 부분

필요가 있습니다. 굴절검사를 해서 먼 곳이 잘 보이게 교정한 안경
렌즈에 환자 각자의 나이와 직업을 고려해 가까운 곳이 잘 보이게
볼록렌즈 도수를 더한 돋보기안경을 처방합니다.

나이가 들면서 조절력이 점차 감소하면서 근거리 첨가 도수 역시
조금씩 늘려가야 합니다. 서서히 늘려가는 것이 바람직하다는 주장
도 있지만 일반적으로 2년에 한 번 정도 환자 상태와 요구를 파악
하여 근거리 교정량을 변화시키는 것이 추천됩니다. 근거리 교정을
위한 첨가 도수는 나이가 들수록 증가하며 55세 이후에는 더디어
집니다.

이중초점렌즈 수평 분할과 원형 분할

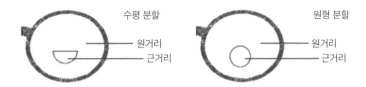

이중초점렌즈

근시나 원시가 심하여 원거리용 안경과 근거리용 돋보기안경 두 개가 필요해서 하나의 안경렌즈를 위아래로 나누어 두 도수를 한꺼번에 처방한 안경입니다. 보통 먼 곳이 잘 보이는 원거리용 안경이 위에 있고 작은 근거리용 안경이 아래에 붙어 있습니다. 이중초점렌즈는 안경 하나로 먼 곳과 가까운 곳을 볼 수 있어 편리하기는 하나 원거리와 근거리의 중간 부분은 잘 볼 수 없는 단점이 있습니다. 또한 원거리와 근거리 부분이 명확하게 나뉘어 있습니다. 수평으로 나뉜 수평 분할flat-top이든 아래에 동그랗게 근용부를 배치한 원형 분할round segment이든 미용적으로 나이 들어 보일 수 있고 분할된 부분에서 물체의 상이 갑자기 다르게 보이는 이미지 점프 현상이 일어날 수 있다는 단점이 있습니다.

근시 환자는 이미지 점프가 적고 근거리 첨가 부분의 프리즘 효과가 오목렌즈에 의해 상쇄될 수 있는 수평 분할형이 유리합니다. 원시 환자는 수평 분할형이 이미지 점프가 적기는 하나 상편위displacement가 있을 수 있습니다. 컴퓨터 사용을 많이 한다면 중간 거리와 근거리만을 포함하는 이중초점렌즈를 사용하기도 합니다.

다초점렌즈

근거리 첨가 도수가 +1.75 D에 이르면 원거리와 근거리 교정만으로 모든 거리를 잘 보기 어렵게 되므로 중간 거리를 보는 방법으로 삼중초점렌즈나 누진다초점렌즈progressive addition lenses가 쓰일 수 있습니다. 원거리용 안경과 근거리용 돋보기안경 두 개가 필요한 경우에 하나의 렌즈로 중심부의 먼 거리가 잘 보이는 도수에서 아래쪽의 가까운 거리가 잘 보이는 도수, 그리고 중간 거리까지 초점이 점진적으로 변하는 렌즈입니다.

원거리와 근거리의 사이 중간 거리도 볼 수 있는 장점이 있고 이중초점과 달리 다른 사람이 볼 때 원거리와 근거리 경계가 구분되어 보이지 않아 미용상 문제도 적습니다. 단점으로는 렌즈 가격이 비싸고 렌즈에 적응하기가 힘들 수 있으며 처방과 안경 제조에 정확성이 요구됩니다. 또한 삼중초점이나 누진다초점은 중간거리나 근거리 부분이 상대적으로 좁습니다. 40세 이상 전 연령에 고려할 수 있으나 직업과 활동도를 고려해 사용돼야 합니다. 사무직인 경우 기호가 높지만 활동이 많은 직업은 오히려 불편할 수 있어 원거리와 근거리 두 개의 안경이 우선 추천되기도 합니다.

누진다초점렌즈는 맨 위에 원용부가 들어가고 맨 아래에 근용부가 있으며 분할 선 없이 중간 부분이 자연스럽게 이어집니다. 중간 부분이 매우 좁고 그 부분을 벗어나면 주변부에서 상이 틀어지는 현상이 심하기 때문에 시선의 시축을 잘 맞춰 제작해야 합니다. 중심부 폭은 과거에 22밀리미터였지만 최근에는 12밀리미터까지 작게 나와서 작은 안경테에도 맞출 수 있게 되었습니다. 역누진degressive 렌즈는 누진다초점렌즈의 변형으로 아래의 근용부를 기준으로 만들고 위쪽 원용부를 역사입negative add하는 방식입니다. 독서용으로 근거리 부분은 넓지만 상대적으로 원용부는 좁아지며 운전용으로는 적합하지 않습니다.

콘택트렌즈

젊은 시절 콘택트렌즈를 사용한 경험이 있다면 다초점 소프트 또는 하드 콘택트렌즈로 노안을 교정할 수 있습니다. 그러나 콘택트렌즈의 사용에 따른 단점이나 합병증 등이 생길 수 있기에 주의가 필요합니다.

수술적인 치료 방법은 무엇이 있을까

수술적 방법은 두 가지가 있습니다. 첫째, 노안과 백내장과 함께 있을 때 백내장 수술 후 노안 교정용 다초점 인공수정체를 삽입하여 교정하는 방법입니다. 둘째, 백내장 없이 노안만 있는 경우에 노안만 교정하는 방법입니다.

먼저 노안과 백내장이 함께 있는 경우는 다초점 인공수정체 삽입 수술을 하면 됩니다. 백내장은 수정체가 노화되어 혼탁해져 시야가 흐려지는 질환입니다. 백내장 수술을 할 때는 혼탁한 수정체를 제거하고 그 역할을 대신해줄 인공수정체를 넣게 됩니다. 단초점 인공수정체를 삽입한 눈은 조절 기능이 없으므로 초점이 한 곳으로만 정해지게 되고, 초점거리 외의 사물을 볼 때는 안경이 필요합니다. 최근에는 하나의 렌즈에 초점을 2개 이상 넣는 기능성 다초점 인공수정체가 많이 사용되고 있습니다. 환자분들이 이해해야 할 점은 다초점 인공수정체 수술을 포함한 어떠한 노안 교정 수술도 젊은 시절의 눈과 같이 완벽하지는 않으며 먼 거리나 근거리를 원하는 대로 볼 수 있는 것은 아닙니다. 다초점 인공수정체 수술이 안경 없이 원거리와 근거리를 보는 것이 가능한 장점이 있지만 해당하는 초점거리 외의 거리에 있는 물체를 볼 때는 안경의 도움이 필요할 수 있습니다. 또한 항상 수술 전 예측치와 일치하는 시력이 나오지 않을 수도 있다는 사실을 인지해야 합니다.

수술 이후 달무리나 눈부심과 같은 시각 관련 불편감을 호소하는 환자가 있습니다. 그 외 수술 관련 합병증에는 안구건조증 발생 혹은 노안 교정술 이후에도 남은 잔여 굴절이상으로 추가 교정술을 받은 경우가 보고됐습니다. 노안 교정술 후 발생할 수 있는 시각 관련 불편감과 수술 관련 합병증은 시술 대상자별로 개인차가 큽니다. 반드시 노안 교정술 전 철저한 안과 검사를 통해 개인별로 발생할 수 있는 시각 관련 불편감과 합병증을 최소화할 수 있도록 해야 합니다. 의학적 판단 외에도 본인이 다양한 개인적인 요소를 잘 고려하고, 의사와 충분한 상담을 하고, 수술 후 생길 수 있는 불편감 등을 이해한 뒤에 선택하는 것이 좋습니다.

둘째, 백내장 없이 노안만 있을 때 하는 수술입니다. 백내장 없이 노안만 있는 경우 각막에 수술을 시행해 노안을 교정할 수 있습니다. 그러나 노안은 연령과 연관되어 생기는 노화현상으로 수술적인 교정을 하더라도 조절력이 완전히 없어지는 시기까지는 시력의 변동이 있는 수술입니다. 환자의 충분한 이해가 필요합니다. 즉 일정한 기간이 지나면서 노화현상이 진행되기에 추후 변화되는 만큼 굴절이상을 교정해 주어야 하는 단점이 있습니다. 이런 단점은 간단하게 안경으로 교정되기에 노안 수술 후 몇 년이 지나면 안경을 사용해야 하는 경우가 많습니다. 일반적으로 각막에 시행하는 수술은 레이저각막절삭술, 각막인레이삽입술, 고주파각막 성형술, 레이저열각막성형술 등이 있습니다.

① 노안 레이저각막절삭술

흔히 엑시머 시술로 알려진 레이저각막절삭술을 이용한 노안 수술 방법은 두 가지가 있습니다.

단안시monovision를 이용하는 방법

주로 사용하는 눈(우세안)은 먼 거리가 잘 보이게 레이저각막절삭술을 하고 덜 사용하는 눈(비우세안)은 가까운 거리가 잘 보이게 레이저각막절삭술을 합니다. 양쪽 눈으로 근거리와 원거리를 잘 볼 수 있도록 교정하는 방법입니다.

구면수차를 이용하여 초점을 분산시키는 방법

엑시머레이저를 이용해 각막을 절삭하여 중심부는 주로 근거리를 보고 주변부는 원거리를 볼 수 있도록 각막의 주변부에 의도적으로 구면수차를 유발하는 시술 방법이 있습니다. 구면수차는 망막의 한 초점에 도달하는 빛의 양을 분산시켜 시력의 질을 떨어지게 하는 단점이 있습니다. 반면에 노안처럼 조절이 부족한 경우에는 초점을 분산시켜 다초점 인공수정체처럼 먼 곳뿐만 아니라 가까운 곳도 어느 정도 볼 수 있게 해주는 장점이 있습니다.

② 각막인레이삽입술

두 눈 중 덜 사용하는 눈(비우세안)에 레이저를 사용해 각막에 절편 또는 주머니를 만들고 근거리 시력을 향상시키기 위해 다양한 재질과 형태를 갖는 인레이를 삽입하는 수술 방법입니다.

③ 고주파 각막성형술과 레이저 열각막성형술

노안은 질환이 아닌 누구나 나이가 들면 겪는 자연적인 현상이므로 받아들이고 적절한 이해와 슬기로운 대처가 필요합니다. 노안은 질환이 아닙니다. 노안이 왔다면 당황하지 말고 안과 전문의에게 눈 상태를 정확하게 검사받은 뒤에 비수술적 또는 수술적 치료법 중 선택해서 치료받는 것이 필요하겠습니다.

12장

귀
: 듣고 균형감각을 잡는다

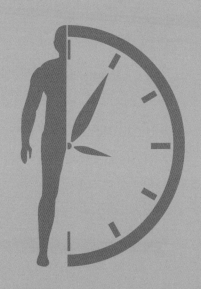

안중호

서울아산병원 이비인후과 교수

서울대학교 의과대학을 졸업했다. 현재 울산대학교 의과대학 서울아산
병원 이비인후과 교수 및 메디컬 컨텐츠 센터 소장을 겸하고 있다. 주로
난청, 어지럼, 메니에르 병 환자들의 치료를 담당하며 인공지능을 이용
한 귀 질환 진단기술을 개발하는 (주)이어드림의 대표이기도 하다. 또
한 귀 건강 관련 유튜브 채널 '이어드림(@eardream)'을 운영하고 있다.

다양한 사연을 가진 난청인들이 병원에 방문하십니다. 학교 신체 검사에서 잘 못 들으니까 병원에 가보라는 말을 듣고 부모님과 찾아온 학생, 요즘 들어 잘 못 알아들어서 회사생활이 불편하다고 찾아오시는 중년, 자식들이 보호자로 찾아오신 어르신 등 다양하죠.

아들과 같이 오신 부모님과 딸과 같이 오신 부모님 사이에는 많은 차이가 있습니다. 고막 내시경 검사와 청력 검사 등을 한 뒤 달팽이관의 노화로 인해 생긴 난청이니까 수술 치료보다는 보청기를 착용하는 것이 낫다고 권유했을 때 그렇습니다. 아들보다는 딸이 더 적극적으로 부모님께 보청기를 해 드립니다. 왜일까요? 우스갯소리로 딸은 본인이 직접 부모님 보청기 구입 여부를 결정할 수 있는데 아들은 아내와 상의해야 해서 더 소극적이라는 말도 있습니다. 하지만 그 속사정은 어찌 알겠습니까? 아무래도 아들보다는 딸이 부모님과 전화 통화 등 대화하고 같이 지내는 시간이 길다 보니까 대화가 잘 안 되는 답답함이 더 커서겠죠?

그렇지만 제 외래에는 굳이 보청기를 사용하지 않고도 일상생활에서 불편함이 없이 잘 지낼 수 있는 방법이나 귀 건강에 좋은 약 등을 문의하고 처방받기 위해 오는 분들이 훨씬 더 많습니다. 이 책의 지면을 빌어서 짧은 진료 시간 동안에는 미처 설명을 다 하지 못한 귀 건강 이야기, 즉 귀 건강을 오랫동안 지킬 수 있는 방법에 대해서 쉽게 말씀드리겠습니다. 그리고 듣는 것과 더불어 귀의 중요한 기능인 균형을 잡는 기능을 건강하게 유지하는 방법 역시 알려드리고자 합니다.

귀의 구조와 기능은 무엇일까

귀는 머리의 양옆에 각각 한 개씩 달려 있습니다. 귀는 두 개인데 입은 한 개인 이유는 평소 남의 말은 잘 경청하고 말을 할 때는 신중하게 하라는 뜻이라고 하죠? 우리는 두 귀를 통해서 다른 사람들과 대화를 나누고 아름다운 음악이나 자연의 소리를 들으면서 마음을 안정시키고 편안해지기도 합니다. 또한 각각의 귀에 전정기관이 위치해서 머리와 몸의 움직임과 위치를 소뇌에 전달해서 생활하면서 넘어지지 않고 균형을 잡을 수 있도록 도와줍니다. 귀의 듣고 균형 잡는 기능이 나빠진다면 사랑하는 연인과 귓속말을 속삭일 수도 없고 좋아하는 운동을 즐길 수도 없게 되겠죠.

소리를 듣는 기관으로서 구조와 역할
소리는 귓바퀴를 통해서 모이는데 외이도, 고막, 그리고 세 개의

귀의 구조

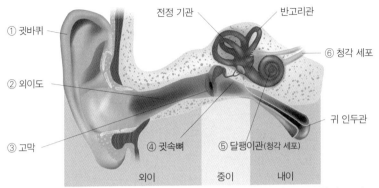

귀는 외이, 중이, 내이로 이루어져 있다. 외이는 귓바퀴와 외이도를 포함하고 있고, 중이는 고막과 이소골 등을 포함하고 있고, 내이는 달팽이관과 전정기관과 청신경 등을 포함하고 있다.

이소골을 통해 동그랗게 말려 있는 달팽이 집과 비슷하게 생겼다고 달팽이관이라고 불리는 와우에 도달하게 됩니다. 소리는 달팽이관을 지나가면서 내부에 고여 있는 림프액에 파장을 일으키게 되고, 소리가 일으키는 림프액의 파장이 유모세포hair cell라고 불리는 청각세포를 자극하고, 유모세포에서 만들어지는 소리의 전기적 신호가 청신경을 통해 양쪽 귀 위에 위치하는 청각 대뇌의 청각 피질 '브로드만 영역Brodmann area 41, 42, 22'에서 비로소 의미를 판별하고 이해하게 됩니다. 소리의 전달 과정 중 한 곳이라도 이상이 발생하면 정상적으로 듣고 생활할 수 없게 되겠죠? 예를 들어 귀지 등이 꽉 차서 귓구멍이 막히거나, 염증 등으로 고막에 큰 구멍이 나거나, 고름이 찼거나, 세 개의 이소골 중 손상이 있는 경우 등일 때 못 듣습니다. 이런 경우를 소리가 정상적으로 전달돼서 안 들리는 전음성 난청conductive hearing loss이라고 하고, 달팽이관이나 청신경의 노화 등에 의해서 못 듣게 되는 경우를 감각신경성 난청 sensorineural hearing loss이라고 부릅니다.

우리의 귀는 다른 기관과 마찬가지로 시간의 흐름, 즉 노화 과정에서 점점 기능이 떨어집니다. 사람마다 정도의 차이는 있지만 30세 전후로 달팽이관의 소리를 담당하는 2만 개 가까운 유모세포의 숫자가 점점 줄어들기 시작하죠. 유모세포가 손상되어 발생하는 청각 노화의 초기에는 흔히 '가는 귀가 어둡다.'라고 표현하듯이 고음역의 청력이 우선 나빠지기 시작합니다. 우리말의 'ㅏ, ㅑ, ㅓ, ㅕ' 같은 모음은 주로 저음역이고 자음 중 특히 'ㅅ, ㅋ, ㅎ, ㅊ' 같은 자음은 고음역이기 때문에 청각 노화 초기에는 들기는 하는데 정확하게 무슨 의미인지 헷갈리게 되죠. 예를 들어 '밥 먹어라.'라고 했는데 '밥'을 먹으라고 하는지 '밤'을 먹으라고 한 것인지 되묻게 됩니다.

균형을 잡는 기관으로서 구조와 역할

전정기관은 3차원의 회전감각을 느끼기 위한 세 개의 반고리관, 수평 운동을 감지하는 난형낭, 그리고 수직 운동을 감지하는 구형낭으로 이루어져 있습니다. 자동차에 앉아 있을 때 차가 갑자기 출발하면 몸이 뒤로 쏠리고 차가 달리다가 갑자기 멈추면 앞으로 쏠립니다. 전정기관이 균형을 잡기 위해서 이런 현상이 발생하는 것입니다. 난형낭과 구형낭에는 칼슘 덩어리인 이석이 마치 젤리처럼 생긴 이석막 위에 쌓여 있어서 우리가 머리를 움직일 때 반대 방향으로 쏠리게 됩니다. 이를 감각세포인 유모세포가 감지해서 머리와 몸의 수평 혹은 수직 움직임을 소뇌에 알려주게 됩니다. 반고리관은 빙글빙글 회전 운동을 알아채는 기관입니다. 양쪽 귀에 세 개씩

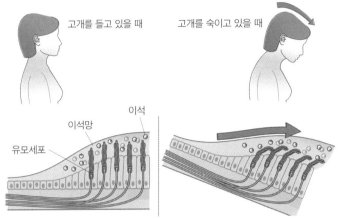

전정기관 내 유모세포

고개를 들고 있을 때

고개를 숙이고 있을 때

이석

이석망

유모세포

전정기관은 머리의 회전과 움직임을 감지해서 이를 소뇌에 전달한다.

있어서 3차원인 세상의 움직임을 알아챕니다. 이러한 전정기관이 양쪽 귀에 각각 있습니다. 그래서 머리가 움직일 때 한쪽 귀의 전정기관이 자극받으면 상대적으로 반대쪽 귀의 전정기관은 억제가 돼 서로 정보를 공유하면서 머리와 몸의 균형과 자세를 유지하는 역할을 합니다.

난청과 균형감각 저하가 삶의 질을 떨어뜨린다

청각기관의 노화로 인한 난청은 우리 몸의 각종 질환과 어떻게 연관될까요? 난청은 다음의 표와 같이 정말 다양하게 우리 몸에 문제를 일으키는 것으로 알려져 있습니다. 브라질 나비의 날갯짓이 미국 텍사스에서 돌풍을 일으킬 수도 있다는 이른바 '나비 효과'처

난청이 우리의 건강에 미칠 수 있는 영향들

알츠하이머 및 치매	5배 높은 확률
흡연	난청을 일으킬 확률 70%
우울증	난청과 흔히 동반
심혈관 질환	난청과의 연관성 의심
만성 신장병	신부전 환자에게서 43% 높은 난청 빈도
사망률	난청은 사망 위험도 증가시킴
병원 입원	32% 증가
당뇨병	난청빈도가 당뇨 환자에서 2배 높음
소음 노출	남자가 소음성 난청이 심함
낙상	3배 높은 확률

럼 나이 들어 단순히 못 듣는 것으로만 여겼던 난청이 사실은 우리 몸의 여러 심각한 질환을 일으킬 수도 있습니다.

'뭐, 안 들리는 것쯤이야 그냥 불편해도 조용히 참고 지내면 되지 않나?'라고 생각하면 오히려 더 큰 후유증을 맞닥뜨리게 될 수 있죠. 미국 존스홉킨스대학교의 프랭크 린 교수팀은 36세부터 90세까지 총 639명의 환자를 대상으로 평균 11.9년의 관찰 기간에 정상 청력을 가진 대조군에 비해서 경도 난청군이 1.89배, 중등도 난청군이 3배, 그리고 고도 난청군이 무려 4.94배 높게 치매나 알츠하이머병이 진행함을 보고했습니다. 비교적 젊은 나이임에도 못 듣는 분들은 치매로 진행할 위험도가 점차 올라간다는 의미입니다. 그래서 난청은 단순히 나 혼자의 문제가 아니라 자칫 가족과 주변 지인들에게 걱정과 염려를 끼칠 수 있습니다.

그렇다면 나이가 들면서 균형감각이 떨어지면 우리의 삶에 어떤 문제를 일으키게 될까요? 65세 이상의 40%와 75세 이상의 50%가 호소하는 어지럼은 활동 저하, 우울증, 낙상으로 인한 골절 등

난청과 치매 위험 그래프

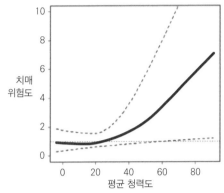

난청이 심해질수록 치매 위험도 역시 증가함을 알 수 있다.

다양한 2차 사고를 일으킬 수 있습니다. 2019년 건강보험심사평가원 자료에서 어지럼으로 병원을 찾은 환자 94만 9,619명 가운데 60세 이상 환자의 비율은 전체 환자의 약 47.7%로 절반가량을 차지했으며 특히 전체 환자 가운데 약 64%가 여성 환자인 것으로 나타났습니다. 그만큼 어지럼은 노년의 여성들을 힘들게 하는 질환 중 하나입니다.

나이가 들면서 왜 자주 어지럼이 발생하는 것일까요? 어지럼을 일으키는 원인은 매우 다양한데 노화와 관련된 대표적인 어지럼으로 이석증, 기립성 저혈압, 만성 재발성 어지럼을 들 수 있습니다. 이 중 이석증은 어지럼을 일으키는 질환 중 가장 흔하며 전정기관의 난형낭과 구형낭에 들어 있는 이석이 떨어져 나와 반고리관 내로 들어가면서 문제를 일으키게 됩니다. 반고리관은 우리 몸의 회전 운동을 알아채는 기관인데 반고리관 내부에 이석이 둥둥 떠다니게 되니까 몸이 실제로 움직이지 않아도 마치 돌고 있는 듯한 느낌을 받게 됩니다.

또한 머리를 여러 방향으로 움직일 때 실제로 움직이는 것보다 더욱 과장된 느낌을 받게 돼 움직일 때마다 어지럼과 구토가 발생합니다. 게다가 눈을 뜨기 어렵기 때문에 환자는 공포를 느끼고 결국 일상생활이 불가능해서 움쭉달싹 못하고 가만히 누워 있게만 됩니다. 주로 아침에 눈을 뜨고 일어날 때 어지럼이 발생하기 때문에 잘못된 자세로 수면을 한 탓에 이석이 탈출하는 것으로 의심해 볼 수 있습니다. 이러한 이석증은 노화와 골다공증으로 인해서 뼈의 미네랄이 감소하고 뼈가 성겨진 상태에서 이석 역시 잘 부스러져 나오기 때문에 발생하는 것으로 볼 수 있습니다.

기립성 저혈압은 앉아 있거나 누워 있다 갑작스럽게 일어날 때 혈압이 떨어져서 뇌로 가는 혈류량이 감소해 갑자기 눈앞이 캄캄해지거나 순간적인 어지럼을 느끼는 질환입니다. 심한 경우 침대나 의자에서 일어날 때 갑자기 균형을 잃고 넘어져 다치기도 합니다. 흔히 어지럼을 표현할 때 사용하는 빈혈과는 다릅니다. 빈혈은 누워 있을 때나 일어설 때나 여전히 피로감과 어지럼으로 불편합니다. 하지만 기립성 저혈압은 누워 있거나 앉아 있을 때는 증상이 심하지 않고 갑자기 일어설 때만 어지럽습니다. 기립성 저혈압은 귀의 문제는 아니지만 우리 몸의 자율신경계의 혈압조절을 담당하는 기관이 제대로 일을 못 해서 생깁니다. 자율신경 기능이 저하되는 60대 이상 고령층에서 주로 발생하는 것으로 알려져 있습니다. 특히 땀을 많이 흘리거나 설사나 구토 등이 심한 상황에서 탈수로 몸에 물이 부족할 때 발생할 수 있고 심장 기능이 떨어져서 원활한 혈액 공급이 되지 않을 때 역시 발생할 수 있습니다. 어르신들이 많이 복용하는 일부 고혈압 약물, 이뇨제, 전립샘 비대증 약, 항우울제 등 신경과 약물 등이 기립성 저혈압을 더 심하게 유발할 수 있습니다.

마지막으로 주변이 빙빙 도는 것 같은 심한 어지럼은 아니지만 수개월 이상 어질어질한 증상이 지속되는 경우 만성 재발성 어지럼증으로 진단할 수 있습니다. 만성 재발성 어지럼증 환자들은 '머리가 붕 뜬 것 같다.' '순간적으로 아찔하다.' '가만히 서 있는데도 바닥이 흔들리는 것 같다.'와 같은 주관적인 불편감을 호소합니다. 전정 기능 검사를 받아도 특별한 이상을 발견할 수 없는 경우가 많기 때문에 최근에는 이러한 만성 재발성 어지럼증이 편두통, 스트레스, 우울증 등 심인성과 자율신경 조절 장애 등의 원인으로 발생하는 것으로 추정하고 있습니다. 뚜렷한 치료법이 없기 때문에 노년의 삶의 질을 한층 더 떨어뜨리는 원인이 되고 있습니다.

건강한 청력을 유지하기 위해 어떻게 해야 할까

달팽이관과 전정기관에서 듣기와 균형에 관여하는 유모세포는 한번 손상되면 재생이 안 되는 것으로 알려져 있습니다. 그렇기 때문에 평소 너무 큰 소리를 듣거나 귀에 안 좋은 약물 복용 혹은 외상 등을 피해야 합니다.

이미 진행된 노화성 난청으로 인해 일상생활이 불편하고, 나아가 인지장애의 위험이 있는 분들에게는 어떤 재활치료를 할 수 있을까요? 대표적인 치료 방법은 보청기와 인공와우 이식입니다. 보청기는 주변의 소리를 증폭시켜 원활하게 듣기 위한 기구로 소리를 '알아듣게' 해주는 의료기기가 아닌, 소리를 '크게 보정해서 들려주는' 의료기기입니다. 난청이 심하게 진행되어 유모세포가 대부분 소실된 경우에는 효과가 없을 수 있지만 대부분의 감각신경성 난청에서 일차적으로 청각 재활을 위해 사용할 수 있습니다.

만약 난청이 너무 심해서 보청기만으로는 충분한 청각 재활이 가능하지 않을 때는 인공와우 이식을 고려할 수 있습니다. 인공와우는 외부의 소리를 크게 증폭해서 전달하는 보청기와 달리 전기 신호로 변환해서 달팽이관에 연결된 청신경에 직접 전기 신호를 전달해서 청각 대뇌가 듣게 하는 장치입니다. 청각 노화로 인해 유모세포가 모두 손상되어 보청기로 크게 소리를 들려주는 것만으로는 잘 들을 수 없는 분들이 인공와우 이식을 받고 청력을 회복할 수 있게 됩니다.

그럼 우리는 어떻게 평생 좋은 청력을 유지할 수 있을까요?

첫째, 평소 큰 소음에의 노출을 피해야 합니다. 과연 얼마나 큰 소음을 들어야 우리 귀가 나빠질까요? 지금 사무실 옆자리에 앉아 있는 동료와 업무 관련 이야기를 나누거나 조용조용 이야기할 때 40데시벨이고 좀 편하게 이야기할 때 60데시벨이라고 생각하면 주변 환경 소음의 크기를 쉽게 가늠할 수 있습니다. 물론 요즘에는 스마트폰이나 스마트 워치 등을 통해 내 주변이 얼마나 시끄러운지 알 수 있죠. 샤워 후 머리를 말릴 때 사용하는 헤어드라이어 소리가 80~85데시벨이고 산재보험의 보상 대상이 되는 소음성 난청은 '85데시벨 이상의 소음에 노출되는 작업장에서 3년 이상 종사한 경우' 발생할 수 있습니다. 일반 가정생활에서는 소음 작업장만큼의 큰 소리에 노출되지는 않지만 '가랑비에 옷 젖는 줄 모른다.'라는 속담이

우리 주변의 생활 소음의 크기

(단위: 데시벨)

140	폭죽, 총기류, 수류탄, 제트기
120	구급차, 착압기, 천둥, 스노우모빌
100	콘서트, 헬리콥터, 트롬본
90	드라이기, 노래방, 핸드드릴
80	자동차, 오토바이, 진공청소기
60	대화
40	냉장고
10	숨소리

있듯이 어느 정도 시끄러운 소리에 장시간 노출되면 노화 과정에서 남들보다 난청이 더 빠르게 진행될 수도 있습니다. 80데시벨 이상의 소리에 장시간 노출되면 소음에 의한 청각 노화가 일찍 일어납니다. 그래서 우리는 청각 노화를 예방하기 위해서 평소 불필요하게 큰 소음에의 노출을 피하는 것이 좋습니다.

특히 젊은 세대를 비롯한 많은 분이 버스, 지하철, 그리고 카페에서 인터넷 강의나 유튜브 등을 보기 위해서 이어폰이나 헤드폰을 착용합니다. 귀 건강을 담당하는 이비인후과 의사 입장에서 귀 건강에 가장 좋은 헤드폰이 무엇인지 질문을 받는다면? 아예 사용을 안 하는 것이 가장 낫긴 합니다. 그래도 새로 구입할 예정이라면 좀 비싸더라도 능동 소음 차폐, 즉 액티브 노이즈 캔슬링active noise canceling이 되는 제품을 추천해 드립니다. 능동 소음 차폐 기술은 1930년대 항공기 탑승자의 소음으로 인한 불편을 해결하기 위해서 개발됐습니다. 1978년 미국 오디오 회사인 보스BOSE에서 열차 승무원을 위해 처음으로 상업적인 모델을 개발한 이후 다양한 제품들이 출시됐습니다.

그렇다면 능동 소음 차폐 헤드폰과 이어폰은 어떻게 우리의 귀를 소음으로부터 보호해줄까요? 간단한 예로 지하철에서 인터넷 강의를 듣는다고 가정할 때 주변 소음이 크면 강사의 말이 잘 안 들리겠죠? 그래서 어쩔 수 없이 볼륨을 올리게 되고 결과적으로 주변 소음에 더해서 높은 볼륨으로 인해 원하지 않는 큰 소리를 듣게 되겠죠. 큰 소리에 장시간 노출되면 소음성 난청이 발생합니다. 반면에 능동 소음 차폐 이어폰과 헤드폰은 주변 소음을 많이 줄여주기 때문에 볼륨을 낮춰도 들을 수 있고 상대적으로 귀를 보호할 수 있습니다. 능동 차폐 헤드폰은 편의성이 좀 떨어지지만 이어폰보다는 물리적으로 더 외부소음을 차단해 주는 장점이 있습니다.

세계보건기구WHO에서는 소음성 난청을 예방하기 위한 가이드라인으로 '60-60 법칙'을 강조하고 있습니다. 이어폰 혹은 헤드폰을 쓰고 전체 볼륨의 60% 미만으로 한 번에 60분 미만 사용하면 소음성 난청을 예방할 수 있다는 의미이죠. 60분 동안 음악 또는 강의를 청취하고 나면 최소 10분 이상은 귀를 쉬게 해야 난청을 예방할 수 있습니다.

둘째, 난청을 예방하고 귀 건강에 도움이 되는 음식을 평소에 드실 것을 추천합니다. 2009년에 미국 이비인후과학회에서는 체내 엽산 수치가 높은 60대 이상 남성의 경우 난청 위험이 약 20% 정도 감소한다고 발표했습니다. 엽산이 많이 함유된 음식으로는 브로콜리, 시금치, 간, 아보카도 등이 있습니다. 그리고 달팽이관을 채우고 있는 림프액의 성분에는 아연의 농도가 높은데요. 아연을 많이 함유한 호두, 아몬드 등의 견과류와 굴, 참깨, 계란 노른자, 치즈 등의 음식 역시 귀 건강에 좋습니다. 또한 많은 연구에서 만성 이명 환자에서 비타민 B12 결핍 현상을 보고하고 있는데 연어, 대합, 가다랑어, 간 등에 비타민 B12가 풍부하게 들어 있습니다. 은행잎 추출물로 잘 알려진 징코 빌로바는 혈액순환 개선과 신경 보호를 하는 것으로 알려져 있습니다. 그래서 장기적인 복용은 귀 건강에 도움이 될 수 있습니다.

비타민 B1과 B6 역시 신경 안정 효과를 통해서 이명과 난청에 효과적인 작용을 하는 것으로 알려져 있습니다. 비타민 B1이 많이 함유된 음식에는 땅콩, 돼지고기, 오트밀, 건조 효모, 쌀겨 등이 있고 비타민 B6가 많이 함유된 음식에는 고등어, 감자, 양파, 마늘 등이 있습니다. 커피 역시 항산화 작용으로 난청의 예방에 도움이 되는 것으로 알려져 있습니다. '2009~2012 국민건강영양조사'에서 커피를 매일 마시는 사람들이 그렇지 않은 사람들에 비해서 난청의 발생 위험률이 적다고 보고했습니다.

레드 와인이 청각 노화를 예방할 수 있다는 연구도 있습니다. 레드 와인의 성분 중 하나인 레스베라스톨이 청력손실을 막아준다는 내용으로 미국 디트로이트 헨리 포드 병원 연구팀은 레스베라스톨이 노화·인지 기능과 청력손실과 관련된 몸의 염증을 방지하는 좋은 화학물질이라고 설명합니다. 그렇지만 지나친 과음은 언제나 몸에 해롭습니다.

셋째, 혈관에 여러 문제를 일으킬 수 있는 각종 성인병을 예방하고 치료해야 합니다. '2009-2012 국민건강영양조사'에서 노화성 난청을 일으키는 대표적인 질환으로 고혈압, 당뇨병, 복부비만을 꼽았습니다. 우리나라 경우 남자는 허리둘레 90센티미터, 여자는 85센티미터 이상이면 복부비만으로 정하고 있습니다. 같은 체질량지수라고 해도 복부비만이 있으면 당뇨병과 고혈압의 발생 위험이 더 큽니다. 고혈압과 당뇨병으로 대표되는 성인병은 혈관의 노화와 더불어 죽상 경화증 등으로 청각기관의 노화를 더욱 가속화시킬 수 있으며 담배 연기 역시 난청을 일으키는 대표적인 유해 물질로 알려져 있습니다. 평생 좋은 청력을 유지하기 위해서는 규칙적인 운동과 더불어 당장 금연을 해야 합니다.

넷째, 평소 적절한 청각기관의 사용은 청각의 젊음을 유지해 줍니다. 제가 환자들에게 우스갯소리로 "우리 몸에서 쓰면 쓸수록 좋아지는 것은 뇌와 근육밖에 없습니다."라고 말씀드리곤 합니다. 마찬가지로 귀나 눈과 같은 감각기관 역시 너무 과하게 사용하거나 혹사하면 노화가 급격하게 진행됩니다. 그렇지만 평소 적절히 사용해 주는 것은 오히려 노화를 방지하는 효과가 있습니다. 예를 들어 난청으로 잘 안 들려서 주변 지인들도 안 만날 정도로 지내시던 분이 보청기를 착용하고 여러 활동을 하다 보면 오히려 청력 검사에서 좋아지는 경우가 있습니다. 안 들린다고 전혀 안 듣고 지내다가 적절하게 소리 자극을 주니까 달팽이관의 세포들과 청각기관이 재활성화되어서 그러한 결과를 가져온 것이죠.

그렇기 때문에 단순히 조용히 지내는 것이 청력을 보존하는 것이 아니라 소음성 난청을 일으킬 정도의 큰 소음의 노출을 삼가되 세상의 다양한 아름다운 소리를 듣고, 가족이나 친구들과 함께 어울려서 지내는 것이 우리의 귀를 오랫동안 잘 보존할 수 있는 방법입니다.

어지럽지 않고 균형 잡힌 삶을 살 수 있다

달팽이관과 마찬가지로 전정기관 역시 나이가 듦에 따라 노화가 진행됩니다. 그렇지만 평생 얼마든지 어지럽지 않고 균형 잡힌 삶을 살 수 있습니다. 지금부터 차근차근 방법을 알려드리겠습니다.

첫째, 어지럼을 일으키는 질환을 적극적으로 치료합니다. 어지럼을 느끼면 정확한 원인을 찾고 치료하기 위해 이비인후과와 신경과를 방문해야 합니다. 이석증은 증상이 심한 초기에는 심한 어지럼과 구토 증상 등을 가라앉히기 위해 구토 억제제나 안정제 등을 며칠간 복용할 수 있습니다. 하지만 근본적인 치료는 이석증이 일어난 반고리관을 찾아서 이석을 원래 있던 구형낭으로 돌려 넣기 위한 다양한 종류의 이석 치환술을 시행해야 합니다. 이석 치환술은 일종의 물리 치료 방법으로 떨어져 나온 이석의 크기나 위치와 개수에 따라 한 번 혹은 여러 번 시행해서 치료합니다.

그런데 이석증 검사를 통해 이석증이 치료되었다고 판단되는 경우에도 여전히 어질어질해서 불편한 때가 있습니다. 치료를 받고 대부분의 이석이 제자리에 돌아가서 검사에서 이석증으로 진단될 정도로 많은 양의 이석이 반고리관에 떠다니지는 않지만 소량의 이석 부스러기가 떠다니면서 뭔가 예전과 같지 않고 어색하고 불편한 증상이 지속되기 때문이죠. 이럴 때는 오히려 적극적인 활동과 운동을 하면서 활기차게 생활하면 점차 어지럼이 흐린 하늘이 맑게 개듯이 좋아집니다. 이를 '이석 습관화 운동'이라고 합니다. 대표적인 습관화 운동으론 브란트-다로프 운동Brandt-Daroff exercise과 세몽법Cemont maneuver이 있습니다.

브란트-다로프 운동

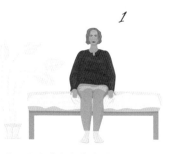

① 침대 가장자리에 걸터앉아서
정면을 바라봅니다.

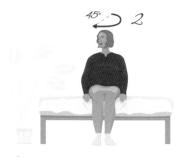

② 머리를 오른쪽으로 45도
돌립니다.

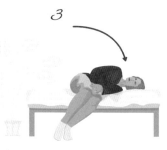

③ 머리를 고정한 상태에서
몸의 왼편으로 침대에 눕습니다.
이때 어지럼이 생기면 사라질
때까지 기다리고 어지럽지
않으면 30초간 기다립니다.

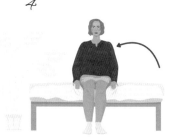

④ 자리에서 일어나 1번 자세로
돌아갑니다.

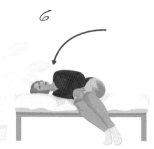

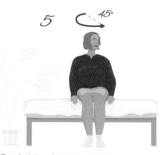

⑤ 머리를 왼쪽으로 45도
돌립니다.

⑥ 머리를 고정한 상태에서 몸의
오른편으로 침대에 눕습니다.
이때 어지럼이 생기면 사라질 때
까지 기다리고 어지럽지 않으면
30초간 기다립니다.

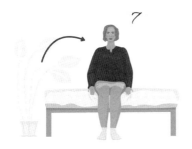

⑦ 다시 일어나서 1번 자세로 돌아갑니다.
　위의 동작을 5회 반복합니다.

　반복되는 기립성 저혈압을 방치하면 반복되는 뇌 혈류의 감소로
뇌 위축이 쉽게 진행될 수 있어서 뇌졸중과 혈관성 치매 위험도가
높아지는 것으로 알려져 있습니다. 일상생활에 지장을 줄 정도의
기립성 저혈압은 적극적인 치료와 예방이 중요합니다. 기립성 저혈
압을 예방하는 방법은 우선 복용하는 약물이 어지럼을 일으키지 않
는지 확인하는 것입니다. 고혈압 약과 전립샘 비대증 약은 어르신
들이 복용하는 대표적 약물인데 어지럼을 덜 일으키는 약물로 교체
하거나 대체할 수 있는 다른 치료 방법 역시 고려해 보는 것이 좋습
니다.

　평소 충분한 물 섭취로 혈류량을 유지하는 것도 좋습니다. 그리
고 하체 운동을 꾸준히 해주는 것도 도움이 됩니다. 특히 스쿼트나
런지 운동을 하는 것도 좋고 간단하게는 종아리 근육의 힘을 강화
해서 발목의 안정성을 향상시키기 위한 발꿈치 들기 운동 역시 추
천합니다. 누운 상태에서 일어설 때 일단 앉았다 일어서는 습관이
필요하고, 앉아 있을 때도 다리를 앞뒤로 흔들어 주거나 장딴지에
힘을 주어 하체 자극으로 혈류 흐름을 좋게 하는 것 역시 필요합니

스쿼트와 런지 운동

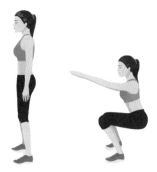

스쿼트: 허벅지가 무릎과 수평이 될 때까지 앉았다 섰다 하는 동작이다. 몇 세트에 몇 번 나눠서 해도 된다. 단, 발보다 앞무릎이 나오지 않도록 주의!

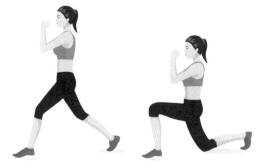

런지: 시선은 정면으로 등과 허리를 똑바로 편 상태에서 오른쪽 무릎을 90도 구부리고 왼쪽 무릎을 바닥에 닿는 느낌으로 몸을 내린 후 하체의 힘을 이용해 처음 자세로 간다.

다. 사우나, 음주, 과로 등은 기립성 저혈압 증상을 악화시킬 수 있으므로 피해야 합니다.

발뒤꿈치를 드는 운동도 기립성 저혈압 예방에 좋습니다. 똑바로 서서 발을 약간 벌린 다음 천천히 발뒤꿈치를 지면에서 떼어 공중으로 들어 올렸다가 바닥으로 돌아오는 운동을 해줍니다. 발을 올리거나 내릴 때는 3초 정도 카운트를 세면 도움이 됩니다.

기립성 저혈압 예방에 좋은 발뒤꿈치 드는 운동

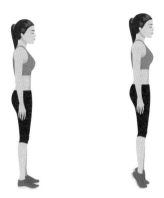

만성 재발성 어지럼증은 뚜렷한 치료 방법이 있지 않지만 평소 정신적 긴장이나 심한 스트레스를 피하고 규칙적인 유산소 운동을 하는 게 좋습니다. 평소보다 약간 빠르게 걸으면서 고개를 좌우로 돌려가며 주변 풍경을 쳐다보는 것이 좋습니다. 그렇게 처음에는 몸에 무리가 가지 않도록 가볍게 시작해서 이후 가볍게 땀이 날 정도로 운동하는 것이 좋습니다. 또한 낮 동안 쌓인 피로를 회복시키기 위해서 잠을 충분히 자는 습관이 중요합니다.

둘째, 어지럼에 좋은 식사를 합니다. 청력을 유지하기 위해 달팽이관에 좋은 음식이 전정기관에도 좋습니다. 그래서 귀 건강에 도움이 되는 음식을 평소에도 꾸준히 드시는 것이 좋습니다. 특히 짜거나 맵게 먹는 습관은 균형을 잡는 데 특히 나쁘기 때문에 주의하는 것이 좋습니다.

반복되는 어지럼이 있는 분들은 다양한 고칼슘 함유 음식을 드시는 게 좋습니다. 뼈 건강을 위해서는 풍부한 칼슘 섭취가 필요하고 섭취한 칼슘을 잘 흡수하도록 하는 비타민 D 섭취 역시 중요합니다. 비타민 D는 건강하게 햇볕을 쬐거나 필요한 경우 약물로도 복용할 수 있습니다. 칼슘이 풍부하다고 알려진 식품은 달걀과 시금치입니다. 시금치는 익혀서 나물로 무쳐 드시죠? 그런데 시금치의 칼슘을 섭취하기 위해서는 샐러드로 먹으면 좋습니다. 시금치, 견과류, 토마토에 엑스트라버진 올리브유를 넣어서 만든 샐러드가 뼈 건강에 매우 좋습니다. 칼슘 하면 우유가 생각나시죠? 여전히 우리나라에는 우유를 소화시키지 못하는 유당 불내증을 가지고 있는 분들이 많은데 콩으로 만든 두유를 마셔도 좋습니다. 두유에는 특히 식물성 에스트로겐이 많이 들어 있어서 칼슘이 더 잘 흡수된다고 합니다.

커피는 어떨까요? 2016년 서울대병원 가정의학과 박상민 교수팀에서 골밀도 검사를 받은 중년 여성 4,066명을 대상으로 커피와 골다공증 간의 상관관계를 조사했을 때 하루 커피를 1잔 미만 마시면 21%, 1잔 마시면 33%, 2잔 마시면 36% 수준으로 골다공증 위험이 감소한다는 결과를 발표했습니다. 그런데 4잔 이상 마시면 오히려 카페인이 칼슘의 흡수를 방해할 수 있다는 보고가 있으므로 과도한 커피는 피하는 것이 좋습니다.

셋째, 어지럼에 좋은 운동과 생활 습관을 지녀야 합니다. 어지럼을 예방하기 위한 운동에는 여러 가지가 있습니다. 인터넷이나 유튜브 등에서 '전정 재활'로 검색하면 어지럼 재활과 예방에 좋은 여러 운동 방법이 소개되어 있습니다. 어지럼을 예방하기 위한 좋은 운동으로는 걷기만큼 좋은 것이 없습니다. 물론 걸을 때 앞만 보고 걷는 것보다는 고개를 좌우로 돌려서 주변의 풍경을 보면서 걷는 것이 가장 좋습니다. 나이가 들면서 관절 등의 부상 염려로 과격한 운동을 못할 때는 배드민턴 운동을 하는 게 좋습니다. 주말 아침 가족들과 여유 있게 배드민턴의 셔틀콕을 따라가면서 운동하다 보면 어느새 어지럼의 염려는 말끔히 사라질 것입니다. 앞서 말했듯이 집에서 텔레비전을 시청할 때도 푹신한 소파에 앉아 있는 것보다는 스쿼트 자세를 취하거나 발꿈치 들어 올리기 등의 운동을 함께하며 보는 게 도움이 됩니다.

운동 못지않게 어지럼을 예방하기 위한 좋은 습관을 지니는 것도 중요합니다. 우선 지나친 과로와 스트레스를 피하고 업무 중간중간 충분한 휴식을 합니다. 몸에 무리가 올 정도의 다이어트를 피하고 폭음과 폭식 등 불규칙한 생활 습관을 피합니다. 그리고 무엇보다 적절한 수면을 해야 합니다. 충분한 휴식과 잠은 낮 동인 쌓인 피로를 풀어줍니다. 지나친 비만과 운동 부족은 대사장애로 인한 어지럼을 일으킬 수 있으므로 평소 체중관리과 적절한 운동이 필요합니다. 또한 커피와 청량음료 등 카페인을 많이 섭취하는 것을 피하고 짜게 먹는 습관을 조절합니다. 어지럼을 일으킬 수 있는 여러 질환, 고혈압, 당뇨병, 갑상선 질환, 빈혈 등에 관한 관리와 필요 시 적절한 치료를 받는 것도 신경써야 합니다. 이 밖에도 평소 3~4층 이하의 계단은 걸어 다니는 습관이 뼈를 튼튼히 하는 데 좋습니다. 이러한 운동과 생활 습관으로 어지럼 없이 건강하게 오랫동안 균형 잡힌 삶을 즐기시길 바랍니다.

우리 조상들은 예로부터 정월 대보름날 아침 식전에 술 한잔을 마셨습니다. 한자어로 '이명주耳明酒', 우리말로 '귀밝이술'라고 해서 남녀노소를 막론하고 술을 못 마시는 사람도 한 잔씩을 마셨는데요. 귀밝이술을 마시면 일 년 동안 귀가 밝아지고 좋은 소식을 듣게 된다고 합니다. 예로부터 귀 건강에 신경을 많이 써왔던 조상들처럼 우리 모두 건강한 귀를 오랫동안 간직해서 항상 좋은 소식을 듣고 균형 잡힌 건강한 삶을 살 수 있기를 바랍니다.

13장

무릎
: 삶의 질을 좌우한다

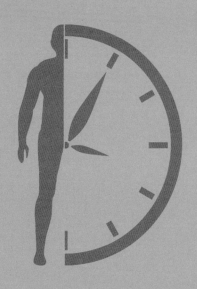

안지현

강북삼성병원 정형외과 교수

서울대학교 의과대학을 졸업했다. 현재 성균관대학교 강북삼성병원 정형외과 교수로 근무하고 있다. 주로 무릎 질환을 담당하고 있으며 골관절염에 대한 인공관절 치환술 등의 수술적 치료와 스포츠 손상에 대한 전방십자인대 재건술 등의 관절경 수술을 하고 있다. 또한 무릎 관절 손상에 대한 사체연구 등의 기초연구도 주력하는 활동 분야이다. 관련 학회로는 대한정형외과학회, 대한슬관절학회, 대한정형외과스포츠학회, 관절경학회 등에서 주로 활동하고 있다.

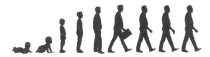

　무릎은 몸의 무게를 지탱하는 역할을 담당하는 중요한 관절 중하나입니다. 그러나 무릎은 노화 과정에서 변화를 겪으면서 건강한상태를 유지하기가 어려워집니다. 특히 퇴행성 관절염과 같은 질환과 함께 발생하는 무릎 통증은 노화로 인한 무릎의 기능 저하를 나타내는 일반적인 증상 중 하나입니다.

　세대별로 봤을 때 노화로 인한 무릎 증상은 젊은층에서부터 발생할 수 있습니다. 성별에 따라 무릎 증상도 다르게 나타날 수 있습니다. 습관적인 양반다리나 쪼그려 앉는 자세와 같은 잘못된 습관 때문에 무릎 통증을 일으키는 경우도 많습니다. 이러한 무릎의 노화현상으로 발생한 통증은 필요한 적정량의 신체 활동을 불가능하게하여 기존의 고혈압과 당뇨 등 대사증후군의 병세를 악화시킬 수있습니다. 만성적인 무릎 통증과 이로 인한 신체 활동의 제한은 우울증이나 치매 등과 같은 정신적 합병증으로도 연결될 수 있습니다.

　계단을 오르내릴 때, 앉았다가 일어날 때의 통증이나 무릎이 무겁고 뻣뻣하거나 무릎 안에 뭔가 걸리는 듯한 느낌과 조금만 걸어도 무릎이 붓는 증상 등 일상에서 인지할 수 있는 무릎 증상은 여러 가지가 있습니다. 그 원인에 대해 알아보고 노화로 인한 무릎 통증이 삶의 질에 미치는 영향과 함께 예방하고 관리하는 방법을 안다면 편안한 노년을 위한 중요한 자산이 될 것입니다.

10대와 20대처럼 젊은 나이에는 들판을 뛰어다니고 매일 축구를 해도 안 아프던 내 몸의 관절과 근육이 나이가 들면서 조금만 무리하게 일을 하거나 평소 안 하던 운동을 하면 며칠 동안 통증으로 고생하게 됩니다. 특히 여러 가지 질환이 발생하는 부위인 무릎이 50대 이상의 나이가 되면 무리하게 쓰지 않았는데도 소리가 나기도 하고 힘도 빠지는 것 같고 무엇보다도 시큰거리는 통증으로 때로는 걷기도 힘들 때가 있습니다. 중장년층에 조용히 찾아온 무릎 통증은 언제 어떻게 치료하고 예방해야 할까요?

무릎 노화는 어떻게 진행될까

노년층에 발생하는 무릎 질환을 이해하기 위해 무릎의 중요한 구조에 대한 설명이 필요합니다. 무릎 질환 중 수술이 필요한 중요한 구조는 대부분 관절 내 구조물로 대표적으로는 관절연골, 반월연골판, 무릎인대 등으로 구분할 수 있습니다.

관절연골은 무릎 관절의 운동 시 접촉하는 관절 표면을 형성하고 있으며 마찰계수가 아주 낮아서 큰 저항 없이 매끄러운 관절운동이 가능하게 합니다. 이 관절연골이 마모되는 질환이 바로 잘 알려진

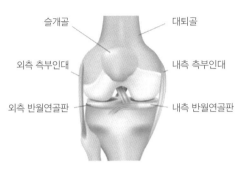

슬관절

슬개골

대퇴골

외측 측부인대

내측 측부인대

외측 반월연골판

내측 반월연골판

무릎의 퇴행성 관절염입니다. 반월연골판은 무릎 아래위 관절연골 사이에 위치하며 관절연골에 전해지는 부하를 줄여주고 충격을 흡수하며 관절연골의 퇴행성 변화를 억제하는 작용을 합니다. 반월연골판은 내측과 외측에 각각 1개씩 총 2개가 있으며 보행이나 운동 시 체중부하가 이루어지는 모든 동작에서 관절연골의 직접적인 충격을 흡수하는 역할을 합니다.

쉽게 설명하자면 무릎 관절연골과 반월연골판의 관계는 자동차의 차바퀴와 타이어의 관계와 유사합니다. 그리고 무릎 인대는 무릎 관절 안에 있습니다. 무릎의 수십 가지 인대 중 관절 내에는 전방십자인대와 후방십자인대가 무릎 가운데 존재합니다. 이 두 가지 십자인대는 무릎의 전후방 안정성과 회전 안정성 등에 중요한 역할을 하며 인대 파열이 발생할 경우 무릎 불안정성으로 인하여 주변 반월연골판 파열이 발생할 수 있습니다. 장기적으로는 무릎 관절염이 악화될 수 있습니다.

반월연골판, 무릎인대, 관절연골은 모두 중요한 관절 내 구조로 서로 그 역할을 보완하면서 무릎 안정성과 기능에 기여하지만 결국 관절연골의 보호가 가장 중요한 목표라고 할 수 있습니다. 즉 반월연골판과 무릎인대의 가장 중요한 기능은 결국 관절연골을 보호하여 무릎 관절염 발생을 억제하는 것입니다.

최근 스포츠 활동이 증가하면서 무릎 관절염과 관련된 질환의 발생 빈도가 높아지고 있습니다. 특히 무릎 반월연골판 파열과 전방십자인대 손상은 스포츠 활동을 하다가 발생하는 부상 중 가장 흔한 것으로 알려져 있습니다. 이러한 반월연골판 파열과 전방십자인대 손상은 장기적으로 무릎 관절염 발생의 위험 요소가 될 수 있습니다.

무릎 관절염 발생에는 그 외에도 다양한 위험 요소가 존재합니다. 노화로 인한 연령 증가, 비만, 유전적 요인 등이 있습니다. 이러한 요소들은 무릎 관절염 발생 가능성을 높일 수 있습니다. 무릎 관절염 발생을 예방하기 위해서는 이러한 위험 요소들을 관리하고 예방하는 것이 중요합니다.

가장 중요한 것은 체중 관리입니다. 비만은 무릎 관절에 큰 부하를 줄 수 있고 관절염 발생의 위험성을 높일 수 있습니다. 또한 스포츠 활동을 할 때는 적절한 장비와 보호장구를 착용하고, 스포츠 활동 전에 충분한 스트레칭과 워밍업으로 부상을 예방할 수 있습니다.

관절 건강을 유지하는 데는 무엇보다도 규칙적인 운동이 중요합니다. 무릎 관절을 강화하는 운동으로는 스쿼트, 런지, 레그프레스 등이 있습니다. 이러한 운동을 통해 무릎 관절을 강화하고 근육을 발달시키면서 무릎 관절의 피로와 손상을 줄일 수 있습니다. 또한 무릎 관절염을 예방하는 데는 적당한 식습관, 충분한 수면, 스트레스 관리도 중요합니다.

마지막으로 무릎 관절염 발생 시 초기 치료와 관리가 중요합니다. 증상이 나타나면 적극적으로 치료를 받는 것이 중요합니다. 초기에 치료하지 않으면 더욱 심한 증상으로 발전하거나 만성적인 통증으로 이어질 수 있습니다. 따라서 무릎 관절염 발생 시에는 적극적인 초기 치료와 그 이후의 관리가 중요합니다. 초기에는 통증 완화를 위해 냉찜질이나 온찜질을 하거나 항염제나 통증 완화제 등의 약물을 복용할 수 있습니다. 무릎 관절의 움직임을 유지하는 스트레칭, 운동, 체중 감량 등의 요법도 효과적입니다.

만약 증상이 심각하다면 전문가의 진단과 판단에 따라 수술을 고려해야 할 수도 있습니다. 수술은 반월연골판 파열이나 전방십자인대 파열 등과 같은 관절 내 손상에 주로 시행되며 통증이나 불안정성 등의 증상 회복과 더불어 무릎 관절염의 발생 위험성을 낮추는 데 그 목적이 있습니다.

무릎 관절염은 증상이 심해지지 않도록 예방하고 증상이 나타났을 때 초기 치료와 관리를 적극적으로 해야 합니다. 스포츠 활동이나 일상생활에서 무릎 관절에 부하를 줄 수 있는 행동을 최소화하고 적절한 운동과 규칙적인 관리를 통해 건강한 무릎 관절을 유지할 수 있습니다.

수술적 치료는 무엇이 있을까

반월연골판 손상
김철수 씨는 평소에도 등산을 즐겨합니다. 대학 시절부터 동아리 활동으로 시작한 등산은 이제 60대가 돼서도 친구들과 때로는 가

내측 반월연골판 파열(흰색 화살표)

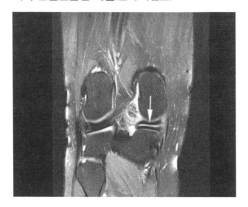

족들과 매주 한 번은 등산을 즐기고 있습니다. 주말을 이용해 산을 오르다 보면 젊은 때와 달리 무릎 앞쪽이 시큰거리기도 했으나 주중에 직장에 시달린 일상을 잊게 만드는 마력을 가진 등산을 중단할 생각은 없었습니다. 하지만 어느 가을날 정상까지 등정 후 내려오는 길에 갑작스럽게 느낀 오른쪽 무릎 뒤쪽 통증으로 순간 주저앉게 됐습니다. 친구들의 도움으로 겨우 내려와서 보니 처음보다는 통증이 다소 줄어들었지만 무릎을 완전히 굽히거나 계단을 내려오기는 힘들었습니다. '근육이 뭉쳤나 보다.'라고 스스로를 위로하면서 1주일을 조심스럽게 지켜보았으나 평지 보행은 가능했지만 여전히 무릎을 굽히기는 힘들어 쪼그려 앉기는 불가능했습니다. 위의 그림과 같이 김철수 씨는 정형외과를 방문하여 의사와 상담 후 엑스레이와 MRI 검사를 통하여 내측 반월연골판 파열이 있다는 진단을 확인했습니다.

반월연골판 파열은 50대 이후 중장년층과 노년층에서 발생하는 흔한 무릎 질환입니다. 20~30대에서는 운동 중 직접적인 외상으로 발생하는 경우가 흔하지만 50대 이상에서는 반복적인 충격에 의한 퇴행성 파열의 형태로 발생하는 경우가 더 흔합니다. 반월연골판은 무릎 관절에서 위쪽과 아래쪽 관절연골 사이에 위치하며 연골을 보호해주는 기능이 있습니다. 흔히 관절연골과 착각하는 경우가 있는데 딱딱한 연골과는 달리 콜라겐 성분이 높아서 탄성이 높은 비교적 물렁물렁한 조직입니다.

반월연골판은 혈관과 신경 분포가 가장자리에만 제한적으로 분포하고 있어서 파열이 발생해도 골절과 달리 환자들이 항상 아파하지는 않습니다. 반월연골판의 파열된 부위가 관절연골 사이에 끼어들어가서 신경이 분포하는 가장자리가 자극받는 경우에 통증을 느끼게 됩니다. 김철수 씨처럼 평지 보행 시에는 통증이 없거나 경미한 경우가 많지만 쪼그려 앉기, 계단 내려가기, 방향 전환 시 무릎이 틀어질 때 통증을 호소하는 경우가 많습니다.

그렇다면 반월연골판 파열이 있는 김철수 씨는 수술적 치료가 필요할까요? 반드시 수술해야 하는 것은 아니지만 통증으로 일상생활과 직장생활에 지장이 있거나 관절운동에 제한이 있는 경우에는 수술적 치료가 고려돼야 합니다. 특히 통증이나 관절운동 제한이 지속되는 경우 일상적인 생활에서 환자들은 통증이 있는 무릎에 체중부하를 피하게 되고 그러다 보면 대퇴부 근육량이 줄어드는 근위축이 발생할 수 있습니다. 일단 심한 근위축이 발생하면 반월연골판 파열에 대한 수술적 치료를 시행하더라도 수술 후 상당 기간 근위축이 지속될 수 있어서 주의가 필요합니다.

연골판의 수술적 치료 결정에는 여러 요소가 고려돼야 합니다. 환자의 나이도 중요한 고려 요소입니다. 젊은 환자는 스포츠 활동에 대한 참여 욕구가 높고 사회활동이 왕성한 시기이므로 반월연골판 파열에 의한 경미한 통증도 환자가 받아들이기 힘듭니다. 반월연골판 파열이 반드시 수술이 필요한 것은 아니지만 젊은 환자들은 신체 활동의 제한을 참기 힘들어서 대부분의 경우 수술적 치료를 선택하게 됩니다. 반면에 60대 이상의 환자들은 축구나 농구 등 무릎에 부하가 심한 운동을 하는 경우가 드물고 사회활동의 정도가 젊은층에 비해 감소하는 시기입니다. 따라서 반월연골판 파열에 따른 통증의 정도가 심하지 않다면 수술적 치료보다는 보존적 치료를 선택하는 경우가 많습니다. 수술적 치료를 결정하는 과정에서는 반드시 무릎 수술에 경험이 많은 전문가와 상의하는 것이 필요합니다.

60대 이상의 고령층 환자에서도 반월연골판 파열에 따른 통증이 심해 일상생활에 제한이 있거나 2~3개월 보존적 치료를 시행한 후에도 통증이 지속되거나 오히려 악화될 때는 수술적 치료를 적극적으로 고려해야 합니다. 반월연골판 파열이 일단 발생하면 그 파열은 수술적 치료 없이는 평생 지속되는 경우가 대부분입니다. 반월연골판의 해부학적 특성상 신경 분포가 거의 없어서 특정 동작에서만 통증을 느끼게 되지만 혈관 분포도 제한적이어서 파열된 반월연골판이 자연적으로 치유될 가능성은 매우 낮습니다.

이러한 반월연골판 파열의 특성을 잘 이해하고 환자의 나이와 처한 상황에 따라 예상되는 신체 활동의 정도에 따라 전문가와 상의해서 수술 여부를 결정하는 과정이 필요합니다. 통증이나 관절운동 제한 등이 심하지 않아서 비수술적 치료가 결정되면 대퇴부 근육을 중심으로 한 하지 근력 회복에 집중하여 운동 치료를 시작해야 합니다. 높은 산 등산이나 쪼그려 앉기 등은 최대한 자제하고 걷기,

반월연골판 파열

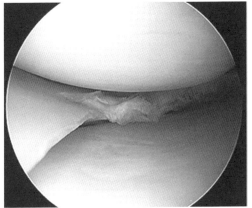

우측 무릎 관절경 수술에서 확인되는 내측 반월연골판
파열

실내자전거 타기, 스쿼트, 수영 등 무릎에 부하가 적게 가면서 대퇴
부 근력을 향상시킬 수 있는 운동을 꾸준히 하는 것이 통증 조절과
일상생활 회복에 도움이 됩니다. 반월연골판 파열에 대한 수술적
치료는 대부분 관절경 수술로 가능해 수술 시간이 비교적 짧고 절
개창이 작아서 수술 후 회복 속도가 빠르고 당일 보행이 가능한 경
우가 대다수입니다.

나이가 젊은 환자에게서 외상에 의한 파열은 전방십자인대 파열
과 같이 인대 파열에 동반된 경우가 흔하며 대부분 봉합술이 필요
합니다. 하지만 반월연골판 파열은 앞서 말한 바와 같이 혈관 분포
가 제한적이어서 반월연골판 조직 전체에 혈관이 분포된 것이 아니
라 가장자리에만 제한적으로 분포돼 있습니다. 따라서 봉합술은 파
열의 범위가 혈관이 분포하는 부분에 국한될 때 가능합니다. 봉합
이 가능하다면 수술 후 반월연골판의 관절연골 보호 기능을 유지할

반월연골판 파열과 퇴행성 관절염

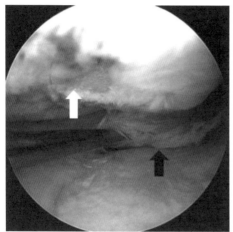

내측 반월연골판 파열(검은색 화살표)에 동반된
무릎 퇴행성 관절염(흰색 화살표)

수 있다는 점을 고려해 적극적인 봉합 수술이 시도돼야 합니다. 봉합 수술도 대부분의 경우 관절경 수술로 가능하지만 이 경우 수술 후 약 4~6주간의 목발 보행이 필요합니다.

60세 이상의 고령층에서 외상에 의한 파열은 매우 드물고 대부분의 경우 퇴행성 파열입니다. 이러한 퇴행성 파열에서의 수술적 치료는 봉합술보다는 부분 절제술을 하는 경우가 대부분입니다. 또한 고령층 환자에서 반월연골판 파열은 대부분의 경우에서 관절연골의 퇴행성 변화가 동반돼 있습니다.

반월연골판 파열에 대한 관절경적 부분 절제술이 시행된 경우 동반된 관절연골의 퇴행성 변화에 대해서는 수술적 치료를 할 수 없게 될 가능성이 큽니다. 다시 말해서 고령층의 반월연골판 파열 수술은 통증 조절을 목적으로 한 부분 절제술이 주로 이루어지며 파열된 반월연골판을 정상 상태로 돌려놓는 봉합술이나 관절연골에 동반된 퇴행성 관절염 치료는 불가능한 경우가 대부분입니다. 따라서 60세 이상의 고령층에서 발생한 반월연골판 파열에 대한 수술적 치료는 통증 조절이 그 목적이 돼야 합니다. 또한 관절경적 수술후에도 동반된 퇴행성 관절염에 의한 일부 통증이 지속될 수 있다는 점과 향후 퇴행성 관절염의 악화로 추가적인 수술이 필요할 수도 있다는 점이 고려돼야 합니다.

무릎인대 손상

반월연골판 파열과 더불어 무릎 수술이 필요한 대표적 질환으로 무릎인대 손상이 있습니다. 하지만 무릎인대 손상은 스포츠 활동을 할 때 생기니 노년층보다는 20~40대의 청장년층에서 주로 발생합니다. 그런데 최근 들어 레저 스포츠 활동 참여의 증가로 노년층에서도 발생하고 있고 일상생활 중 넘어지거나 교통사고 등으로도 발생하고 있습니다.

가장 흔한 인대 손상은 무릎 관절 외부에 있는 내측측부인대 손상입니다. 스포츠 활동이나 넘어지면서 무릎을 다치면 흔히 무릎 관절을 중심으로 정강이뼈가 밖으로 향하는 외반 손상 기전이 흔히 생기는데 이 경우 내측측부인대가 흔히 손상됩니다. 다행히 내측측부인대 손상은 흔하지만 수술적 치료가 필요한 불안정한 완전 파열의 경우는 드뭅니다. 대부분의 경우 부분 파열로 약 6~8주간의 보조기 치료, 심한 경우에는 석고 고정으로 인대의 치유가 될 수 있습니다.

반면에 무릎 관절 내 전방십자인대의 파열은 완전 파열이 비교적 흔합니다. 이 경우 무릎의 심한 회전 불안정성이 발생하는 경우가

내측측부인대 파열

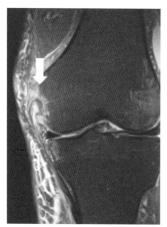

좌측 무릎 MRI에서 확인되는
내측측부인대 파열(흰색 화살표)

있어서 수술적 치료를 해야 할 때가 많습니다. 다만 60대 이상의 노년층에서는 무릎의 회전 불안정이 발생하는 스포츠 활동의 참여 기회가 적어서 전방십자인대 파열로 약간의 회전 불안정성이 발생하더라도 보존적 치료를 시행하는 경우가 대부분입니다. 전방십자인대가 파열되는 경우에는 관절 내 혈종이 형성되어 수상 초기 관절이 붓고 치료 초기에 주사기로 관절 내 혈종을 제거하기도 합니다.

노년층에서 무릎 통증으로 MRI 검사를 하면 전방십자인대의 신호 강도가 증가하면서 두꺼워지는 비후 현상이 발견되기도 합니다. 이는 전방십자인대 파열과는 확연히 다른 질환입니다. 전방십자인대의 퇴행성 비후는 외상성 파열과는 달리 슬관절 불안정성을 유발하지 않습니다. 증상이 없는 경우가 더 흔하며 특별한 치료가 필요하지 않은 경우가 대부분입니다. 간혹 전방십자인대 비후로 인하여 무릎을 완전히 굽히기 힘든 상태가 되기도 하는데 이 경우에는 전 방십자인대 파열 시 필요한 복잡한 재건 수술이 아니라 간단한 관 절경 수술로 증상 완화가 가능합니다.

60대 이상의 노년층 환자는 MRI 검사에서 전방십자인대의 이상 소견이 있더라도 무릎을 특별히 다친 적이 없고 전문가에 의한 검 사에서 무릎에 회전 불안정성이 확인되지 않는다면 전방십자인대 파열보다는 퇴행성 비후를 생각해봐야 합니다. 수술적 치료의 선택 은 신중히 해야 합니다.

퇴행성 관절염

노년층 무릎 질환 중 장기적으로 가장 문제가 되는 것은 퇴행성 관절염입니다. 앞서 말한 반월연골판이나 십자인대의 주요 기능도 관절연골의 부하를 줄이고 무릎 관절의 안정성을 확보해 퇴행성 관 절염이 발병을 억제하는 것임을 고려할 때 대부분의 무릎 질환은 일정 기간이 지나면 어느 정도의 관절염 변화가 있게 됩니다. 결국 60대 이상의 노년층에서 그 정도와 관계없이 관절염 변화는 피할 수 없는 현실이라고 할 수 있습니다. 그렇다고 실망할 필요가 없습 니다. 퇴행성 관절염은 거의 말기에 이르는 심한 상태가 되기 전에 는 대부분 증상이 없어서 발생하더라도 일상생활에 지장이 없는 경 우가 많습니다.

퇴행성 관절염의 진단은 증상과 엑스레이 검사로 대부분 가능합 니다. 퇴행성 관절염의 초·중기에서는 경미한 통증 외에는 특이 증 상이 없는 경우가 많습니다. 엑스레이 검사에서는 주로 무릎 내측 관절에서 경미한 간격 감소 소견을 확인할 수 있습니다. 하지만 말

정상　　　　　　　　　　관절염

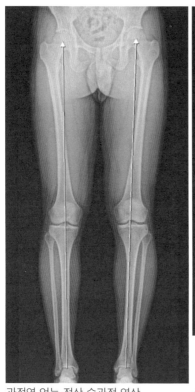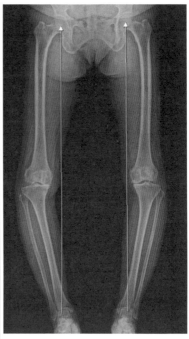

관절염 없는 정상 슬관절 영상　　　심한 무릎 관절염 영상에서 O자형 변형

기 관절염으로 악화되면 보행 시 통증으로 정상적인 걷기가 불가능
하거나 보행 속도가 느려지고 한 번에 걸을 수 있는 거리가 점점 줄
어들게 됩니다. 특히 계단을 내려올 때 심한 통증을 호소하게 되며
무릎에 물이 차기도 합니다.

　관절염이 더욱 악화되어 내측 관절 간격의 감소가 심해지면 위의
그림과 같이 무릎 모양이 O자 형태로 휘어지는 골변형이 생기고 무
릎이 완전히 펴지지 않거나 굽혀지지 않은 관절운동 제한도 발생합

니다. 환자들은 무릎 관절이 잘 굽혀지지 않는 것을 더 걱정하지만 실제 더 큰 불편함을 주는 것은 완전히 펴지지 않는 것입니다. 무릎이 잘 굽혀지지 않더라도 보행 시에는 큰 문제가 없지만 잘 펴지지 않는 무릎은 다리를 절게 하고 정상적인 보행을 불가능하게 합니다.

그렇다면 무릎에 발생한 퇴행성 관절염은 어떻게 치료해야 할까요? 퇴행성 관절염의 악화 정도, 통증을 비롯한 환자 증상, 환자의 나이 등을 고려해서 비수술적 치료와 다양한 수술적 치료를 적용할수 있습니다. 관절염의 정도가 심하더라도 환자가 느끼는 통증이 경미하여 일상생활에 제한이 없다면 비수술적 치료의 대상이 됩니다.

비수술적 치료는 통증을 줄이기 위한 소염진통제 등의 약물치료, 물리치료, 주사치료 등을 할 수 있습니다. 하지만 퇴행성 관절염 자체를 치료할 방법이라고 할 수는 없으며 환자의 증상 완화만 기대할 수 있습니다. 따라서 소염진통제는 지속적으로 복용하는 것보다는 통증의 정도에 따른 간헐적 복용이 장기적인 비수술적 치료에 도움이 되겠습니다. 소염진통제의 지속적인 장기적 사용에 의한 합병증도 고려돼야 합니다.

비수술적 치료에서 가장 중요하게 생각해야 할 방법은 운동치료입니다. 운동치료의 목적은 대퇴부 근력 강화와 관절운동의 회복이며 특히 근력 강화 운동에 집중해야 합니다. 대퇴부 근력이 강화되면 관절염이 있는 경우에도 통증 경감을 기대할 수 있으며 향후 수술적 치료를 시행하더라도 빠른 회복을 기대할 수 있습니다. 근력 강화 운동을 하더라도 무릎에 충격이 가해질 수 있는 등산, 달리기, 축구, 농구 등은 피해야 합니다. 그 대신에 자전거, 수영, 스쿼트, 계단 오르기 등의 운동량은 늘려야 합니다. 무릎 관절 운동의 회복은 무릎 굽히기보다는 무릎을 완전히 펼 수 있게 신전 스트레칭에 주력해야 보행 시 통증 감소에 도움이 됩니다.

비수술적 치료를 수개월 동안 지속했음에도 통증이 악화되어 일상생활에 제한이 발생하게 되면 수술적 치료를 고려하게 됩니다. 퇴행성 관절염의 수술적 치료로는 관절경 수술, 교정 절골술, 인공관절 치환술 등의 방법이 있습니다. 관절경 수술은 손상된 관절연골을 재생시키는 방법을 주로 이용합니다. 연골 재생 방법에는 자가 골연골 이식술, 연골세포 배양 이식술, 줄기세포 치료법 등 비교적 최근에 개발된 방법으로 수술 빈도가 증가되고 있는 치료 방법입니다. 하지만 관절경 수술을 통한 연골 재생술은 무릎의 O자 변형이 심하거나 반월연골판 파열이 동반돼 있거나 광범위한 관절염 등에서는 실패할 가능성이 큽니다. 기존 문헌에서도 신뢰할 만한 장기적 결과에 대한 근거가 부족한 상태입니다. 관절염이 악화돼 골 변형이 오고 관절운동 제한과 함께 엑스레이에서 관절 간격의 명백한 감소 소견이 확인되는 경우에는 결국 교정 절골술 또는 인공관절 치환술을 시행하게 됩니다.

교정 절골술은 주로 O자 변형이 심한 퇴행성 관절염으로 통증이 심한 경우 시행하게 됩니다. 주로 무릎 관절 아래쪽에서 정강이뼈의 내측면을 자르고 벌려서 정상적인 무릎 형태 또는 약간의 X자 형태의 무릎 모양으로 만드는 수술입니다. 자기 관절을 보존할 수 있고 과중한 노동이 어느 정도 가능한 수술로 주로 50대에서 조기에 발생한 관절염에서 시행하게 됩니다.

60세 전에 무릎 관절염 치료로 인공관절 치환술을 할 때 인공관절의 수명을 고려해 향후 인공관절 재치환술의 가능성이 커서 가능

교정 절골술 수술

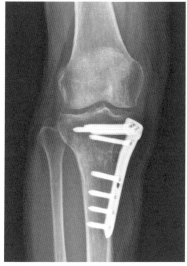

오른쪽 무릎 관절염에 대한 교정 절골술
수술 시행 후 영상

하다면 교정 절골술이 선호되고 있습니다. 위의 그림과 같이 교정
절골술에 의한 무릎 통증 완화의 기전은 O자 변형에서 이미 관절
염이 진행된 내측 관절면에 가해지는 체중부하를 비교적 정상적인
외측 관절면으로 이동시키는 것입니다. 하지만 수술 후 10~15년
정도의 기간이 지나면 관절염의 악화로 결국 인공관절 전치환술로
전환해야 한다는 점을 고려해야만 합니다. 또한 교정 절골술이 체
중부하를 옮기는 방식의 치료법으로 관절염 부위에 대한 직접적인
치료법은 아닌 관계로 수술 후에도 약간의 통증은 잔존한다는 단점
이 있습니다. 수술 후 절골된 부분의 유합까지 수개월의 시간이 필
요하다는 점도 수술 전에 설명돼야 합니다.

무릎 인공관절 치환술은 악화된 말기 관절염에 대한 최종적인 치료 방법으로 알려져 있습니다. 다만 인공관절 치환술의 수명이 다하거나 합병증의 발생으로 재수술을 시행하는 경우 수술 술기가 어렵고 최초 수술과 비교 시 무릎 기능이 만족스럽지 못하다는 점에서 인공관절 치환술은 단 한 번의 수술로 마무리되는 것이 바람직합니다. 따라서 무릎 인공관절 치환술은 60세 이상, 가능하다면 65세 이상에서 시행하는 것을 원칙으로 합니다. 다행히 과거 연구에서의 인공관절 전치환술 후 생존율 90%의 지속 기간을 약 15년 정도로 보고했다면 최근 5년 연구에서는 20년 이상의 지속 기간이 보고되는 등 보다 희망적인 결과가 알려졌습니다.

인공관절 치환술에는 부분 치환술과 전치환술이 있습니다. 부분 치환술은 관절염이 내측 관절염에만 국한된 비교적 젊은 환자에게서 시행되며 주로 50대 후반이나 60대 초반의 환자에서 선호되는 수술입니다. 교정 절골술과 적용 가능한 환자 연령대가 겹치는 경우가 흔하며 수술 후 치환물의 지속 기간도 약 15년 정도로 교정 절골술의 지속 기간과 유사합니다. 교정 절골술과 비교 시 수술 후 과중한 노동은 힘들다는 단점이 있지만 회복 기간이 빠르고 수술이 비교적 간단하며 관절염에 대한 직접적인 치료가 시행돼 수술 후 효과적인 통증 조절이 가능하다는 장점이 있습니다. 전치환술과 비교해도 부분 치환술은 십자인대를 그대로 보존한 상태로 내측 관절면에 대한 수술만 시행해서 수술 후에도 골프 등의 운동을 할 때 수술 전과 거의 유사한 감각을 유지할 수 있다는 장점이 있습니다. 특히 60대 이상에서 부분 치환술이 교정 절골술에 비해 환자 만족도가 높다는 보고가 있습니다.

교정 절골술과 부분 치환술이 대체로 만족도가 높은 수술법이긴

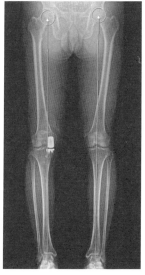

오른쪽 무릎 관절에 대한
내측 구획 부분 치환술
수술 후 영상

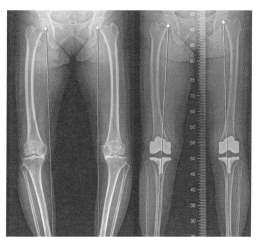

양측 무릎 관절염에 대해
시행된 인공관절 전치환술

하지만 약 10~15년 후 초기 수술의 수명이 다하면 결국 인공관절 전치환술을 하게 됩니다. 또는 무릎 변형이 동반된 심한 관절염에서는 인공관절 전치환술을 바로 하게 됩니다.

인공관절 전치환술은 최근 들어 수술 후 지속 기간에서 향상된 결과가 보고되고 있으며 무릎 관절 운동의 회복이나 일상생활로의 복귀에서도 조기 회복이 가능한 추세로 발전하고 있습니다. 수술 후 대부분의 일상생활과 자가 운전이 가능하고 골프나 수영도 할 수 있습니다. 다만 단식 테니스, 축구, 농구 등 무릎 관절에 하중이 많이 가는 운동은 힘들고 복식 테니스 등의 운동은 부분적으로 허용되고 있습니다.

운동 치료는 무엇이 있을까

외래에서 새로운 환자들을 만나다 보면 외부병원에서 시행한 MRI 등의 영상 검사에서는 관절염도 심하지 않고 인대나 반월연골판도 정상 소견이지만 무릎 통증을 호소하는 경우를 흔히 접하게 됩니다. 이러한 통증의 특징은 주로 무릎 앞쪽을 아파한다는 것이며, 특히 50대 이상의 여성 환자들에게서 빈번하게 유사한 증상을 발견하게 됩니다. 평지 보행 시에는 통증이 심하지 않지만 계단을 이용하거나 앉았다가 일어날 때 무릎 앞쪽에 시큰거리는 통증이 느껴지면서 주저앉을 것 같은 느낌을 받기도 합니다. 이러한 증상을 일으키는 질환명은 무릎 슬개건염입니다.

무릎 슬개건염은 무릎 앞쪽의 슬개골 아래쪽과 정강이뼈를 연결하는 힘줄에 미세 파열이 일어나는 질환으로 중년 이상의 환자에게 대퇴부 근력이 약한 상태에서 빈번히 발생하거나 근력이 좋은 운동선수에서도 과격한 운동으로 발생하기도 합니다. 슬개건염은 비수술적 치료가 가능한 대표적인 무릎 질환입니다. 50대 이상의 중노년층에서는 대퇴부 근력 저하와 밀접한 관련이 있으며 일단 통증을 느끼면 운동을 안 하게 돼 근력이 더욱 저하되면서 통증은 악화되는 악순환에 빠지게 됩니다.

통증이 심하면 진통소염제를 복용하기도 하지만 대부분의 경우 적절한 운동요법이 더욱 효과가 있습니다. 운동요법은 대퇴 근육에 대한 스트레칭과 근력 강화 운동을 동시에 시행하는 것이며 근력 강화 운동 중 가장 대표적인 운동이 스쿼트입니다. 이때 일반적인 스쿼트 자세로 운동 시에는 무릎 앞쪽 통증으로 운동을 지속하기가 쉽지 않아서 책상을 손으로 짚고 지지하면서 무릎을 좌우로 벌리면서 시행하는 와이드 스쿼트가 도움이 됩니다. 이것마저도 힘들다면 내려갈 때만 대퇴부 근육을 사용하고 올라갈 때는 팔 힘을 이용하는 방법도 있습니다.

슬개건염과 같이 무릎 관절 주위의 힘줄이나 근육에 발생한 통증은 대부분의 경우 수술적 치료 없이 적절한 운동요법으로 치료될 수 있습니다. MRI 등의 영상 검사에서 관절염이나 반월연골판 파열이 확인된 환자에서도 이로 인한 무릎 내측이나 후방 통증은 심하지 않고 무릎 전방 통증이 심하다면 수술적 치료보다는 운동 치료가 우선 돼야 합니다. 단 이러한 치료 방법의 결정은 객관적 검사 후 전문가와 상의 후에 신중하게 이루어져야 합니다. 특히 50대 이상의 중노년층에서 평소 실내자전거 운동, 스쿼트, 계단 오르기 등의 대퇴부 근력 강화 운동을 꾸준히 하는 것이 무릎 주위 통증 예방에 가장 중요한 방법입니다.

갱년기

: 여성 건강의 전환점이다

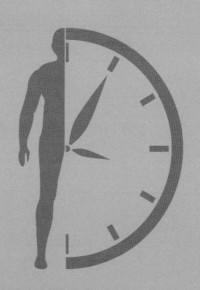

채희동

서울아산병원 산부인과 교수

서울대학교 의과대학을 졸업했다. 현재 울산대학교 의과대학 서울아산
병원 산부인과 교수로 근무하고 있다. 주로 여성 내분비질환을 담당하
고 있으며 여성 난임과 비뇨생식기 질환 그리고 폐경기 증후군과 골다
공증의 진단과 치료를 맡고 있다. 대한피임생식보건학회와 대한폐경학
회 회장을 역임했다. 현재 대한비뇨부인과학회 회장을 맡고 있으며 학
생교육 분야에서 울산대학교 의과대학 제16, 17대 학장을 거쳐 현재 제
18대 의무부총장으로 활동하고 있다.

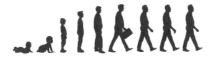

　여성은 40대가 되면서 규칙적이었던 월경이 불규칙해지다가 평
균 약 50세 정도에 폐경을 맞이하게 됩니다. 폐경은 여성 건강에 매
우 큰 전환점으로 작용합니다. 여기에 자녀의 성장과 분가 그리고
배우자의 바쁜 사회생활 혹은 은퇴로 인한 경제적 어려움과 같은
상황이 동반되면서 정신적으로도 큰 변화의 시기가 되게 됩니다.

　1960년대만 하더라도 폐경 이후의 수명이 길지 않았지만 2019년
우리나라 여성의 평균 수명이 86.3세입니다. 결국 여성들은 폐경
이후에도 36년 정도, 다시 말하면 전체 인생의 약 40% 정도를 더
살아가야 합니다. 하지만 여성호르몬이 결핍된 상태로 살아가게 돼
여성 건강을 유지하는 것은 매우 중요합니다.

　그렇다면 정확하게 폐경이란 무엇일까요? 난소의 기능이 완전히
없어지는 것을 의미합니다. 난포가 거의 소진되어 난자를 생성할
수 없게 됨에 따라 임신을 할 수 없고, 난포에서 만들어지던 여성호
르몬이 나오지 않아 월경이 영구히 없어지며 여러 증상을 겪게 됩

연령에 따른 폐경 증상

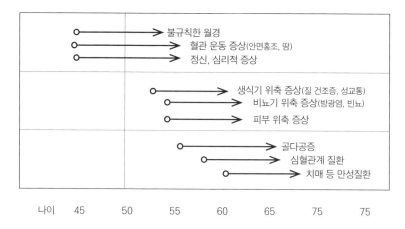

니다. 질병이 아니라 자연스럽게 겪는 과정이지만 개인에 따라 신체적, 정신적 증상이 매우 괴롭기도 하고 관리하지 않았을 때 만성질환이 발생할 수 있으므로 관심이 필요합니다.

의학적으로 폐경이라고 정의하기 위해서는 1년 이상 월경이 없어야 합니다. 그러나 수술을 받아 자궁이 없는 여성은 월경하지 않지만 난소 기능은 남아 있을 수 있으므로 월경 여부만으로는 폐경을 알 수 없습니다. 따라서 이 경우에는 특징적인 폐경 증상과 함께 혈액 검사로 호르몬을 측정해 진단하게 됩니다. 하지만 폐경 증상은 폐경이 된 이후 나타나는 것이 아니고 40대 중반 월경이 불규칙해지는 시기, 즉 폐경 이행기에 이미 증상이 생기는 경우가 많습니다.

여성의 몸은 폐경으로 어떻게 바뀔까

그럼 폐경이 되면 어떤 변화와 증상이 일어나게 될까요? 폐경기 증상은 나타나는 시기에 따라 초기, 중기, 후기 증상으로 나눌 수 있습니다. 초기 증상은 안면 홍조, 열감, 땀이 가장 흔하고 수면장애나 가슴이 두근거리는 심계항진, 불안, 근심 등이 나타날 수 있습니다. 중기 증상은 비뇨생식기 위축으로 인한 질 건조, 빈뇨나 절박뇨, 성교통, 그리고 교원질 소실에 의한 피부 탄력의 감소가 있을 수 있습니다. 후기 증상으로는 만성 합병증으로 골다공증과 심혈관 질환 등이 있습니다.

폐경 초기 증상은 안면 홍조, 열감, 땀인데요. 폐경 여성의 많게는 약 80%가 경험하는 것으로 나와 있습니다. 안면 홍조는 갑자기 발생하고 보통 1~5분간 지속되지만 드물게는 30분 이상 계속되기도 합니다. 열감은 얼굴, 목, 머리에서 시작되어 전신으로 퍼지는 양상이 특징입니다. 이때 가슴이 두근거림과 불안이 같이 나타나기도 합니다. 이러한 안면 홍조는 평균 7.4년 정도 지속되지만 25%의 여성에서는 이후에도 오랫동안 계속되기도 하고 심지어 15년 이상 지속되는 경우도 10% 정도 보고되고 있습니다. 안면 홍조의 빈도는 개인에 따라 다양해 하루에 3회 정도 있는 경우도 있고, 그보다 적은 경우도 있지만 하루에 10회 이상 나타나 매우 힘들어하는 경우도 있습니다. 자다가 땀이 나서 잠을 설치기도 합니다.

폐경 중기 증상으로 여성호르몬 수치가 떨어지면 외부 생식기와 질의 탄력성이 떨어지고 질벽이 얇아져 성관계 시 통증이 발생할 수 있습니다. 질 표피세포가 약해져 자극에 취약하게 됨으로써 출

폐경으로 인한 증상

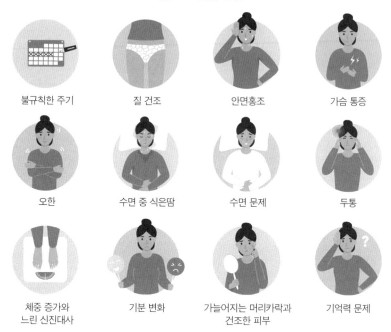

불규칙한 주기	질 건조	안면홍조	가슴 통증
오한	수면 중 식은땀	수면 문제	두통
체중 증가와 느린 신진대사	기분 변화	가늘어지는 머리카락과 건조한 피부	기억력 문제

혈이 잘 발생하게 됩니다. 또 질의 산도가 변해서 세균의 감염이 용이하게 되고 폐경 전보다 질염도 더 잘 생기게 됩니다. 한편 요도와 방광의 점막도 얇아지고 탄력도 감소하여 빈뇨, 배뇨곤란, 절박뇨, 잔뇨감 등이 나타날 수 있습니다.

빈뇨는 하루에 8회 이상 소변을 보는 경우를 말하고 절박뇨는 소변이 갑자기 마려워지면 참을 수가 없는 경우입니다. 심해지면 소변을 보러 가는 도중에 소변이 새어버리는 절박성 요실금이 생기기도 합니다. 이러한 증상은 삶의 질을 떨어뜨리고 사회활동에 제약을 가져옵니다. 피부도 변화하게 됩니다. 물론 피부는 연령, 환경, 직업 등 여러 요소가 복합적으로 작용할 수 있으나 폐경 후 여성호르몬 분비가 감소하면 피부의 수분과 교원질 양이 감소하고 피지의 분비가 감소하게 돼 피부가 건조하고 거칠어지는 한 원인으로 작용할 수 있게 됩니다.

폐경이 되면 정신적, 심리적인 변화도 나타나게 됩니다. 우울, 불면, 긴장, 집중력 저하, 신경과민, 짜증, 의욕 상실 등이 있을 수 있습니다. 약 4분의 1에서 많게는 절반 정도의 여성들에서 이러한 증상들이 나타난다고 알려져 있습니다. 그중 불면증과 같은 수면장애는 독립적으로 나타날 수도 있고 안면 홍조나 자다가 땀을 흘려 잠이 깨는 상황 때문에 나타날 수도 있습니다. 잠드는 것이 어려운 경우도 있고 잠들었으나 자주 깨고 다시 잠드는 것이 힘들 때도 있습니다. 일부 연구에 따르면 연령도 수면장애와 관련이 있지만 폐경 전과 비교할 때 폐경 이행기에 발생하는 경우가 많은 것으로 보아 폐경 이후 호르몬 변화와 관련이 있을 것으로 보고 있습니다. 그러나 아직은 폐경 자체가 정신적 문제를 명확하게 일으킨다는 정론은 없는 상태입니다. 수면장애를 일으키는 다른 원인을 배제하고 필요하면 정신건강의학과 전문의의 상담이 필요할 수 있습니다.

폐경기에 체중 증가는 많은 여성이 호소하는 현상입니다. 하지만 폐경으로 인한 호르몬 변화만으로 체중이 느는 것을 설명하기는 어려우며 연령 증가가 더 체중 변화에 영향을 주는 것으로 생각됩니다. 연령 증가로 인한 피하 지방과 내장 지방의 증가로 복부 지방이 증가하게 되는데, 시기적으로 폐경으로 인한 체중 증가로 생각할 수 있게 됩니다. 폐경 여성의 체중에 영향을 주는 많은 요소가 있습니다. 가령 폐경 증상으로 인한 일상생활 리듬의 변화나 우울증과 수면 장애도 체중의 증가를 유발할 수 있게 됩니다. 신체 활동이 줄어들어 에너지 소비가 적어지면서 체중이 늘어날 수 있습니다.

폐경에 따른 질환은 무엇이 있을까

만성 증상으로는 심혈관계 질환과 골다공증이 있을 수 있습니다. 먼저 심혈관계 질환입니다. 동맥경화증의 중요한 위험인자인 고지혈증, 고혈압, 그리고 당뇨의 위험이 폐경 이후 증가해 폐경 여성들은 심혈관계 질환의 발생이 뚜렷하게 증가합니다. 연령 증가가 큰 원인이지만 폐경에 따른 여성호르몬 감소도 중요한 역할을 할 것으로 보고되고 있으므로 심혈관 건강을 고려할 때 초기 폐경 여성에서 호르몬 치료가 더 적극적으로 권장돼야 하는 이유가 여기에 있습니다.

실제 폐경 전 여성들은 심혈관계 질환의 발생이 동일 연령의 남성보다 10년 정도 늦다가 폐경 이후 급격하게 증가해 남성의 발생률과 비슷해지는 것을 볼 때 여성호르몬이 심혈관계 질환의 발생에 중요한 역할을 한다는 것을 짐작하게 합니다. 여성호르몬이 혈관 내막 세포의 기능과 구조를 좋게 유지하고, 혈관 긴장도를 호전시키고, 혈중 콜레스테롤을 낮추는 효과 등으로 심혈관계 질환을 억제한다고 보고 있습니다.

특히 조기 폐경 환자들은 자연 폐경보다 심근경색의 위험이 증가하며 심혈관계 질환에 의한 사망률도 높아 더 특별한 관리가 필요합니다. 심혈관계 질환과 마찬가지로 뇌혈관 질환으로 인한 사망률이 폐경 전 여성에서 낮고 폐경 이후 뇌졸중을 비롯한 뇌혈관 질환의 위험도 증가하는 것을 볼 때 심혈관계 질환처럼 여성호르몬이 뇌혈관 질환의 발생에도 직간접적인 영향이 있을 것으로 생각하고 있습니다. 심혈관계 질환 발생의 위험인자에는 폐경 말고도 연령, 성별, 가족력, 고지혈증, 고혈압, 당뇨, 그리고 흡연 등 여러 가지가 있으므로 심혈관계 질환을 예방하기 위해서는 올바른 생활 습관이 매우 중요합니다.

두 번째로는 골다공증입니다. 골다공증은 고혈압이나 당뇨병처럼 증상을 느끼지 못하고 있다가 골절이 생기고 나서 알게 되는 경우가 종종 있습니다. 그래서 골다공증은 '침묵의 살인자'라는 별명을 가질 정도로 사실은 무서운 병입니다. 골다공증이란 뼈의 양이 감소돼 약해진 상태를 말합니다. 이렇게 되면 약한 외부 충격이나 슬쩍 넘어졌음에도 쉽게 뼈가 부러질 수 있습니다. 사람의 뼈는 연령의 증가에 따라 계속 자라고 굵어져 30대 후반에 최대 골량을 형성하게 됩니다. 이후에도 뼈는 활동이 왕성하여 끊임없이 조골 세포에 의해 새로운 뼈가 형성되는 골 형성과 또 파골 세포에 의해 낡은 뼈가 흡수되는 골 흡수 과정이 반복됩니다. 그런데 최대 골량에 이른 후에는 뼈의 형성보다 흡수가 많아져서 매년 조금씩 골 소실이 일어나게 됩니다.

골 소실이 심해지면 골다공증이 생기게 되는데요. 여성들은 폐경 이후 여성호르몬이 감소하면서 골 흡수가 증가되고 급격한 골 소실이 일어나게 됨으로써 골 흡수와 형성 사이에 불균형이 커지게 됩니다. 따라서 폐경은 골 건강에 매우 중요한 시기가 됩니다. 최대 골량 치가 낮거나 유전, 성장기의 영양, 운동, 흡연, 음주 등에 따라 같은 나이임에도 골 건강이 다를 수 있고 튼튼한 뼈를 가진 사람부

골다공증의 골 소실

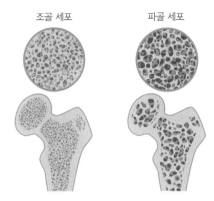

조골 세포   파골 세포

터 젊은 나이에 골다공증이 이미 온 사람도 있을 수 있습니다.

골다공증은 증상이 없는데다가 일단 발생된 골다공증은 정상으로 회복되기 힘들기 때문에 되도록 진행을 막아야 합니다. 따라서 진단을 빨리해서 예방하는 것이 중요합니다. 폐경 여성들은 골다공증 검사가 권유되며, 6개월 이상 무월경이 지속되는 젊은 여성도 여성호르몬이 낮아 골다공증의 위험도가 높기 때문에 역시 검사를 받아야 합니다.

골다공증의 진단은 대부분은 골밀도를 측정합니다. 허리뼈와 엉덩이뼈를 촬영해 골밀도를 측정하는 것이 가장 정확한 방법입니다. 측정된 T 점수를 기준으로 T 점수 〉 -1인 경우에는 정상, T 점수가 -1에서 -2.5 사이인 경우 골감소증, T 점수 ≤ -2.5인 경우 골다공증으로 진단합니다.

그렇다면 골다공증의 예방은 어떻게 해야 할까요? 가장 중요한 것은 젊을 때 골량을 충분히 얻고 골량 감소 상황을 방지하는 것입니다. 운동과 충분한 영양이 무엇보다 중요하다고 할 수 있습니다.

골밀도 측정

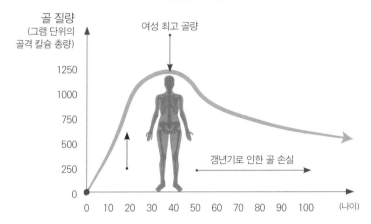

골 질량
(그램 단위의
골격 칼슘 총량)

여성 최고 골량

1250
1000
750
500
250
0

갱년기로 인한 골 손실

0 10 20 30 40 50 60 70 80 90 100 (나이)

폐경 이후에도 칼슘과 비타민 D 등의 충분한 섭취는 지속돼야 하고 낙상을 방지하기 위한 균형 유지와 골밀도에 도움이 되는 근육 운동을 지속적으로 하는 것이 필요합니다. 여기에 덧붙여 골다공증의 예방과 치료를 위해 효과적인 약물의 복용이 중요합니다.

골다공증의 치료에는 다음과 같은 것들이 있습니다. 먼저 비약물적 방법으로 운동과 영양 상태를 좋게 유지하려는 노력입니다. 뼈 건강에 가장 중요한 영양소는 칼슘과 비타민 D입니다. 칼슘은 유제품, 이파리가 파란 계통의 채소류, 두부, 견과류, 멸치 등과 같은 어류, 그리고 해조류에 풍부한 것으로 알려져 있습니다. 폐경 여성에서 칼슘의 일일 권장량은 1,200밀리그램입니다. 비타민 D는 자외선에 의해 피부에서 만들어지거나 우리나라 여성들은 낮이 짧은 북구의 여성들과 비슷할 정도의 비타민 D 부족을 보입니다. 비타민 D는 우유, 달걀노른자, 정어리와 같은 어류 등에 많으며 일일 권장량은 800IU입니다. 적절한 운동은 매우 중요합니다. 뼈 건강뿐만 아니라 근력 강화와 비만을 포함한 성인병 예방에도 중요하기 때문입니다. 가장 좋은 운동은 걷기와 같은 체중부하 운동입니다. 이와 함께 균형 유지와 골밀도에 도움이 되는 근육 운동 또한 추천됩니다.

다음으로는 약물 요법입니다. 골다공증 치료제로는 여성호르몬, 비스포스포네이트 제제, 선택적 여성호르몬 수용체 조절제, 조직 선택적 여성호르몬 복합제, 부갑상선호르몬, RANKL 단클론항체 등 여러 가지가 있습니다. 전문의와 상의해서 개개인의 질환의 심한 정도와 부작용 등을 상담하고 제대로 처방과 관리를 받는 것이 필요하겠습니다.

폐경을 방치하지 말고 치료하자

호르몬 치료는 폐경 후 여성의 삶의 질을 유지시켜 주는 가장 효과적인 치료이며 최선의 방법입니다. 호르몬 치료는 초기 폐경 증상의 호전에 탁월한 효과를 가집니다. 안면 홍조와 같은 전형적인 폐경 증상뿐만 아니라 수면 장애와 관절·근육통 등의 증상도 완화시켜 줄 수도 있습니다.

폐경 증상은 여성호르몬 감소와 관련 있으므로 호르몬 치료를 시작하면 당연히 좋아질 수 있으며 대개 한 달 정도 이내에 증상 호전을 경험합니다. 또 호르몬 치료는 전형적인 안면 홍조와 같은 괴로운 폐경 증상을 완화시켜 몸의 편안함과 정신적 안정감을 주게 돼 간접적으로 심리적 증상의 호전을 가져올 수 있으며 직접적으로도 우울, 불면, 긴장, 신경과민, 의욕 상실 등의 심리적 증상들의 개선에도 효과가 있다고 알려져 있습니다. 그러나 심리적 증상이 심하고 호르몬 치료만으로는 효과가 나타나지 않는 경우에는 이러한 심리적 증상의 원인이 폐경만이 아닐 수 있으므로 정신건강의학과 전문의와의 상담이 함께 필요하게 됩니다.

폐경 이후 시간이 경과하면 비뇨생식기의 위축으로 발생하는 질 건조증, 질 화끈거림, 성교통, 질염, 방광염 등이 자주 생기게 됩니다. 이러한 여러 증상의 예방과 치료에 호르몬 치료는 매우 효과가 있습니다. 국소 및 전신 치료가 모두 효과적이지만 비뇨생식기의 위축 증상만을 환자가 불편해하는 경우라면 국소적 치료, 즉 질크림이나 질정제만으로도 효과를 기대할 수 있습니다.

폐경 후 여성호르몬의 결핍은 교원질 감소와 함께 피부의 탄력 감소 등의 원인이 될 수 있다는 보고도 있습니다. 호르몬 치료가 피부의 노화를 근본적으로 막을 수 있은 것은 아니지만 피부 건강에 도움을 줄 수 있다고 알려져 있습니다. 치아 건강에도 좋은 효과를 보인다는 결과들이 있습니다. 이는 턱뼈의 골다공증 발생을 줄여서 치아가 턱뼈의 골다공증으로 인해 빠지거나 나빠지는 것을 예방할 수 있기 때문이라 생각되고 있습니다.

마지막으로 폐경 이후 오랜 시간이 지나면 심혈관계 질환과 골다공증과 같은 만성질환이 증가합니다. 이러한 만성질환의 예방에 호르몬 치료가 도움이 됩니다. 호르몬 치료는 심혈관계 질환의 위험도를 줄여줄 수 있습니다. 호르몬 치료를 시작한 시기에 따라 다르게 나타나서 폐경된 지 10년 이내에 시작하면 심혈관계 질환의 위험도를 낮추는 효과가 있습니다. 그러나 폐경된 지 10년이 지났거나 60세가 넘어 시작했을 때는 오히려 심혈관계 질환을 증가시킬 수 있습니다. 이러한 이유는 비교적 젊은 폐경 여성의 혈관은 아직 동맥경화 등이 많이 진행되지 않아 이러한 혈관에는 여성호르몬이 혈관 벽이나 지질 대사 등에 미치는 좋은 효과로 심혈관계 질환에 대한 예방 효과를 나타낼 수 있습니다. 하지만 노령 여성의 경우 혈관의 동맥경화가 어느 정도 진행돼 있어 여성호르몬이 동맥경화를 일으킬 수 있는 여러 물질에 좋지 않은 영향을 나타내기 때문으로 보고 있습니다. 그러므로 호르몬 치료에 의한 심혈관계 질환의 예방 효과를 가장 크게 기대할 수 있는 대상은 60세 이하, 폐경 후 기간이 10년 이내인 건강한 폐경 초기 여성입니다. 이 기준 이후 여성에서는 호르몬 치료를 하면 안 되는 것은 아니나 조심스럽게 득과 실을 잘 따져서 시작해야 합니다.

　단 60세 이하, 폐경 후 기간이 10년 이내에 시작했다면 환자의 상태에 따라 60세가 넘어서도 호르몬 치료를 지속하는 것이 심혈관계 질환의 발생에 나쁜 영향을 주지는 않습니다. 이는 호르몬 치료를 일찍 시작해 혈관이 비교적 건강하게 유지되고 있기 때문입니다. 골다공증의 예방을 위해서는 골 소실이 가장 심해지는 폐경 직전이나 직후에 호르몬 치료를 시작하는 것이 가장 효과가 좋습니다. 호르몬 치료는 골다공증의 예방뿐만 아니라 골절의 위험도 역시 감소시킵니다. 또한 호르몬 치료는 대장암과 직장암 발생을 감소시키는 효과도 기대할 수 있습니다. 이러한 만성질환에 대한 예방 효과들로 호르몬 치료는 총사망률을 30% 감소시키는 것으로 보고되고 있습니다.

　이제 호르몬 치료는 언제 시작하면 좋은지 알아보겠습니다. 여성들은 보통 40대 후반에 접어들면서 월경이 불규칙해지고 폐경 증상이 나타나며 점차 폐경으로 진행됩니다. 호르몬 치료의 여러 장점을 얻기 위해서는 호르몬 치료는 폐경 이행기 혹은 초기 폐경기에 시작할수록 좋습니다. 즉 폐경 증상이 있으면 폐경 여부에 상관없이 바로 시작하는 것이 추천됩니다. 폐경 이후 시간이 경과함에 따라 비뇨생식기의 위축 증상과 피부 노화가 진행되고 만성질환인 심혈관계 질환과 골다공증 등의 발생이 증가합니다. 치료를 일찍 시작할수록 이러한 변화를 늦추거나 위험성을 낮출 수 있습니다. 특히 폐경 여성들의 골 소실은 폐경 이행기부터 빠르게 진행되므로 초기에 호르몬 치료를 시작할수록 골 소실의 예방, 나아가 골다공증으로의 진행과 골절의 예방에도 도움이 됩니다. 물론 괴로운 폐경 증상이 없으면 호르몬 치료를 하지 않을 수 있습니다. 전문가와 상의해 개인별 득실을 판단하고 치료 여부를 결정하는 것이 필요하겠습니다.

이번에는 호르몬 치료 방법에 대해 알아보겠습니다. 폐경 증상은 여성호르몬이 나오지 않아서 생기는 것이니 여성호르몬을 사용하면 해결됩니다. 그러나 정상적인 월경 주기에서 배란이 된 후 황체에서 황체호르몬이 나와서 월경을 유도하는 것처럼 황체호르몬이 없이 여성호르몬만 오랫동안 사용하면 자궁내막이 두꺼워져 자궁내막증식증이나 최악의 경우 자궁내막암도 발생할 수 있습니다. 따라서 배란이 되면 몸 안에서 원래 분비돼 자궁내막을 보호하고 월경을 유발했던 황체호르몬을 함께 사용해야 합니다.

자궁절제술을 받아 자궁이 없는 여성은 자궁내막을 보호할 이유가 없으므로 황체호르몬을 사용하지 않아도 됩니다. 그러나 자궁이 없더라도 자궁내막증으로 수술한 경우, 난소의 자궁내막양 악성 종양으로 수술한 경우, 부분 자궁절제술을 해서 자궁내막 일부가 남아 있는 경우, 그리고 자궁내막선암으로 수술한 경우에는 황체호르몬의 투여가 필요할 수 있습니다.

폐경 호르몬 투여 방법 중 가장 흔히 사용되는 것은 경구 복용, 즉 약으로 먹는 방법입니다. 이 외에 피부에 바르는 겔이나 붙이는 패치가 있고 질정 혹은 질크림을 질 안으로 넣는 방법도 있습니다. 또 계속 매일 복용하기도 하고 일정 기간 복용을 중단하기도 하며, 계속 복용하더라도 위약, 즉 가짜 약이 있어 실제로 가짜 약을 먹는 시기에는 약을 중단하는 것과 같은 상태를 만들기도 합니다. 이러한 방법들은 각기 장단점이 있고 개인별 차이도 있어 전문의와 상의하여 나에게 맞는 방법을 찾는 것이 필요합니다.

경구 투여는 여성호르몬이 위와 장에서 흡수돼 피를 통해 먼저 간에 도달하여 대사 과정을 거치고 나서 전신 혈액으로 돌게 되기 때문에 간 질환이 있거나 고중성지방혈증 등이 있을 때는 경구 투여를 피하는 것이 좋습니다. 이에 반해 겔이나 패치와 같은 경피 투여는 피부를 통해 직접 피로 들어가기 때문에 간을 거치지 않습니다. 그러다 보니 간에서의 대사가 없기 때문에 간에 대한 부담을 덜 수 있고 간 대사로 인한 혈액응고인자 등에 대한 작용이 없습니다. 마지막으로 질정이나 질크림 등의 질 내 투여는 여성호르몬을 질 내에 직접 투여하므로 질 위축이나 질건조증과 같은 국소적인 비뇨생식기 증상에 좋습니다.

그렇다면 호르몬 치료를 시작하기 전에 무슨 검사를 해야 할까요? 일단 환자의 전반적인 건강 상태 확인이 필요합니다. 호르몬 치료를 받는 것이 금기가 아닌지도 확인해야 합니다. 내과적 질환과

외과적 수술을 받은 적이 있는지, 따로 복용 중인 약이 있는지를 알아봐야 합니다. 그리고 혈액 검사를 통하여 빈혈, 혈액 응고 경향, 당뇨병, 고지혈증, 간 질환 등의 유무를 확인합니다.

간혹 호르몬 검사를 통하여 본인의 증상이 폐경기 증상인지, 얼마나 심한 것인지를 알려달라고 하는 분들이 있습니다. 그런데 폐경 이행기나 폐경 후의 여성호르몬은 폐경 수준으로 매우 낮아져 있기 때문에 이러한 검사는 도움이 되지 않습니다. 게다가 호르몬 수치를 보고 증상의 심한 정도를 판단할 수도 없습니다. 이러한 호르몬 검사는 폐경 연령이 아닌데 폐경기 증상이 있는 젊은 여성에서 조기 폐경의 여부를 알고자 할 때 도움이 되는 것입니다. 이어서 부인과 검진과 초음파를 통해 자궁과 난소의 이상을 확인합니다. 그리고 유방촬영술과 골밀도 검사를 해서 유방 질환이 없는지, 뼈의 상태는 현재 어떤지 판단합니다.

모든 치료가 그렇듯이 호르몬 치료에도 부작용과 위험성은 있습니다. 하지만 유독 호르몬 치료는 위험하다고 생각하는 여성들이 많습니다. 폐경은 일종의 자연스러운 노화 현상이라고 생각하는 경향이 많아 더더욱 부작용을 감수하면서까지 호르몬 치료를 해야 하나 하는 마음에 위험성이 더 부각되는 것 같습니다. 물론 폐경 증상이 거의 없이 살아가는 분들도 있습니다. 이러한 여성은 호르몬 치료가 필요하지 않을 수 있겠지요. 하지만 폐경 증상이 심해 매우 힘들어하는 여성에게는 폐경이란 자연스러운 노화의 과정이 아니라 고통일 수 있습니다. 이런 경우 자연스러운 노화의 한 과정으로 받아들여 참으라고 할 수 없으며 호르몬 치료는 꼭 해야 하는 상황이 될 수 있습니다.

가장 흔한 부작용은 질 출혈과 유방통입니다. 불규칙한 질 출혈은 복용한 여성호르몬에 자궁내막이 반응하면서 나타날 수 있는 증상이고 여성호르몬이 유방에 작용하면서 유방통이 나타날 수 있습니다. 이러한 증상들이 발생하면 암에 대한 두려움에 약을 중단하거나 거부하는 경우가 많습니다. 그러다 보니 처음부터 호르몬을 안 먹으려고 하는 여성들이 많습니다. 물론 질 출혈은 자궁 내 병변이 있어 발생할 수도 있으니 호르몬 복용 중에 출혈이 발생하면 전문의와 상의해야 합니다. 그러나 불규칙한 질 출혈이나 유방통이 발생했다고 암 발생 위험이 커지는 것은 아닙니다.

　유방통이나 유방 팽만감과는 별개로 호르몬을 먹으면 유방암이 생긴다고 걱정하는 분들이 많은데 사실이긴 합니다. 그러나 유방암은 자궁이 있는 여성에서 여성호르몬과 황체호르몬을 함께 7년 이상 사용한 경우에만 그 위험이 증가해 1,000명당 0.8명의 유방암 환자가 더 발생한다고 합니다. 이 정도의 확률을 걱정해 괴로운 폐경 증상을 참고 약을 복용하지 않는다면 다른 약도, 수술도, 아무것도 하지 않아야 한다는 것과 같은 이야기가 됩니다. 게다가 자궁이 없어 여성호르몬만 단독 복용하는 경우에는 10년 이상 사용해도 유방암이 증가하지 않으며 오히려 발생이 감소했습니다.

　사실 호르몬 치료보다도 비만한 여성, 출산하지 않은 여성, 늦은 첫 만삭 임신, 혹은 초경이 빨랐거나 폐경이 늦은 여성이 유방암 발생의 위험률이 더 높습니다. 또한 우리나라 여성에서의 유방암 발생은 폐경 이전에 많고 60세 이후 발생률은 미국보다 크게 낮은 것을 고려하면 미국의 연구에서의 0.8명의 증가보다는 그 위험성이 낮을 것으로 보입니다. 호르몬 치료를 하는 분들은 유방촬영술 등의 정기 검진을 규칙적으로 잘 받기 때문에 조기 발견율이 높아 오히려 전화위복이 될 수 있습니다.

가끔 유방에 물혹이 있으면 호르몬 치료가 어렵다고 오해하는 분들이 있습니다. 대개의 유방 물혹은 가지고 있어도 호르몬 치료가 가능합니다. 또한 가족 중에 유방암 환자가 있는 경우 유방암의 발생이 증가할 수 있어 정기 검진을 더 주의 깊게 해야 하지만 가족력이 있다고 호르몬 치료가 추가적인 유방암의 발생을 증가시키는 것은 아니므로 호르몬 치료를 하는 것은 가능합니다. 그러나 가족 중 유방암, 난소암 환자가 두 명 이상일 때는 유전성 암의 가능성이 있으므로 전문의와 상담하는 게 좋습니다.

정맥혈전증의 위험도는 증가합니다. 여성호르몬과 황체호르몬을 경구로 병합 투여하는 경우 정맥혈전증의 발생률이 1년에 1만 명당 18명 정도 증가하는 것으로 알려져 있습니다. 하지만 60세 미만의 여성에서는 1년에 1만 명당 7명으로 훨씬 적습니다. 여성호르몬만 복용하는 경우에는 1년에 1만 명당 7명이며 60세 이전의 여성에서는 1년에 1만 명당 4명으로 더욱 낮습니다. 게다가 우리나라 여성들의 정맥혈전증 발생률 자체가 매우 낮기 때문에 특별한 유전성이 없는 우리나라 여성이 호르몬 치료를 할 때 정맥혈전증에 대해 크게 걱정할 필요는 없어 보입니다. 그래도 정맥혈전증이 걱정된다면 호르몬을 경피로 투여하면 위험성을 낮출 수 있습니다.

마지막으로 호르몬을 먹으면 살이 찐다고 생각하시는 분들이 많습니다. 호르몬 중에 몸의 수분을 늘리기도 하는 성분이 있어 몸이 붓는 듯한 느낌을 가질 수 있습니다. 그러나 이론적으로 호르몬 치료만으로 살이 찌는 것은 아닙니다. 일반적으로 폐경이 되고 나이가 들면 노화로 인해 기초 대사량은 감소하고, 또 활동량도 줄어드는 경우가 많아 체중이 늘어날 수 있습니다. 호르몬 복용으로 살이 찌는 많은 분 중에는 호르몬을 복용하고 폐경 증상 등의 개선으로 삶이 질이 좋아지면서 감정 기복도 줄고 식욕도 좋아지는 것도 살이 찌는 원인이 될 수 있습니다. 사실 호르몬 치료를 하는 여성들은 하지 않는 여성들보다 체중이 더 증가되지 않으며 오히려 근육량은 증가하고, 복부 지방 축적은 줄어드는 것으로 보고되고 있어 호르몬을 복용하는 것이 체중 조절에 더 좋을 수 있다는 이야기도 많습니다.

호르몬 치료를 제대로 알고 하자

호르몬 치료의 장점에도 불구하고 호르몬을 사용할 수 없는 여성은 다음 진단을 받은 경우입니다.

① 혈전성 정맥염이나 정맥혈전증
② 유방암
③ 자궁내막암
④ 비정상 질 출혈
⑤ 심혈관 질환이나 뇌졸중
⑥ 심한 간 질환이나 담낭 질환

이 외의 내과적인 질환들은 대개 호르몬 치료를 할 수 있습니다.

전문의와 해당 질환에 대해 상의한 후 안전하게 호르몬 치료를 할 수 있습니다. 고혈압이 잘 조절되고 있으면 호르몬 치료에는 문제가 없습니다. 고지혈증도 약물치료를 받고 있는 경우 안전하게 사용할 수 있습니다. 호르몬 치료를 받는 중에 고지혈증이 생긴 경우에는 고지혈증의 치료를 병행하면 됩니다. 그래도 고지혈증이 걱정되면 경피 호르몬 치료를 하면 안전할 수 있습니다. 당뇨병이 있는 여성도 호르몬 치료의 금기가 아니며 오히려 호르몬 치료는 인슐린 민감도를 증가시켜 제2형 당뇨병의 발생을 감소시킬 수 있다고 알려져 있습니다.

자궁근종이 있는 여성도 호르몬 치료를 받을 수 있습니다. 간혹 호르몬 치료 중에 자궁근종이 커졌다는 사례도 있지만 드물고 자궁근종의 크기는 변화하지 않는다고 알려져 있습니다. 하지만 자궁근종이 있는 여성은 정기적인 검사와 관찰이 필요한데 호르몬 치료를 하는 경우에도 정기적인 검사가 예외일 수는 없습니다. 난소암과 자궁내막암을 진단받았던 여성도 호르몬 치료의 금기에 해당되지 않습니다. 다만 전문의와의 상담 후 호르몬 치료 가능 여부와 호르몬 치료 방법 등이 결정될 수 있습니다. 호르몬 치료는 자궁경부암에 영향을 미치지 않습니다.

호르몬 치료의 금기증으로 명시된 경우에도 질환의 심한 정도에 따라 용법과 용량을 고민해 호르몬 치료를 할 수 있는 경우도 있습니다. 과거 정맥혈전증이 있었던 경우에는 호르몬 치료가 정맥혈전증의 위험을 높일 수 있어 주의해야 하지만 호르몬 치료를 해 볼 수 있으며 경피 투여를 하면 그 위험성이 상대적으로 낮아질 수 있습니다. 따라서 혈전색전증의 과거력이 있는 경우 전문의와 상담하고 결정하는 것이 필요합니다. 간 질환이 심할 때는 호르몬 치료는 금기에 해당하지만 그렇지 않을 때는 호르몬 치료가 가능하며 경피 투여를 하면 비교적 안전할 수 있습니다.

결론적으로 호르몬 치료를 받을 수 없는 절대적인 금기증은 많지 않습니다. 득실을 따져 볼 때 이익이 훨씬 많습니다. 따라서 막연히 잘못된 정보만으로 괴로운 폐경 증상을 참고 견디는 것은 넌센스입니다. 전문의를 찾아 상담을 통해 호르몬 치료를 하면서 활기찬 폐경기를 보내는 것이 바람직합니다.

15장

전립선

: 정신적 스트레스를 준다

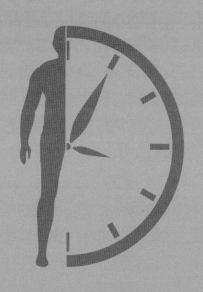

송상훈

서울아산병원 비뇨의학과 부교수

서울대학교 의과대학을 졸업했다. 현재 울산대학교 의과대학 서울아산
병원 비뇨의학과 부교수 및 연구기획실 부실장으로 재직하고 있다. 전
립선비대증을 비롯한 요로폐쇄 질환의 재건 수술을 주로 담당하고 있으
며 특히 로봇을 이용한 요로계 재건 성형수술의 권위자이다. 선천성 요
로계 질환의 진단과 치료 연구 및 인공지능을 활용한 비뇨기계 영상진
단 연구를 활발히 수행 중이다. 현재 대한비뇨의학회 부총무이사, 대한
전립선학회 연구윤리이사, 대한내시경로봇학회 이사로 활동하고 있으
며 대한소아비뇨의학회 총무이사와 대한배뇨장애야뇨증학회 학술이사,
대한비뇨초음파학회 간행이사를 역임했다. 주요 저서로는『Online book
of Pediatric Urology, Edition 2.0』의 「Ch. 28. Undescended Testis」와 비
뇨의학 교과서 제6판, 제7판의 「성분화이상」과 대한비뇨초음파학회가
2022년 출간한 『신장 초음파 검사와 신장 조직검사』 등이 있다.

나이가 든다는 것을 자각하게 되는 여러 증상이 있지만 빈뇨, 절박뇨, 요주저, 야뇨증 등의 배뇨장애는 주간의 삶의 질을 떨어뜨릴 뿐 아니라 밤 동안 수면의 질도 떨어뜨리는 주범입니다. 남성에게 매우 중요한 장기인 전립선이 나빠지는 것은 나이가 들면서 점차 질환의 유병률이 늘어나는 대표적인 질환입니다.

노화와 더불어 발생하는 남성 갱년기 증상 중에 또 하나의 대표격인 증상이 발기부전입니다. 대한남성과학회에서 발표한 '국내 발기부전 대규모 역학조사' 결과에서 40~79세 남성의 32%가 발기부전이라고 합니다. '고개 숙인 남성'이라는 표현으로 잘 대변되는 발기부전은 중년기에 찾아오는 급격한 신체 변화의 특징 중 하나인 남성 호르몬 분비 저하에 따라 발생하는 경우가 많습니다.

발기부전의 유병률이 나이에 비례해서 증가하며 전립선비대증으로 인한 배뇨장애 증상도 나이에 비례해서 증가합니다. 발기부전과 전립선비대증은 모두 노화와 연관된 대표적인 남성 질환입니다. 발기부전은 갱년기 증상으로 인한 성욕 감소와 발기능 유지에 중요한 혈관과 신경의 기능장애가 동반돼 나타날 수 있습니다. 혈관성 발기부전은 심혈관계 질환의 위험인자인 고혈압, 고지질혈증, 당뇨, 비만 등의 위험인자를 하나 이상 보유하는 경우가 많습니다. 이러한 대사증후군을 가진 남성은 남성호르몬 저하도 동반됩니다. 특히 발기부전은 중년 남성의 자존감 저하 등 정신적인 스트레스 요인으로 작용할 수 있습니다.

왜 전립선비대증이 생기는가

전립선비대증은 노화된 남성에게 영향을 미치는 가장 흔한 비뇨의학적 질환 중 하나입니다. 전립선이 비대하게 되는 원인으로 여러 가지가 지목되고 있지만 현재까지 연구결과 남성 호르몬 이상과 가장 관련이 깊은 것으로 알려졌습니다. 전립선과 호르몬의 상관관계는 전립선의 형성 과정에서 뿌리를 찾을 수 있습니다. 태아 시기에 전립선이 발달하는 동안 전립선조직은 테스토스테론이라 불리는 남성 호르몬의 통제를 받으며 발달하기 시작하여 분비선으로서 기능하도록 만들어집니다.

전립선前立腺은 영문명인 'prostate'를 그대로 따온 한자어입니다. 'Prostate'는 '앞'을 의미하는 어미인 'pro'와 '서다'라는 의미인 'state'가 합쳐져 만들어졌습니다. 문자 그대로 방광 앞에 서 있는 기관이기 때문에 이러한 이름이 붙어 있습니다. 소변이 체외로 배출되는 마지막 단계의 신체 부위인 외요도구에서부터 소변이 흘

전립선

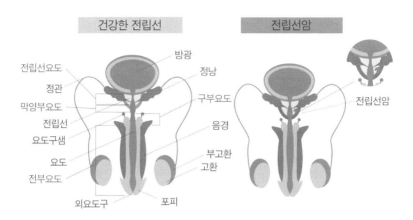

러나온 길을 거꾸로 올라가면 전부요도, 구부요도, 막양부요도를 거쳐 방광의 앞에 있는 전립선을 통과하고 있는 요도를 만나게 됩니다.

전립선은 해부학적으로 방광 앞에 서 있을 뿐만 아니라 요도를 따라 체내로 침투하는 여러 세균을 막아주는 관문關門의 역할도 하고 있습니다. 전립선은 전립선액을 배출하는데 고환에서 만들어진 정자와 정낭에서 만들어진 정액과 전립선액이 합쳐져서 사정액을 형성하며 전립선은 사정 시에 사정액이 체외로 배출되는 통로가 됩니다. 전립선액은 사정액의 20~30%를 차지하는데 정자의 운동성을 촉진시키는 기능을 하며 구연산, 칼슘, 아연, 산성 포스파타제, 피브리노리신을 함유하는 유백색의 알칼리성 액체입니다.

전립선액은 정자의 영양분 공급원이자 정자를 보호하는 역할을 합니다. 또한 전립선액에는 중요한 효소인 전립선특이항원PSA, prostate specific antigen이라 불리는 단백질 효소가 포함되어 있습니

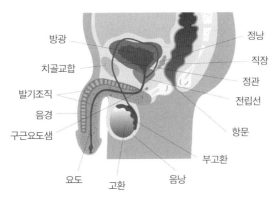

전립선의 해부구조

방광
치골교합
발기조직
음경
구근요도샘
요도
고환
음낭
부고환
정낭
직장
정관
전립선
항문

다. 이 효소는 전립선 안에서 전립선관을 통해 proPSA라는 비활성 형태로 분비되었다가 일부 아미노기가 분리되면 활성 형태인 PSA가 됩니다. 전립선특이항원은 사정액 안에서 시메노젤린Semenogelin이라는 물질을 절단하는 역할을 합니다. 이를 통해 겔 형태의 사정액이 액화되고 정자 운동성을 활성화시키는 역할을 합니다.

　전립선은 대략 호두알 크기로 약 20~30그램 정도이며 질병이 없는 전립선은 부드럽고 탱글탱글한 촉감을 갖는 장기입니다. 전립선 내부 구조는 대략 네 부분으로 구획을 지어 볼 수 있습니다. 전립선 말초대는 전립선의 후하방의 구역으로 전체 전립선 용적의 70%를 차지하고 전립선암의 60~70%가 이 구역에서 발생합니다. 중심대는 전립선 용적의 25%를 차지하고 정액이 배출되는 사정관이 여기로 지나가며 전립선염 등의 염증 작용이 주로 발생하는 부위입니다. 이행대는 전립선의 5%만을 차지하지만 전립선 비대가 발생하는 부위이고 좌우 한 쌍을 이루면서 요도로 분비되는 전립샘 조직을 포함하고 있습니다. 전립선암의 25% 정도는 이 부위에서 발생합니

전립선비대증의 모식도

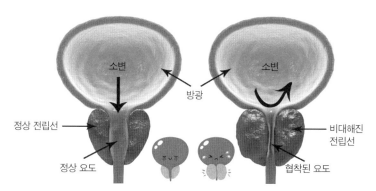

전립선의 비대로 요도가 좁아져서 소변 배출이 원활하지 않은 상태

다. 전방섬유기질은 샘gland 조직이 포함돼 있지 않기 때문에 전립선암이 발생하지 않는 부위입니다.

전립선비대증은 전립선의 크기가 자라 요도를 압박하여 방광의 출구 폐색을 유발함으로써 소변의 원활한 배출을 막아 소변 줄기가 약해지고 힘을 주어야 배출되는 등의 여러 하부요로증상을 일으키는 질환입니다. 전립선비대증은 나이에 따라 유병률이 증가하는 대표적인 노화성 질환입니다. 40대 남성에서는 5~10% 정도로 비교적 적지만 70~80대 남성에서는 80%가 전립선비대증으로 인한 증상을 호소합니다.

전립선 비대는 주로 전립선 이행대에서 발생하며 나이가 들면서 나타나는 호르몬의 불균형이 전립선 비대를 유발한다고 알려져 있습니다. 가장 주요한 남성 호르몬인 테스토스테론은 매년 1~2%씩 혈중농도가 감소한다고 합니다. 고환의 레이디히 세포Leydig cell에서 생산되는 테스토스테론은 부신에서 생산되는 남성호르몬인

DHEA, 안드로스테네디온, 5α-안드로스테네디온과 함께 혈액 내에 존재합니다. 전립선조직에 주로 분포하는 5α 환원효소에 의해 5α-디히드로테스토스테론으로 변환되면 테스토스테론보다 더욱 강력하게 전립선조직의 남성 호르몬 수용체와 결합하고 더 오랜 시간 작용을 나타냅니다.

그럼 전립선비대증은 성인이 되기 전에는 발생하지 않을까요? 맞습니다. 전립선은 출생 직후 신생아기의 일시적인 남성 호르몬 혈중농도 증가 시기에 잠시 크기가 커졌다가 지나면 혈중 테스토스테론 감소와 더불어 크기가 작아져 사춘기까지 크기 변화가 없습니다. 사춘기 시기에는 2차 전립선 성장기가 시작돼 사춘기가 시작할 때 10그램 정도이던 전립선이 20세 정도가 되면 20그램 정도로 커지게 됩니다. 중년이 되면 3차 전립선 증식기가 시작되고 이때부터 노년기까지 전립선은 지속적으로 성장하게 됩니다. 이 3차 전립선 증식기는 앞선 전립선 성장기에 모든 전립선 부위가 고르게 성장했던 것과는 다르게 전립선 이행대만의 증식이 일어난다는 점에서 차이가 있습니다.

전립선의 1, 2차 성장기에는 테스토스테론이 성장을 촉진하는 역할을 한 것과 달리 노년이 되면서 테스토스테론은 감소하는데도 불구하고 전립선이 3차 성장을 맞는다는 것은 아이러니합니다. 이 때문에 중년과 노년 남성에서 남성 호르몬과 전립선비대증의 관계에 대해서는 많은 논란이 있었습니다. 최근 연구에 따르면 남성 갱년기 증상을 치료하기 위해 남성 호르몬 투약을 시행하더라도 전립선비대증 증상을 악화시키지 않는다고 합니다. 이것은 전립선조직 내의 테스토스테론 수용체가 매우 낮은 테스토스테론 농도만으로도 이미 포화되기 때문에 테스토스테론 수치가 더 높아지더라도 전립선은 이에 대해 추가적인 반응이 없다는 것으로 설명되고 있습니다.

테스토스테론 수치가 직접적으로 전립선비대증의 발생에 영향을 미치는 것은 아니라고 하더라도 전립선비대증의 원인으로 지목되는 전립선조직의 염증과 관계가 있습니다. 테스토스테론 수치가 낮으면 전립선조직 내 염증 반응이 잘 발생하며 테스토스테론 수치가 높으면 항염증 효과가 있다는 것입니다. 이러한 사실은 전립선 조직 세포를 이용한 실험에서 밝혀졌습니다. TNF-α와 같은 염증을 일으키는 성분을 전립선 세포에 처리하면 여러 염증성 사이토카인과 성장인자의 분비가 높아집니다. 하지만 전립선 세포에 디히드로테스토스테론을 전처리한 경우에는 이러한 염증과 성장인자의 분비가 억제됩니다. 이러한 결과를 볼 때 남성 갱년기에 나타나는 성선기능저하증에 대한 남성 호르몬 대체 요법은 전립선 건강에 악영향을 주기보다는 오히려 전립선 내의 염증 작용을 막아주는 효과가 있다고 볼 수 있겠습니다.

전립선비대증의 진단은 하부요로증상을 호소하는 남성 환자에서 직장수지검사를 통해 비대해진 전립선을 진찰하고 IPSS(International Prostate Symptom Score)[1]와 같은 설문지와 요속검사·잔뇨검사를 통해 증상의 정도를 확인하며 이루어집니다. IPSS 증상점수가 8~19점인 경우 중등도 증상, 20점 이상인 경우 중증이라고 합니다. 경직장 전립선 초음파 검사는 보다 정확하게 전립선의 형태와 크기를 알 수 있게 해줍니다. 미국 미네소타 옴스테드 카운티에서 이뤄진 대규모 코호트 연구를 보면 전립선비대증 환자는 나이가 들수록 IPSS 증상점수가 악화되고, 요속이 감소하고, 전립선 초음파 검사에서 전립선 크기가 증가한다고 알려졌습니다. 최대 요속이 1초당 12밀리리터 이하이며 전립선 크기가 30밀리리터 이상인 경우에는 갑자기 소변을 볼 수 없게 되는 급성요폐가 발생할 확률이 높아집니다.

지금까지 알려진 전립선비대증의 위험인자로는 연령과 혈중 남성 호르몬의 존재 등이 있습니다. 40세 이전에 거세된 남성에서는 전립선비대증이 발생하지 않습니다. 또한 전립선비대증은 가족력이 있어서 아버지나 형제가 전립선비대증이 있으면 그렇지 않은 경우보다 이환될 확률이 4.2배 높습니다. 동양인보다 흑인이나 코카시안에서 유병률이 더 높고 더 이른 나이에 발생하지만 동양인이 전립선비대증에 이환된 경우 흑인이나 코카시안에 비해 증상점수가 더 높습니다. 동양인에서 전립선비대증의 유병률이 비교적 낮은 이유로 채소와 콩 제품 섭취가 훨씬 많다는 점에서 찾기도 합니다. 특정 채소류나 콩에는 제네스틴 같은 식물성 에스트로젠이 많고 전립선 내에서 항남성호르몬 효과를 보인다고 알려졌습니다.

비만과 대사증후군은 전립선비대증 발생과 연관성이 높습니다. 정확한 기전이 밝혀지지 않았지만 대사증후군에 의해 성호르몬 농도나 성호르몬 결합 글로불린 농도의 변화가 일어남에 따라 전립선비대증이 발생하기 때문이라는 설명이 가장 믿을 만합니다. 박테리아나 바이러스 감염, 자가면역질환, 호르몬 이상 등의 여러 요인에 의해 발생하는 전립선의 염증이 전립선 상피세포와 간질세포의 증식을 유발하여 전립선비대증을 일으키는 것으로 생각되며 비스테로이드성 소염진통제를 복용하는 경우 IPSS 증상점수와 최대 요속도 개선된다는 연구결과도 소개된 바 있습니다.

전립선비대증의 증상은 크게 배뇨증상과 저장증상으로 구분되는데 배뇨증상으로는 소변을 보기 위해 한참을 기다려야 하는 요주저, 소변 속도의 감소(약뇨 또는 세뇨), 소변 줄기가 끊어져서 나오는 간헐뇨, 힘을 줘야 배뇨가 가능한 복압배뇨, 배뇨 시간의 증가, 잔뇨감, 배뇨 말미에 요속이 약해지면서 소변이 뚝뚝 떨어지는 배뇨말요점적 등이 있습니다. 저장증상은 방광 자극 증상이라고도 하는데 소변을 하루 8번 이상 보는 빈뇨, 소변을 참을 수 없는 절박뇨, 절박요실금, 야뇨 등이 있습니다. 배뇨증상은 배뇨출구 폐색에 의해 발생하는 증상들이고 저장증상은 이차적인 방광 기능장애로 인한 것으로 설명할 수 있습니다. 전립선비대증을 제대로 치료하지 않으면 합병증으로 고생할 가능성이 있습니다. 급성요폐나 요로감염, 방광의 결석 생성, 혈뇨, 신기능 저하 등 수술적 치료가 필요한 합병증도 발생할 수 있습니다.

전립선비대증의 치료 목표는 배뇨증상과 저장증상을 해소하고 전립선비대증의 합병증을 예방하기 위함입니다. 치료는 약물치료부터 수술적 치료까지 다양합니다. 증상 정도가 심하지 않은 사람이라면 생활 습관, 특히 수분이나 음식물 섭취 습관의 교정만으로도 증상의 변화를 얻을 수 있습니다. 고혈압 치료제를 복용 중인 환자 중에 이뇨제를 취침 전에 복용하고 있다면 복용 시간을 앞당기는 것만으로도 야뇨증 증상의 개선 효과를 볼 수 있습니다. 하지만 증상 정도가 심한 환자라면 생활 습관 개선만으로는 충분한 증상 호전 효과를 거둘 수 없고 전립선비대증의 합병증으로 고통받게 될 가능성이 있으므로 좀 더 적극적인 치료를 고려해야 합니다.

다양한 건강 기능성 식품들이 전립선비대증으로 인한 하부요로 증상의 개선 효과를 기대할 수 있다고 소개되고 있습니다. 의사나 약사의 처방과 상담을 거치지 않고 구입할 수 있는 다양한 제품들이 널리 소개되고 있습니다. 하지만 이러한 식품들의 치료 효과에 대해 믿을 만한 근거를 제공하는 장기간 임상 연구결과는 매우 부족합니다. 대부분이 식물의 씨앗이나 열매의 추출물로서 항염증 작용, 5α 환원효소 작용억제, 성장호르몬 작용 억제 등의 효과가 있다고 소개됩니다.

전립선비대증 치료에서 가장 대표적인 건강기능 식품은 쏘팔메토Saw palmetto로서 남성 호르몬 억제, 항염증 효과, 세포 사멸 효과 등으로 광고되고 있습니다. 체외 실험 결과들에서는 약한 5á 환원효소 작용억제 기전이 확인되었기에 전립선 크기를 줄일 수 있을 것이라는 기대가 있었습니다. 하지만 대부분의 임상 연구에서는 일부 증상 개선 효과는 있으나 요속 개선 효과는 확인되지 못했으며 제품마다 유효 성분의 순도나 함량 등 질적 차이가 있으므로 유의해야겠습니다.

전립선비대증의 약물치료는 전립선의 크기를 감소시키거나 전립선 평활근을 이완시켜 요속과 증상의 개선을 가져옵니다. 약물치료는 전립선비대증의 일차치료로 고려해야 하며 전립선에 분포하는 α1, 2 수용체를 차단하는 알파차단제가 가장 많이 처방되는 전립선비대증 치료약제입니다. 자율신경계인 교감신경 수용체를 차단하는 약제이다 보니 전립선 이외의 신체에도 작용해 기립성저혈압이나 어지럼증, 사정 장애, 동공 이완 억제 등의 부작용도 있을 수 있으며 수용체 작용기전의 차이에 따라 부작용 발생 빈도나 치료 효과가 조금씩 달라질 수 있습니다. 따라서 비뇨의학과 전문의와 상담해서 자신에게 가장 잘 맞고 부작용 빈도가 적은 약물을 찾아가는 과정이 필요합니다.

전립선 크기를 줄여서 전립선 요도의 폐색을 해결하고자 처방하는 약물로 5α 환원효소 억제제가 있습니다. 남성호르몬인 테스토스테론이 5α 환원효소에 의해 DHT로 전환되면 전립선에 더 큰 작용 효과를 갖기 때문에 이 전환을 차단해 전립선 크기를 감소시키는 약물입니다. 이 약물을 사용하면 전립선 내 DHT의 농도가 90%까지 감소하고 전립선 크기가 15~30%까지 감소된다고 알려져 있으며, 가장 고통스러운 전립선비대증의 합병증인 급성요폐의 발생을 50%, 전립선 수술의 필요성을 30% 감소시킬 수 있습니다. 하지만 남성 호르몬의 작용을 억제하는 약물이다 보니 성 기능 관련 부작용으로서 리비도의 감소(10%), 사정 장애(7.7%), 발기부전(15.8%) 등이 발생할 수 있습니다.

발기부전 치료의 목적으로 사용되는 실데나필sildenafil, 타다라필 tadalafil, 바데나필vardenafil 등의 PDE5 억제제도 최근 전립선비대증 치료의 목적으로 사용되고 있습니다. PDE5 억제제는 하부요로계로의 혈류 개선 효과와 혈관평활근의 이완 효과 등을 통해 발기부전뿐 아니라 고령 환자의 하부요로증상도 개선시킨다는 점이 알려지면서 전립선비대증 환자의 치료 목적으로 활용 가능한지 임상 연구를 거쳐 증상점수와 삶의 질 점수의 개선 효과가 확인된 후 현재 널리 사용되고 있습니다.

이외에도 방광 기능 부전으로 인한 방광저장증상의 개선을 위해 항콜린제 투약으로 증상의 개선을 볼 수 있습니다. 또한 앞서 소개된 여러 약물의 병용 투여 방법을 통해 더 효과적인 증상 개선을 거둘 수 있다고 알려져 있습니다. 알파차단제와 5α 환원효소 억제제의 병용 요법이 단일 약제 투여보다 요속을 더욱 개선시키는 것으로 조사됐는데 특히 전립선 크기가 크고 전립선 특이항원PSA 수치가 높은 환자의 경우에 더 효과를 보는 것으로 알려졌습니다.

급성요폐 발생, 지속적인 요로감염, 약물치료 실패, 재발성 혈뇨, 방광 결석 동반 등의 경우에는 전립선비대에 대한 수술적 치료가 필요합니다. 전립선비대증의 수술적 치료는 전통적으로 개복 수술로 전립선의 이행대 조직을 제거하거나 요도내시경을 이용해 전립선종을 깎아내서 전립선 요도와 방광 출구의 폐색을 치료하는 방법이 있습니다. 최근에는 90% 이상의 전립선비대증 수술치료는 내시경수술로 시행되고 있지만 전립선이 너무 크거나 방광의 결석이 동반돼 내시경 수술치료로는 시간이 너무 많이 소요될 것으로 예상되는 경우, 방광게실과 같이 방광 자체의 문제도 함께 해결해야 하는 경우, 요도의 이상이 있는 경우 등에서는 개복 수술의 대상이 됩니다.

경요도내시경하 전립선절제술TURP, transurethralresection of the prostate 수술은 현재까지도 가장 흔하게 사용되는 전립선비대증 수술치료 방법이며 수술치료 방법 중 표준치료라고 할 수 있습니다. 경요도내시경하 전립선절제술 방법은 요도내시경을 통하여 전립선 조직을 전기소작기를 이용하여 깎아내는 수술 방법으로 가장 전통적인 방법입니다.

최근에는 전립선종의 절제에 Nd-YAG, 홀뮴, 튤리윰 등의 레이저 에너지를 사용하는 기술들이 많이 사용되고 있습니다. Nd-YAG 레이저를 KTPpotassium-titanyl-phosphate 크리스털에 통과시켜 에너지 주파수를 증가시키며 녹색광을 발산시키는 KTP-PVP 수술

전립선비대증의 수술치료법

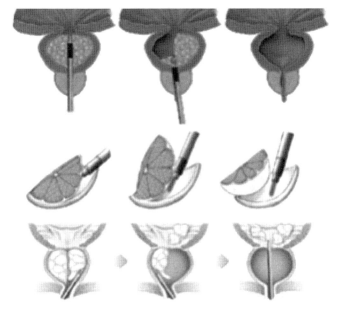

위는 경요도내시경하 전립선절제술이고 아래는 홀렙HoLEP 수술 방법이다.

은 기존의 경요도내시경하 전립선절제술보다 출혈의 위험을 최소
화하고, 도뇨관 거치 기간이나 입원 기간을 줄인다는 장점이 있으
나 시술 가능한 전립선 용적의 제한이 있다는 단점이 있습니다. 홀
뮴레이저를 사용하는 홀렙 수술은 전립선 피막으로부터 전립선종
만을 마치 오렌지 껍질만 남기고 오렌지를 깎아 먹듯 파내듯이 레
이저로 도려내서 방광 내로 위치시킨 후 특수한 방광 내 세절 장치
를 이용해 전립선종을 잘게 잘라 요도내시경을 통해 체외로 배출시
키는 수술 방법으로 전립선 크기에 상관없이 수술할 수 있고, 치료
효과 또한 표준치료법에 비해 우수하거나 비슷한 성공률을 보여 크
게 주목받는 수술 방법입니다.

이외에도 최소침습적인 수술치료 방법으로 전립선조직에 열이나 수증기를 가해 축소시키는 경요도초단파열치료, 경요도전자기화술, 경요도침소작술, 전립선수증기소작술 등의 시술과 전립선 결찰술, 아쿠아빔로봇수술, 전립선 스텐트, 전립선 동맥 색전술 등도 소개돼 임상 경험이 쌓여가고 있습니다.

발기부전은 전반적인 건강 상태와 관련 있다

나이가 들면서 느껴지는 신체적인 변화 중에 남성의 자신감을 가장 결여시키는 변화를 들어보라면 발기부전이 빠질 수 없습니다. 발기는 뇌 신경 자극이 음경으로 전달되면 음경 해면체 혈관이 확장되고 여기 모여든 혈액이 음경 밖으로 빠져나가지 않아 일어나는 신체 변화입니다. 그런데 혈관이 좁아지거나 딱딱해지는 노화의 과정을 겪으면 발기력도 약해지게 마련입니다. 심혈관의 노화와 발기부전은 따로 떼어낼 수 없는 관계인 것입니다. 미국 매사추세츠 남성 노화 연구MMAS에 따르면 발기부전 유병률은 심혈관 질환 환자에서 2배 이상 높게 나타난다고 합니다. 또한 고령화가 진행되면서 발생하는 생식선 기능 저하증hypogonadism도 성기능 장애의 큰 원인이 됩니다.

남성 호르몬 분비가 저하돼 발생하는 대표적인 증상이 성욕 감퇴, 아침 발기력 저하, 발기부전 등입니다. 미국 매사추세츠 남성 노화 연구에 따르면 발기부전의 유병률은 52%이며 연령의 증가와 함께 유병률도 증가하여 40대에 40%, 70대에 70%의 남성이 발기부전을 겪는다고 합니다.

　발기부전의 위험인자로는 고혈압, 동맥경화, 고지혈증 등의 심혈관계 질환 외에도 당뇨, 우울증, 음주, 흡연, 골반이나 회음부의 수술이나 손상의 병력, 신경학적 이상, 비만, 골반에 방사선치료 병력, 페이로니병 등 다양합니다. 병태생리학적으로 심혈관 질환이나 발기부전 모두 혈관 내피세포의 기능 부전이 원인으로 작용하는데 흡연에 노출되면 혈관 평활근의 손상과 발기 유발에 필수적인 신경세포 말단의 산화질소 생산이 잘되지 않습니다.

　발기부전의 증상 정도를 알아보는 국제발기기능지수(IIEF, International Index of Erectile Function)[2]와 같은 자가 설문지가 증상 파악에 도움이 됩니다. 설문지를 통해서뿐 아니라 성생활에 관련된 증상을 파악하기 위한 상세한 병력 파악과 동반 질환 유무를 잘 살펴야만 합니다. 환자가 고환의 위축 등 성선기능 저하의 증상을 보일 때는 테스토스테론 수치 검사가 필요합니다. 또한 갑상선 기능 저하가 의심되면 갑상선 기능검사가, 당대사의 이상이 의심될 때는 당뇨검사 등이 추가로 필요합니다.

　발기부전은 전반적인 건강 상태와 관련이 있는 것으로 알려져 생활 습관 개선은 발기기능을 향상시키고 노화에 따른 기능 저하 속도를 감소시킵니다. 금연하면 1년 후 환자의 발기 질이 25% 개선되는 것으로 나타났습니다. 비만한 사람은 정상 체중인 사람에 비해 발기부전의 위험도가 50% 증가하기 때문에 정상 체중을 유지하기 위한 노력이 필요합니다. 체중 감량을 하면 발기력의 향상이 확인됩니다. 지중해식 식이와 영양 상담을 통한 식이 습관 관리 또한 발기력을 향상시킵니다. 신체 활동을 늘리면 적정 체중을 유지할 수 있게 되므로 발기력 향상을 위해서는 적당한 신체 활동이 권장됩니다. 과다한 음주를 지속하는 사람에게서는 발기부전이 높은 것으로 알려져 있으니 과다한 음주는 하지 않는 게 좋습니다.

발기부전의 일차 치료제는 경구용 5형 포스포디에스테라아제 저해제**PDE5 inhibitor**인 실데나필, 바데나필, 타다나필 등의 약물이 사용됩니다. 이 약물은 산화질소-cGMP 경로를 활성화하여 음경 해면체 평활근의 이완을 유도하고 cGMP가 5형 포스포디에스테라아제에 의해 분해되는 것을 막아주어 발기를 유지시킵니다. 이 약물은 신경 자극과 심리 정서적인 흥분에 의해 일어나는 발기를 강화해 주는 작용이기 때문에 약물 복용에 더해 적절한 자극이 없이는 발기 유발의 효과를 볼 수 없다는 것을 잊지 말아야 합니다. 즉 시각적, 감각적 자극 없이 약물 복용만으로 발기가 유도되지는 않습니다.

대개 약물 복용 후 실데나필은 36~76%, 타달라필은 11~47%의 남성이 성관계가 가능한 발기가 유발되는 것으로 조사되었습니다. 이러한 경구용 발기부전 치료제는 특징적인 약물 부작용으로 두통, 홍조, 소화불량, 코막힘 등의 증상을 유발합니다. 바데나필, 타달라필과 달리 실데나필은 시력의 이상을 나타낼 수 있습니다. 타달라필은 요통과 근육통을 유발합니다. 불안정 협심증, 심근경색증, 2주 이내의 뇌혈관 장애의 병력, 조절되지 않는 고혈압, 심한 심부전, 고위험 부정맥, 심근염, 중등도 이상의 심장판막 이상 등 심혈관계 이상이 있는 환자에게는 심장 기능이 안정될 때까지 PDE5 억제제 투약이 금기됩니다. 전립선비대증 치료제로 알파차단제를 복용하는 환자에게는 알파차단제 복용 후 적어도 4시간 이상은 실데나필 50밀리그램 이상의 약물 복용을 금해야 저혈압의 부작용을 피할 수 있습니다. PDE5 억제제 사용 환자에게서 비동맥성 전방부 허혈성 시신경염의 발생 위험이 보고된 바 있으므로 주의해서 사용해야 합니다.

음압 발기 유발기는 경구용 발기부전 치료제의 투약이 불가능한 환자에게 사용할 수 있는 대체 요법입니다. 음경에 음압을 걸어주어 혈액을 음경 내로 유입시킨 후 음경 뿌리를 압박하는 밴드를 이용해 발기를 유지하는 장치로서 발기력 유지에는 효과적이지만 음경 감각의 저하로 인해 성감의 저하가 발생하고 혈액 저류로 인한 음경 부종과 사정 장애, 극치감 달성의 어려움이 발생할 수 있다는 단점이 있습니다. 이외에도 음경해면체나 요도 내에 발기를 유도하는 약물인 프로스타글란딘PGE1 제재를 주입하는 치료도 가능하지만 침습적인 방법이기 때문에 사용이 제한적일 수밖에 없습니다. 특히 음경해면체에 직접 작용하는 약물을 사용하면 지속발기증이 유발될 수 있으며 약물 주입 후 4시간 이상 발기가 지속된다면 반드시 병원이나 응급실을 방문해야 함을 주지해야 합니다.

발기부전의 수술적 치료는 약물치료의 효과가 없는 발기부전 환자에서 중요한 치료 옵션입니다. 음경 보형물을 음경 해면체에 삽입하는 수술로서 음경 보형물 삽입술을 받은 환자의 수술 만족도는 90% 이상으로 높습니다. 하지만 비용이 매우 비싸고 보형물의 기계적인 파손이나 결함이 발생할 수 있으며 감염의 위험이 있다는 단점이 있습니다. 대개 5년간 기계적 결함 없이 보형물을 사용할 확률은 84~94% 정도로 알려져 있으며 보형물의 감염 발생은 1% 미만에서 보고되고 있습니다.

노화로 인한 전립선비대증과 발기부전 등의 성기능 장애는 노인

음압 발기 유발기

음압 발기 유발기

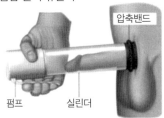

압축밴드

펌프   실린더

연성 음경 보형물   팽창형 음경 보형물

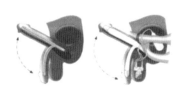

발기부전 치료제의 투약이 불가능한 환자에게 사용할 수 있는 대체 요법

이 되면서 당연한 결과라 생각하고 아무런 치료 없이 방치해 버리는 경우도 있습니다. 하지만 최신 의학 기술은 다양한 약물적, 비약물적 치료를 계속해서 소개하고 있습니다. 이러한 치료를 통해 노년기에도 건강한 배뇨 기능과 만족스러운 성생활을 유지할 수 있도록 도와줄 수 있습니다. 배뇨 장애나 성 기능 장애를 부끄러워하거나 숨기려고만 하지 않고 적극적으로 전문가의 도움의 손길을 요청해 즐거운 노년을 누릴 수 있기를 기대합니다.

슬로우 에이징 의료서비스에 대한 윤리적 평가

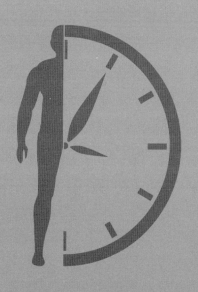

구영모

울산대학교 의과대학 인문사회의학교실 교수

서울대학교 철학과를 졸업했고 미국 캘리포니아대학교(샌타바버라)에서 생명의료윤리 전공으로 철학 석사학위와 박사학위를 받았다. 울산대학교 의과대학에서 학생 교육을 했고 서울아산병원에서 윤리 관련 위원회 활동을 하고 있다. 한국생명윤리학회장을 역임했다. 최근 출간한 책으로 『생명의료윤리 전면개정 제4판』(2023)이 있다.

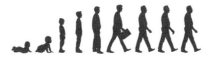

 이 글에서 저는 여러 가지 안티에이징 의료서비스에 대한 윤리
적·도덕적 평가를 시도하려 합니다. 그리고 "그 의료 행위들이 생명
의료적 증강biomedical enhancement에 해당하는가?"라는 물음을 던질
겁니다. 이러한 시도를 증강의 윤리학ethics of enhancement이라고 부
를 수 있습니다.

 어떤 독자는 저에게 이렇게 물을 수도 있습니다. 이 책에서 다루
는 각종 안티에이징 의료서비스들(소화장애 치료, 성형, 피부, 시력 치료,
청력 치료, 치주과 치료, 영양 공급……)이 신체 기능의 증강이라기보다
노화에 따른 질병의 치료가 아니냐고. 올바른 지적입니다. 이 책에
서 다루는 주제 중 일부는 증강으로 보기 어렵습니다. 그러나 다른
일부는 비록 서울아산병원 등의 진료과에서 치료라는 이름으로 행
해지고 있음에도 불구하고 '증강'에 가깝습니다. 국내 병의원에서
합법적으로 제공되는 의료서비스라고 해서 문제의 의료서비스가
'증강'이 아님을 반드시 의미하는 것은 아닙니다.

그래서 우리는 증강과 치료의 차이를 살펴볼 필요가 있습니다. 이 부분을 위해 저는 2011년 발간된 앨런 뷰캐넌의 저서『인간보다 나은 인간: 인간 증강의 약속과 도전』[1]에 제시된 '증강'의 정의와 그의 논증 중 일부를 빌려오려고 합니다. 앨런 뷰캐넌은 미국 듀크대학교의 현역 철학 교수입니다. 1948년생으로 70대 중반에 이른 그는 신진 학자 시절부터 미국, 유럽 등지에서 정책 수립을 위한 정부 기관의 자문 활동에 깊숙이 간여해 온 현실 참여적인 철학 이론가입니다.[2] 제 문헌 조사에 따르면 안티에이징 의료서비스에 대한 뷰캐넌 교수의 구체적인 찬반 입장을 발견할 수 없었습니다. 그러나 근시 교정을 위해 수년 전 안구 레이저 수술을 받았다는 그의 고백[3]을 고려하면 뷰캐넌은 안티에이징 의료서비스에 반대하지 않을 것으로 생각합니다. 뷰캐넌 이론의 특징은 그가 자신의 주장을 위해 일체의 종교적 믿음, 특히 기독교 교리를 전제하지 않는다는 것입니다. 그 자신이 무신론자인지 저는 알지 못합니다. 그리고 우리의 논의를 위해 뷰캐넌의 무신론자 여부는 사실 중요하지 않습니다.

뷰캐넌이 거부하는 것에는 다음과 같은 것들이 포함됩니다. 인간 본성(선악)에 대한 숙고, 인간다움, 자연스러움, 자연의 순리, 자연의 지혜, 상호 연결, 신처럼 굴기, 창조, 지적 설계 논증, 장인 기술자master engineer의 비유, 증강 예외주의enhancement exceptionalism 등. 대신 뷰캐넌의 이론은 철저히 자연과학적 진화론에 토대를 두고 있습니다. 그에 의하면 자연 또는 진화는 장인 기술자와 같지 않습니다. 자연적인 것, 즉 생물학적인 현 상태는 최적인 경우가 매우 드물고 때로는 받아들일 수조차 없습니다. 한마디로 인간이 처한 자연 상태는 개선의 여지가 많다는 것이 뷰캐넌의 인식이죠.

논지에서 좀 벗어나긴 하지만 생명의료적 증강 논의에서 빼놓을 수 없는 사람을 잠시 언급하고자 합니다. 그의 이름은 마이클 샌델이고 미국 하버드대학교의 현역 철학 교수입니다. 저서『정의론』으로 국내 독자들에게 친숙한 학자이고 강연을 위해 여러 차례 방한하기도 했죠. 생명의료적 증강에 관한 주장은 저서『완벽에 대한 반론』[4]에 제시되어 있습니다. 샌델 교수는 미국 조지 W. 부시 대통령 시절인 2002년부터 4년간 '대통령 생명윤리 위원회'에 자문위원으로 활동했습니다. 샌델 교수 주장의 특징은 특정한 형이상학의 토대 위에서 전개된다는 점입니다. 그는 인간에게 생명이나 재능은 '주어진 선물giftedness'로 이해돼야 하고, 따라서 인간의 생명을 조작하거나 재능을 강화하려는 시도는 잘못이라고 주장합니다. 만약 당신이 신의 존재를 믿거나 공동체주의적 가치를 신봉한다면 샌델 교수의 주장에 별 저항감을 느끼지 않을 테지만 사실 그의 주장에는 여러 전제(신앙·역사·문화 또는 관습)가 숨어 있습니다.

샌델 교수의 이론적 프레임과 뷰캐넌 교수의 주장은 양립하기 어려워 보입니다. 샌델과 달리 뷰캐넌은 어떠한 형이상학도 전제하지 않은 채 자신의 주장을 펼쳐가기 때문입니다. 뷰캐넌은 자신의 저서 제6장[5] 전체를 샌델의 주장을 논박하는 데 할애하고 있습니다. 이제 본래의 논의로 돌아와서 '생명의료적 증강'에 대한 뷰캐넌 교수의 설명을 살펴보기로 하죠.

생명의료적 증강은 무엇인가

오늘날 생명의료biomedicine 영역에서 새로운 지식, 즉 우리 자신의 변형을 가능케 하는 지식이 지속적으로 생산되고 있습니다. 생명의료적 증강을 통해 우리는 더 똑똑해질 수 있고, 더 좋은 기억력을 가질 수 있고, 더 강해지고 더 빨라질 수 있으며, 더 강인한 체력을 가질 수도 있고, 훨씬 더 오래 살 수 있고, 질병과 노화에 강한 저항력을 가질 수 있으며, 더 풍부한 정서적 삶을 즐길 수 있습니다. 심지어 생명의료적 증강은 우리의 성격마저 개선하거나 아니면 적어도 우리의 자기 통제력을 강화할 것입니다. 실험동물의 유전자를 바꾸는 것을 포함해 인간이 자신의 유전자를 의도적으로 변형함으로써 결국 신체 능력, 인지 능력, 정서 능력을 변화시킬 수 있을 것이라는 증거가 걱정스러울 정도로 쌓여가고 있습니다.

증강enhancement은 개입intervention입니다. 여기서 개입이란 정상적인 인간이 일반적으로 가지고 있는 어떤 능력(또는 성격)을 개선하거나, 더 급진적으로는 새로운 능력을 창조해내는 일체의 인간 행위를 의미합니다.

생명의료적 증강은 질병의 치료 또는 예방과 대비되는 개념입니다. 예를 들어 의사가 유전병을 예방할 목적으로 인간 배아의 유전자를 변형한다면 그것은 증강이 아닌 치료에 해당합니다. 반면에 의사가 감염에 맞서는 정상적인 면역 체계 능력을 개선하기 위해 인간 배아를 변형한다면 그것은 치료라기보다 증강일 것입니다. 만약 우리가 질병을 정상적인 기능으로부터의 부정적인 일탈로 파악하고, 질병을 치유 또는 예방하는 것을 치료의 목표로 잡는다면 치료와 증강의 구분은 명확해집니다. 치료와 달리 증강은 정상적인 기능의 증대 또는 개선을 목표로 하는 인간 행위입니다.

뷰캐넌에 의하면 생명의료적 증강은 두 가지 방식으로 구분할 수 있습니다. 첫 번째는 증강이 개선하려고 하는 능력의 유형에 따른 구분이고, 두 번째는 증강이 능력을 개선하려고 사용하는 기술, 다시 말해 개입의 양상에 따른 구분입니다. 생명의료적 증강이 개선할 수 있는 능력의 유형은 인지적 기능, 체력·속력·정력, 기분·기질·정서적 기능, 수명으로 나눠볼 수 있습니다. 우리는 정상적인 면역 체계의 강화를 통해 수명을 단축시키는 질병에 덜 취약해짐으로써 수명을 연장할 수 있습니다. 더 급진적으로는 더 이상 세포가 재생되지 않는 정상적인 노화 과정에 대처함으로써 수명을 늘릴 수 있을 겁니다.

두 번째, 생명의료적 증강의 양상은 약물의 복용과 주입하는 것, 정상적인 능력보다 더 나은 능력을 초래할 것 같은 유전자를 위해 배아를 검사해서 자궁에 착상할 때 배아를 선별하는 것, 유전적으로 변형된 세포를 몸이나 뇌에 주입하는 것, 인간 배아 또는 생식세포를 유전적으로 조작하는 것, 그리고 컴퓨터를 뇌에 직접 연결하는 기술로 나눌 수 있습니다. 생명의료적 증강의 이러한 유형들과 양상들은 이미 동물실험에서 성공을 거뒀고, 몇 가지는 인간에게 적용됐죠. 예를 들어 뇌-컴퓨터 인터페이스 기술은 시력을 잃어버린 사람들이나 사지가 마비된 환자들에게 이미 도움을 주고 있습니다.

앞에서 우리는 생명의료적 증강을 정의함으로써 그것을 질병의 치료·예방의 개념으로부터 구분하려는 시도를 살펴봤습니다. 그런데 치료와 증강 사이의 구분이 개념의 차원에서 가능하다 할지라도 그 구분이 갖는 실제적 유의미성은 그다지 커 보이지 않습니다. 때로는 치료를 넘어설 충분한 이유나 건강을 유지하기보다 그 이상을 시도할 현실적인 이유가 존재합니다. 가령 건강한 노인이라도 주름이 지고, 관절이 아프고, 성욕이 감퇴하고, 정신적 기능을 제대로 발휘하지 못하고, 체력이 떨어집니다. 만약 우리가 노년의 어떤 고통을 줄이기 위해 생명의료적 수단(들)을 안전하게 사용할 수 있다면 우리는 그렇게 해야만 할 것이고, 도덕적 관점에서 보건대 이것을 치료로 간주할지 증강으로 간주할지는 별로 중요하지 않습니다.

우리가 달가워하든 그렇지 않든 증강은 이미 우리 곁에 와 있고 나날이 발전하고 있습니다. 질병의 치료와 예방을 목표로 의학 연구를 지속하다 보면 새로운 가능성이 열리게 마련입니다. 일상적 건강을 넘어서는 더 나은 상태의 가능성, 의학적 수단을 통한 인간 능력 향상의 가능성 등이 여기에 속합니다. 그래서 뷰캐넌은 "단순히 안 된다고 말하는 것은 선택사항이 아니다."라고 말합니다.

생명의료적 증강을 치료와 구분하기 어려운 이유는 이것만이 아닙니다. 질병에 대한 치료로 시작해서 증강이 된 경우들이 많기 때문이죠. 뷰캐넌 교수의 설명을 들어볼까요. 선택적 세로토닌 재흡수 차단제SSRI 약물 가운데 프로작은 우울증 치료제로 처음 개발되었습니다. 그러나 지금은 임상적으로 우울증을 앓고 있지 않은 수백만의 사람들이 더 좋은 기분을 느끼기 위해 프로작을 복용합니다. 비아그라는 발기부전 장애EDD 치료제로 개발됐지만 다수의 젊은이들이 심지어 술에 취했을 때조차 에너자이저 백만돌이처럼 성능을 뽐내기 위해 비아그라를 복용합니다.

가끔 사람들은 치료를 받다가 예기치 않은 덤으로 증강되기도 합니다. 연전에 뷰캐넌 교수가 근시 교정을 위해 안구 레이저 수술을 받았다고 했습니다. 왜냐하면 그는 안경 쓰는 것을 좋아하지 않았고, 콘택트렌즈는 너무 성가시다고 생각했기 때문이죠. 놀랍게도 의사는 뷰캐넌에게 1.0 시력을 원하는지 아니면 좀 더 나은 시력을 원하는지 물어봤다고 합니다. 이런 점을 들어 뷰캐넌 교수는 질병과 이상disorder에 대한 새로운 치료법이 계속해서 나오는 한 생명의료적 증강은 여전히 정당성을 확보하지 못한 채 떳떳하지 않게 backdoor 계속해서 도입될 것이라고 말합니다.[6]

새로운 치료법은 부자들의 전유물인가

생명의료적 증강에 반대하는 논거 중 하나는 부자들만이 신기술을 이용하게 될 것이라는 주장입니다. 이 주장에 대한 뷰캐넌 교수의 반론은 다음과 같습니다.

많은 신기술이 처음 등장하면 우선 부자들만 이용할 수 있다는 것은 사실입니다. 혁신이 더 널리 아주 빨리 이용할 수 있게 된다면 이런 일은 덜 일어날 것입니다. 그런데 여기에는 위험이라는 또 다른 변수가 있습니다. 새것을 선호하는 부유한 사람들을 위험성을 자원한 선구자volunteer risk-pioneers라고 해보죠. 그들은 우리를 위해 값진 봉사를 합니다. 즉 그들은 혁신적인 1세대 제품을 고가에 구입합니다. 그들은 종종 결함이 있는 제품을 구입하기도 하고, 때때로 위험한 제품을 구입하기도 합니다. 나중에 오류가 제거되고, 안전 문제가 해결되면 우리는 개선된 제품을 저가에 구입합니다.

이러한 거래는 어떤가요? 심지어 우리는 그들에게 그렇게 하라고 강요할 필요조차 없습니다. 위험을 자원한 선구자가 있다는 사실에 특별히 감사해야 할지도 모릅니다. 어떤 의미에서 그들은 실험용 기니피그일 것이고, 시술이 잘못된다고 하더라도 그 피해는 그들에게만 한정될 것입니다. 불공평함에 대해 걱정한다면 위험을 자원한 선구자 현상은 어느 정도 위로가 되지 않을까요? 왜냐하면 부자들이 우리보다 먼저 이익을 얻을 테지만 동시에 그들은 더 큰 위험과 고액의 비용을 감수해야 할 것이니까요.[7]

우리가 가지고 있는 것에 대해 감사하자

앞서 샌델 교수가 인간의 생명이나 재능을 '주어진 선물'로 파악하고 있음을 밝혔습니다. 뷰캐넌 교수는 다음과 같이 반박합니다. '선물'에 대해 고려하는 것보다 우리가 가지고 있는 것에 대한 감사에 대해 고려하는 편이 유리합니다. 이러한 고려는 우리가 갖고 있는 것을 신의 선물이라고 가정하지 않아도 되기 때문이죠. 우리가 가지고 있는 것에 대한 감사는 미덕이자 훌륭한 특성입니다. 우리가 가지고 있는 것에 대한 감사가 왜 덕德, virtue일까요? 이 물음에 대답하기 위해서 덕이 무엇인지에 대해 어느 정도 설명할 필요가 있습니다. 덕은 인성과 관계된 특징입니다. 실제로 덕은 아주 복잡한 인성적 특징이죠. 덕은 특정한 감정을 갖는 것, 특정한 종류의 평가를 하는 것 그리고 특정한 방식으로 행동하는 것을 포함합니다. 전통적으로 덕을 지닌 사람과 사물은 자기 자신은 물론 타인들에게도 가치가 있다고 받아들여졌습니다.

　만약 우리가 현재 가지고 있지 않지만 가지고 싶은 미래 재화에 지속적으로 초점을 맞춘다면 우리는 이미 가지고 있는 좋은 것을 온전히 즐길 수 없을 것입니다. 많은 경우에 우리가 성취한 것으로부터 얻는 효용감은 그것에 집중하지 않는다면 감소하겠죠. 뷰캐넌은 예를 들어 설명합니다. 아름다운 집에서 살면 정말 좋을 것이라고 믿기에 이런 집을 사기 위해 열심히 일하는 나를 상상해 보자고요. 그리고 나서 나는 고가의 승용차도 구입하기로 결심합니다. 아름다운 집과 고가의 승용차 모두를 구입하기 위해 나는 더 긴 시간을 일해야만 합니다. 일하는 만큼 집에 있을 수 없기 때문에 나는 실제로는 그렇게 많이 즐길 수 없게 됩니다. 이번에는 집에서 즐길 시간이 충분하지만 새로운 것을 구입할 생각에 끊임없이 주의가 산만해지는 나를 상상해 볼까요. 결과는 앞의 예와 마찬가지로 내가 누려야 할 만큼 즐길 수 없게 됩니다. 우리는 주변에서 이런 사람들, 즉 점점 더 많은 물건을 구입하기 위해 더욱 열심히 일하는 사람들을 볼 수 있습니다. 그런데 이 모든 것이 결국에는 헛되고 자기 좌절인 것처럼 보입니다.

　이 논점을 증명하기 위해 뷰캐넌은 경제학자의 저술을 인용합니다. 『사치열병Luxury Fever』에서 로버트 프랭크R. Frank는 최고급 소비재의 추구가 어떻게 우리의 형편을 더 낫게 만드는 것이 아니라 더 나쁘게 만드는지를 알려줍니다.[7] 프랭크는 차, 컴퓨터, 오디오, 주방용품 등의 증강된 소비재에 대한 끊임없는 추구가 문제를 해결해주기는커녕 심지어 자기 파괴적이라는 사실을 보여 줍니다. 이 문제는 실제로 이중적입니다. 첫째, 우리가 끊임없이 다음 그다음 고급 물품에 집중한다면 우리는 이미 가지고 있는 것에 크게 즐거워할 수 없을 것입니다. 둘째, 우리가 항상 최고급 물품을 추구한다면 그것을 얻기 위해 비용을 감당해야 하고, 몇몇(돈, 여가 시간 등) 가치 있는 것을 포기해야 한다는 사실과 최고는 아닐지라도 충분히 좋은 것에 만족한다면 많은 경우에 전반적으로 형편이 더 나아질 것이라는 사실을 간과하고 있습니다.

100세까지 건강한 삶은 가능한가

이제까지 우리는 증강의 윤리학의 관점을 뷰캐넌의 이론을 중심으로 살펴봤습니다. 요약하자면 증강은 생명의료적 개입입니다. 증강은 이미 우리 곁에 있고 뒷문으로 계속 도입될 것입니다. 안티에이징 의료서비스 중 일부는 치료나 예방이 아닌 증강으로 보는 게 타당합니다. 가까운 미래에 우리가 마주하게 될 증강은 뷰캐넌에 의하면 약물의 형태가 될 것입니다.

그런데 증강은 하나의 수단이라는 점에 주목해야 합니다. 더 큰 목표를 달성하기 위한 수단적 가치를 지닐 뿐입니다. "더 큰 목표란 무엇인가요?"라는 질문을 던져야 합니다. 우리에게 "남은 인생의 목표는 무엇입니까?"라고 묻는다면 행복론의 원조 아리스토텔레스는 "그야 당연히 행복이지."라고 답할 텐데요. 적어도 이 글에서 우리의 관심사는 '건강한 노년을 보내기'라는 데 동의할 수 있을 것입니다. 만약 남은 인생의 최대 관심사가 노년을 건강하게 보내기라면 증강의 약물에 힘입어 우리의 노년이 건강할까요? 저는 증강의 약물이 그 해답을 주지 않을 것으로 봅니다. 대신 해답의 단서는 마르타 자라스카Marta Zaraska의 책 『건강하게 나이 든다는 것Growing Young』[8]과 같은 곳에서 발견된다고 생각합니다.

유명 과학 저널리스트 자라스카는 100세까지 건강하게 사는 삶이 어떻게 가능한지 알기 위해 600여 건의 논문을 분석하고 50명이 넘는 과학자들과 인터뷰를 가졌다고 합니다. 그녀가 도달한 결론은 뜻밖이었습니다. 그녀는 오래 살기 위해 해야 할 일로서 첫 번째는 헌신적인 애정 관계, 두 번째는 친구, 가족, 도움을 받을 수 있는 이웃으로 이뤄진 폭넓은 사회 관계망, 세 번째는 성실한 성격을 꼽았습니다. 자원봉사, 친구 사귀기, 낙천성 기르기같이 이미 효과가 있다고 알려진 일들을 해야 한다는 것입니다. 의과학적 접근을 통해 기자가 도달한 결론치고 놀랍지 않은가요! 지금껏 우리가 맹신하던 환원주의적 접근법, 특히 생물학적 접근법, 다시 말해 이 약을 복용해라, 저 수퍼푸드를 먹어라, 그러면 세포가 활력을 되찾는다 등등의 방식과 같은 접근으로는 건강백세의 목표에 결코 도달할 수 없다는 것이 저자의 메시지입니다.

자라스카는 우리의 삶을 개선하고 마음을 돌보는 일이 적어도 식단과 운동만큼이나 건강과 장수에 중요하다고 역설합니다. 흥미롭게도 이 같은 의과학적 결론은 우리가 동서양의 선조들로부터 물려받은 지혜와 동일한 지점을 가리킵니다. 이러한 의미에서 보편도덕universal morality과 부합한다고 말할 수 있을 것입니다. 심지어 기성 종교의 가르침과도 공통된 부분이 있죠.

저는 이와 같은 의과학적 발견(들)이 이어지기를 희망합니다. 그리고 이런 종류의 의과학적 지식이 확산되기를 바랍니다. 그 이유를 기술하는 것으로 이 글을 맺을까 합니다.

　미래의 일어날 일들을 우리가 알 수 없듯이 미래의 생명의료적 증강이 어떤 모습으로 전개될 것인지 현재로선 예측하기 어렵습니다. 그러나 만약 우리가 이른바 보편도덕을 신봉하는 신앙인들과 의과학적 발전을 따르는 무신론자들이 모두 함께 공감 또는 동의할 수 있는 지식의 공통 지반을 발견할 수 있다면 미래 과학기술 시대의 생명의료적 증강의 모습이 어떤 형태로 다가오더라도 사회적 차원에서 수용 가능한 해답을 찾아가는 논의에 있어 하나의 지도 원리가 될 수 있을 것입니다.

에필로그

노화 속도는 달라질 수 있다

2023년 미국 시사주간지 『뉴스위크』가 실시한 병원 평가에서 국내 병원 중 가장 높은 세계 29위에 선정된 서울아산병원은 명실상부 대한민국을 대표하는 병원으로 각 분야에 근무하는 교수들 역시 열정적으로 환자 진료와 연구에 전념하고 있습니다. 이러한 전문가들이 모여서 현재 가장 '핫'한 주제 중 하나인 '안티 에이징', 즉 '역노화'와 관련한 책을 기획했습니다. 그런데 이렇게 많은 저자가 모여서 책을 쓰다 보니 예상하지 못했던 두 가지 문제에 부딪히게 되었습니다. 첫째, 저자들이 개인 일정 등으로 원고를 제때 마감하기가 쉽지 않았다는 점입니다. 둘째, 저자마다 글을 쓰는 스타일이 다르기 때문에 책을 읽는 독자의 입장에서 어색할 수도 있는 점이죠. 그럼에도 불구하고 모두가 노력해서 좋은 책을 만들 수 있었다고 생각합니다. 다시 한번 이 자리를 빌려서 원고 독촉을 드렸어도 언짢은 기색 없이 좋은 내용의 글을 보내주신 교수님들께 깊은 감사를 드립니다.

어느덧 100세를 사는 것을 당연하게 여기게 되는 사회가 되었습니다. 1825년 영국의 수학자이자 보험계리인이었던 벤자민 곰페르츠는 적절한 생명보험료를 산정하기 위한 사망률을 계산하여 발표했습니다. 곰페르츠 사망률 그래프를 보면 초기에 영아 사망률이 높다가 줄어들고 20세부터 본격적으로 사망률이 기하급수적으로 증가합니다. 대략 100세경에는 사망률이 100%에 이릅니다. 그렇지만 1996년 몇몇 수학자들은 곰페르츠 그래프에서 사망률에 관여하는 알파-계수를 조정한다면 최대 120세까지 살 수 있다고 주장하기도 했습니다. 알파 계수란 유전자, 식습관, 환경 같은 요소를 의미합니다. 그렇다면 현재까지 가장 오래 산 분은 누구일까요? 공식적인 기록에 의하면 122세 5개월 생존한 프랑스의 장-칼망이라고 하네요. 2020년 기준으로 100세 이상 장수인이 전 세계적으로 573,000명이고 110세 이상이신 분도 수백 명에 이른다고 합니다. 현재로선 120세가 인간수명의 한계인 듯하지만 곰페르츠가 19세기에 100세를 인간수명 한계라고 했는데 현재는 그렇지 않듯이 앞으로 얼마나 더 건강하게 오래 살게 될지는 아무도 모르는 일입니다.

현재도 많은 의학자가 인간의 수명을 건강하게 증가시키기 위해 노력하고 있습니다. 2021년 『네이처 노화Nature Aging』에 젊은 쥐의 피에서 혈장을 모아서 나이 든 쥐에게 주입한 결과 나이 든 쥐의 근육이 재생된다는 내용이 나옵니다. 젊은 쥐의 혈장에 들어 있는 항노화 호르몬인 클로토klotho 단백질을 만드는 mRNA가 그 역할을 한 것이라고 하는데, 그 밖에도 젊은 피에만 들어 있는 특별한 물질을 탐색해서 이후 사람에게서도 동일한 효과를 낼 수 있을지에 대해 연구 중이라고 합니다. 또한 2022년『네이처』에는 젊은 쥐의 뇌척수액을 나이 든 쥐에 이식해서 해마를 중심으로 기억력을 개선시켰다는 연구결과가 실렸습니다. 나이 든 쥐에 주입된 젊은 쥐의 뇌척수액은 뇌의 신경세포를 회복시키는 결과를 보였으며, 'Fgf17'이라는 성장인자 역시 확인해서 이 물질이 뇌를 젊게 만들 수 있는 치료제로 개발될 가능성을 발표했습니다.

이렇듯 젊은 유전자와 나이 든 유전자의 근본적인 차이를 밝혀내고, 나이 든 유전자를 젊은 유전자로 대체할 수 있는 치료가 가능해진다면 어떻게 될까요? 항노화를 넘어서 원하는 만큼 영원히 살 수 있게 되는 날이 과연 올까요?

브리태니커 백과사전에 노화는 '유기체를 노화한 상태로 이끄는 점진적인 생리 변화 또는 대사 스트레스에 대한 유기체의 적응 능력과 생체 기능의 감퇴'라고 정의돼 있습니다. 성숙기 이후에 나이가 들면서 각 장기나 장기의 기능을 통합하는 과정에 문제가 생겨 결국 개체의 항상성을 유지할 수 없게 되므로 죽음에 이르는 과정이라고 할 수 있겠죠. 이렇듯 노화 과정은 모든 생명체가 피할 수는 없지만, 노화의 진행 속도만큼은 개인 간의 차이가 크고, '어떻게 대처하고 생활하느냐?'에 따라 점차 차이가 증가합니다.

이 책은 단순히 노화의 진행 속도를 조절하고 늦추는 데서 만족하지 않고, 오늘보다 더 건강한 내일을 위해 최고의 병원에서 많은 연구와 환자 진료 경험을 가진 교수들이 자신만의 노하우와 최신 지식을 아낌없이 들려드리고 있습니다. 하지만 아무리 책의 내용이 좋아도 이를 실천하는 본인의 의지와 노력이 가장 중요합니다.

1999년 로빈 윌리엄스 주연의 「바이센테니얼맨」이란 영화가 생각납니다. 인간이 되고 싶었던 인공지능 로봇인 앤드류는 마침내 진정한 인간으로 인정받기 위해서 로봇의 영원한 삶을 포기하고 인간으로서 죽음을 맞이합니다. 우리의 삶이 소중하고 지금 순간이 아름다운 이유는 언젠가는 끝날 수 있음을 알기 때문이 아닐까요? 그래서 그 끝이 언제쯤일지 몰라도 매 순간 건강하고, 또한 충실하게 살아야겠습니다.

저자 일동

참고문헌

5장 입 안: 구강노쇠가 전신노쇠로 이어진다

1. Periodontitis & systemic diseases - Proceedings of a workshop jointly held by the European federation of Periodontology & American Academy of Periodontology (Journal of Clinical Periodontology, 2013)

2. Genco & Sanz, Clinical & public health implications of periodontal disease & systemic diseases : An overview(Periodontology 2000, 2020)

3. 이선미, 김기열, 김진 전신건강상태와 치주질환과의 관련성 분석 (Korean journal of Oral & Maxillofacial Pathology, 2015)

4. 정희원, 강민구 Association between oral health and frailty in older korean population : A cross-sectinal study (clinical Interventions in Aging, 2022)

9장 얼굴: 나이는 얼굴로 판단한다

Peter C Neligan, Plastic surgery, 4th ed. Elsevier, 2017

강진성, 성형외과학, 3rd ed. 군자출판사, 2004

대한미용성형외과학회, 미용성형외과학, 군자출판사, 2018

Guyuron et al. Plast Reconstr Surg. 2009 Apr;123(4):1321-1331. doi: 10.1097/PRS.0b013e31819c4d42.

11장 눈: 눈빛이 살아 있어야 한다

Duane, A., An attempt to determine the normal range of accommodation at various ages, being a revision of Donder's experiments. Trans Am Ophthalmol Soc, 1908. 11(Pt 3): p. 634-41.

14장 갱년기: 여성 건강의 전환점이다

대한산부인과내분비학회, 부인과내분비학, 제2판

대한산부인과학회, 부인과학, 제6판

대한폐경학회, 폐경기건강. 제6판

Taylor HS, Pal L, Seli E, Speroff's Clinical Gynecologic Endocrinology and Infertility, 9th edition

부록 슬로우 에이징 의료서비스에 대한 윤리적 평가

1. 심지원·박창용 옮김. 로도스. 2015. BETTER THAN HUMAN: THE PROMISE AND PERILS OF ENHANCING OURSELVES, 1ST edition. 2011. Oxford University Press.

2. Consultant, National Bioethics Advisory Commission, 1997; Consultant, (Obama's) Presidential Commission for the Study of Bioethical Issues, 2010; Consultant, National Bioethics Advisory Commission, 1997; Staff Philosopher for the (U.S.) President's Commission for the Study of Ethical Problems in Medicine and Biomedical and Behavioral Research; 1982

3. 번역서 pp.16~17

4. 김선욱 감수, 이수경 옮김. 와이즈베리. 2016. The Case against Perfection: Ethics in the Age of Genetic Engineering. 2007. Harvard University Press.

5. 제6장. 증강이 사람들을 도덕적으로 타락시키는가? Is Enhancement Corrupting?

6. 뷰캐넌의 'backdoor enhancement'에 관해 더 알기를 원하는 독자는 그의 책 『인간보다 나은 인간: 인간 증강의 약속과 도전』(로도스, 2015) 211-216쪽 '증강기획: 떳떳한 증강 대 떳떳하지 못한 증강' 절을 읽어 보기 바랍니다.

7. 정치철학자답게 뷰캐넌은 정의justice의 문제에 큰 관심을 보여줍니다. 그는 가장 가까운 미래에 가장 중요한 생명의료적 증강은 약물이 될 것으로 전망하면서 혁신을 널리 확산시킴으로써 부정의의 문제를 완화하자는 주장을 합니다. 흥미롭게도 그는 신약의 특허권(보통 20년)에 따른 독과점의 폐해를 막기 위해 세 가지 주요 기능을 갖는 새로운 국제기구 설립을 제안하고 있습니다. 『인간 증강의 약속과 도전』(로도스, 2015) 153-157쪽.

8. 이한 옮김 『사치열병: 과잉시대의 돈과 행복』(미지북스, 2011)

9. 김영선 옮김 『건강하게 나이 든다는 것: 무엇이 우리의 노년을 결정하는가』(어크로스, 2020)

미주

15장 전립선: 정신적 스트레스를 준다

1. 국제 전립선 증상 점수표(IPSS) 및 삶의 질 점수

작성일: 20 . .

성명: (만 세)

최근 한 달간 본인의 증상과 가장 가깝다고 생각하는 점수칸에 표시하십시오.

BPH 증상	전혀 없음	5번 중 1번	5번 중 1~2번	5번 중 2~3번	5번 중 3~4번	거의 항상
1. 평소 소변 볼 때 다 보았는데도 소변이 남아 있는 것 같이 느끼는 경우가 있습니까?	0	1	2	3	4	5
2. 평소 소변을 보고 난 후 2시간 이내에 다시 소변을 보는 경우가 있습니까?	0	1	2	3	4	5
3. 평소 소변을 볼 때 소변줄기가 끊어져서 다시 힘줘 소변을 보는 경우가 있습니까?	0	1	2	3	4	5
4. 평소 소변을 참기 어려운 경우가 있습니까?	0	1	2	3	4	5
5. 평소 소변줄기가 약하거나 가늘다고 생각되는 경우가 있습니까?	0	1	2	3	4	5
6. 평소 소변을 볼 때 소변이 금방 나오지 않아서 아랫배에 힘을 주어야 하는 경우가 있습니까?	0	1	2	3	4	5
7. 평소 잠을 자다 일어나서 소변을 보는 경우가 하룻밤에 몇 번이나 있습니까?	없음 0	1번 1	2번 2	3번 3	4번 4	5번 5

1~7점: 경미한 상태 / 8~19점: 중증도의 상태 / 20~35점: 심각한 상태

IPSS 총 점수 = (   ) 점

생활만족도	아무 문제 없다	괜찮다	대체로 만족	그저 그렇다	대체로 불만	괴롭다	견딜 수 없다
지금 소변을 보는 상태로 평생을 보낸다면 당신은 어떻게 느끼시겠습니까?							

배뇨증상에 따른 만족도 점수 = (   ) 점

2. 국제발기기능지수-5(IIEF-5)

발기부전 설문지(IIEF-5)

♠ 귀하의 나이를 기입해 주십시오. 나이 만 _____ 세

♠ 귀하의 결혼 상태는 다음 중 어디에 해
당합니까?

1) 미혼   2) 기혼

3) 이혼 또는 별거   4) 사별

♠ 다음 각 질문을 읽고 해당되는 한 칸에
표시해 주십시오.

1. 지난 6개월 동안 발기할 수 있고, 발기
상태를 유지할 수 있다는 것에 대한 귀
하의 자신감은 어느 정도라고 생각하십
니까?

1) 매우 낮다.

2) 낮다.

3) 그저 그렇다.

4) 높다.

5) 매우 높다.

2. 지난 6개월 동안 성적자극으로 발기되
었을 때 성교가 가능할 정도로 충분한
발기는 몇 번이나 있었습니까?

0) 성행위가 없었다.

1) 거의 한 번도 또는 한 번도 없었다.

2) 가끔씩(총 횟수의 50%에 훨씬 못 미친다)

3) 때때로(총 횟수의 50% 정도)

4) 대부분(총 횟수의 50% 이상이 훨씬 넘는다)

5) 항상 또는 거의 항상

3. 지난 6개월 동안 성교하는 중에 발기상
태가 끝까지 유지된 적이 몇 번이나 있
었습니까?

0) 성교를 시도하지 않았다.

1) 거의 한 번도 또는 한 번도 없었다.

2) 가끔씩(총 횟수의 50%에 훨씬 못 미친다)

3) 때때로(총 횟수의 50% 정도)

4) 대부분(총 횟수의 50% 이상이 훨씬 넘는다)

5) 항상 또는 거의 항상

4. 지난 6개월 동안 성교시에 성교를 끝마
칠 때까지 발기상태를 유지하는 것은 얼
마나 어려웠습니까?

0) 성교를 시도하지 않았다.

1) 지극히 어려웠다.

2) 매우 어려웠다.

3) 어려웠다.

4) 약간 어려웠다.

5) 전혀 어렵지 않았다.

5. 지난 6개월 동안 성교를 시도했을 때 몇
번이나 만족감을 느꼈습니까?

0) 성교를 시도하지 않았다.

1) 거의 한 번도 또는 한 번도 없었다.

2) 가끔씩(총 횟수의 50%에 훨씬 못 미친다)

3) 때때로(총 횟수의 50% 정도)

4) 대부분(총 횟수의 50% 이상이 훨씬 넘는다)

5) 항상 또는 거의 항상

총점: _____ 점

※ 귀하는 스스로의 발기능력을 어떻게 평
가하십니까?

1) 정상이다.

2) 약간의 발기장애가 있다.

3) 상당한 발기장애가 있다.

4) 완전 발기부전이다.

17~21: 경증 발기부전

12~16: 경증 내지 중등도 발기부전

8~11: 중등도 발기부전

1~7: 중증 발기부전

서울아산병원 교수들의 슬로우 에이징 프로젝트

당신의 노화 시계가 천천히 가면 좋겠습니다

초판 1쇄 인쇄 2023년 11월 8일
초판 1쇄 발행 2023년 11월 15일

지은이 안중호 최창민 이은재 정석훈 안지현 김원경 안지용 강신숙 윤상남
  오태석 우수현 원종현 안지수 김재용 채희동 송상훈 구영모
펴낸이 안현주

기획 류재운 **편집** 안선영 박다빈 **마케팅** 안현영
디자인 표지 정태성 본문 장덕종

펴낸곳 클라우드나인 **출판등록** 2013년 12월 12일(제2013-101호)
주소 우) 03993 서울시 마포구 월드컵북로 4길 82(동교동) 신흥빌딩 3층
전화 02-332-8939 **팩스** 02-6008-8938
이메일 c9book@naver.com

값 20,000원
ISBN 979-11-92966-41-0 03510